火の呼吸！

小山一夫・著／安田拡了・構成

KTC中央出版

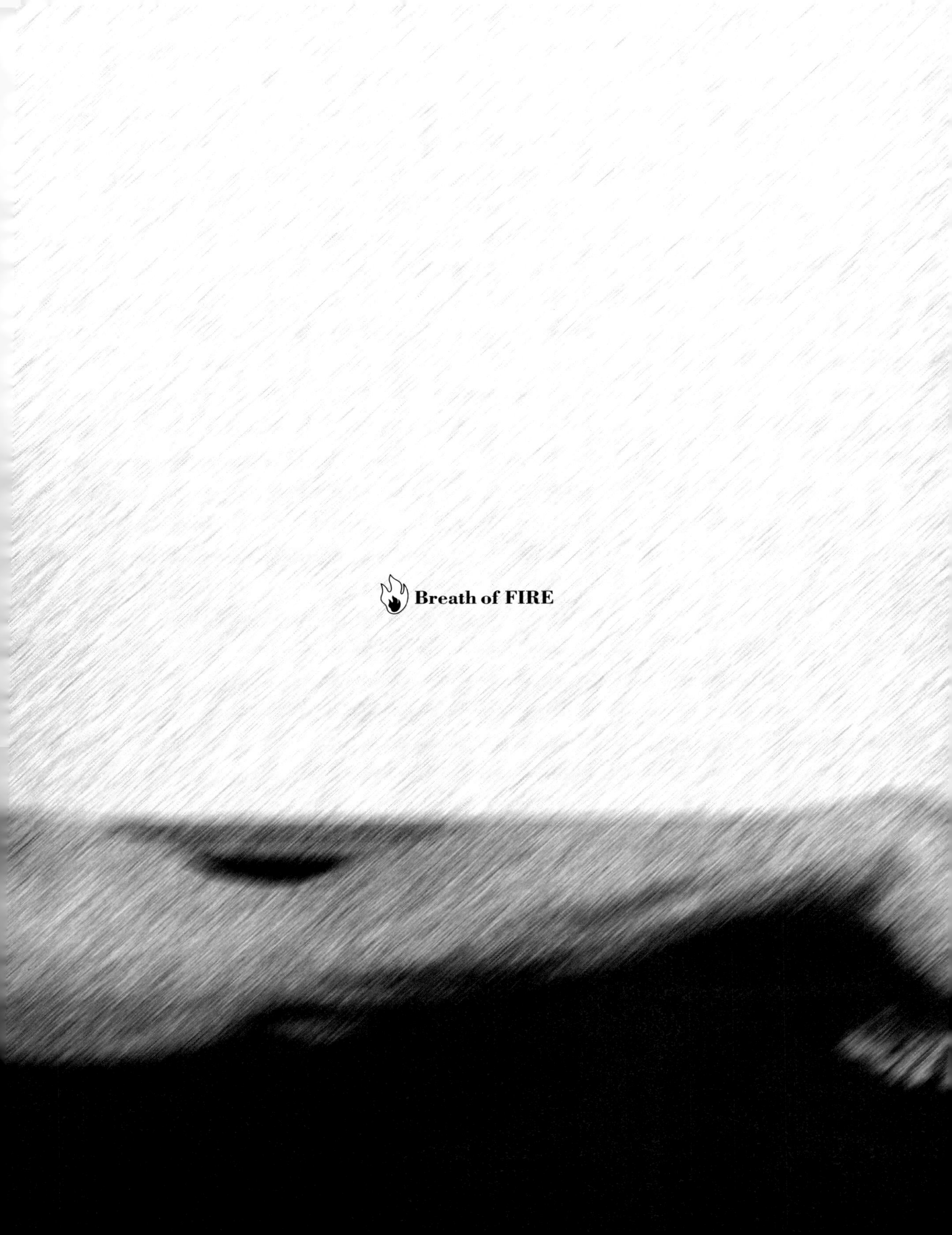
Breath of FIRE

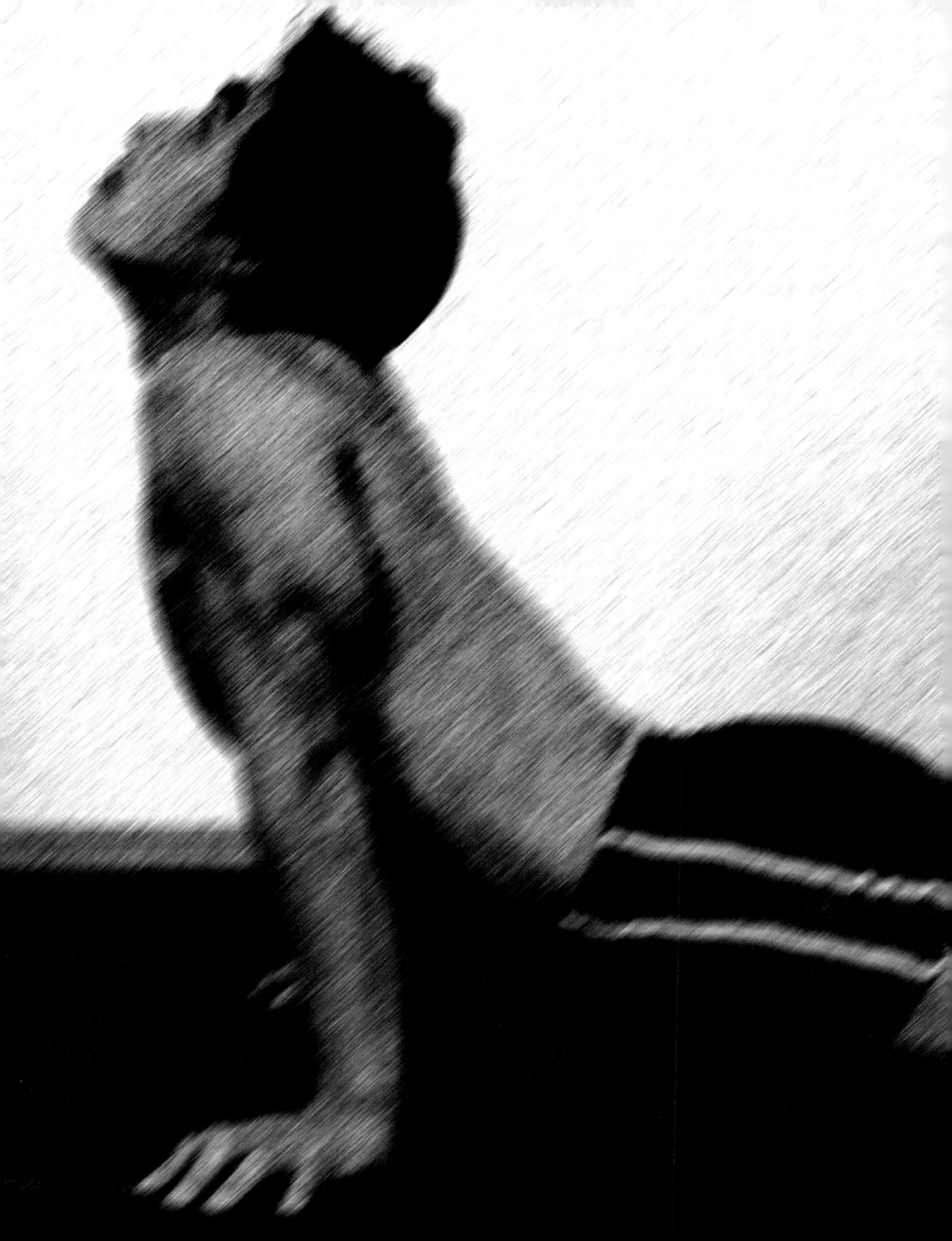

序章

小山一夫

私はクンダリーニ・ヨーガの秘法「火の呼吸」を練習しにくる人たちに、次のように指導をしています。

①ヨーガ関係の本はあまり読む必要がありません。勉強するとすれば大脳生理学と深層心理学と医学の本を読むことです。

②宗教的な視点からヨーガを見てはいけません。なぜならヨーガ自体は宗教ではないのです。

③神秘的な体験などを求めてはいけません。ヨーガをやるとさまざまな精神的・肉体的変化があらわれます。しかし、それは神秘的なものではなく科学に裏打ちされたものなのです。

ヨーガは内的な肉体改善とともに外的な肉体改造もできます。さらに精神的な充実も獲得することができます。そして、能力開発にも効果を発揮します。脳は人体のすべてを制御している中枢です。心・意識も脳のなかにあります。人間の脳はその95％が眠っているといわれます。その使っていない脳が活動しはじめたらどんなにすばらしいことでしょう。それがヨーガを実践することで開発されていくのです。

昔は使っていたが、使わなくなってしまったもの――。

その必須である脳を蘇《よみが》えらせるのがヨーガです。本書では、おもにクンダリーニ・ヨーガの「火の呼吸」を学ぶことで、本来人間が持っていた多くの潜在能力を蘇えらせるテクニックを追求していきます。

たとえばライオンには100メートルも離れた気配を察知できるという、すばらしい運動神経や知覚神経能力が備わっています。ひょっとしたら人間も昔はそういった鋭い感覚が備わっていたのかもしれません。「火の呼吸」をマスターすると、危機的な状況でも精神や肉体をコントロールすることができるようになり、潜在能力を目ざめさせ、自然治癒力も高まっていくのです。

ヨーガには多くの種類があります。そのヨーガのなかには「初心者は呼吸停止時間を当初、短めにして、徐々に長くしていくとよい」などと、呼吸の停止を美化するものもあります。ですが、私は賛成できません。人間の生命を維持させるためには、呼吸はなによりも大切なことです。その呼吸を一時的にせよ停止させるという修養は、生命活動を阻害させているということではありませんか。息を止める練習をさせることで神秘性が増すとでも思っているのでしょうか。

こういうヨーガを教える教室があるならば、ヨーガの基本的な理解に問題があるとしか思えません。よく考えてみてください。血液中の酸素濃度を一定に保つことが、脳の健康にとって重要であることはご存知のとおりです。そう考えると、呼吸を長時間停止させるというのは、内呼吸（P.30参照）を止めてしまうわけですから、健康に害をもたらすのは当然ではないでしょうか。

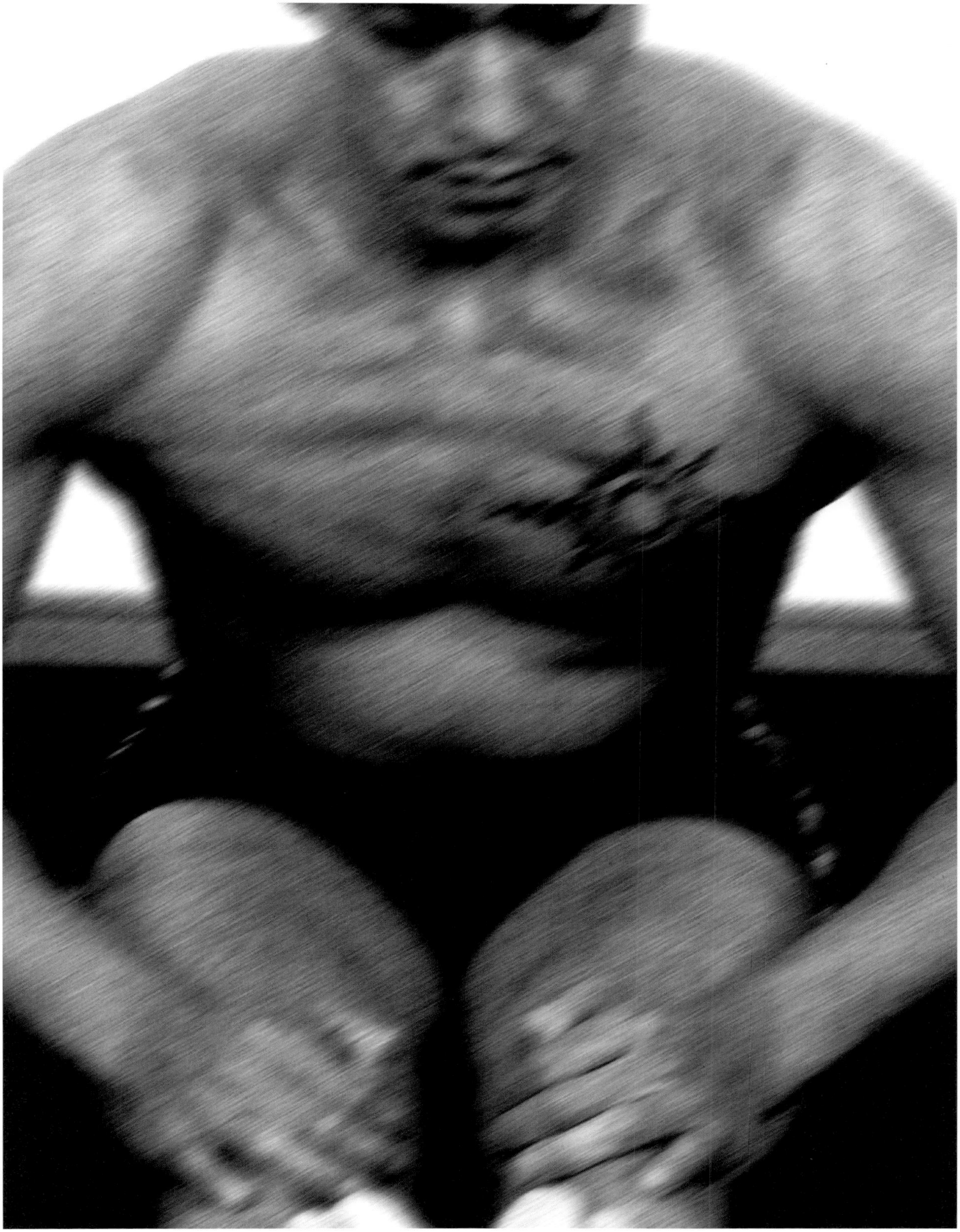

Breath of FIRE

CONTENTS

第6章 さあ、エクササイズを**実践**しましょう……72

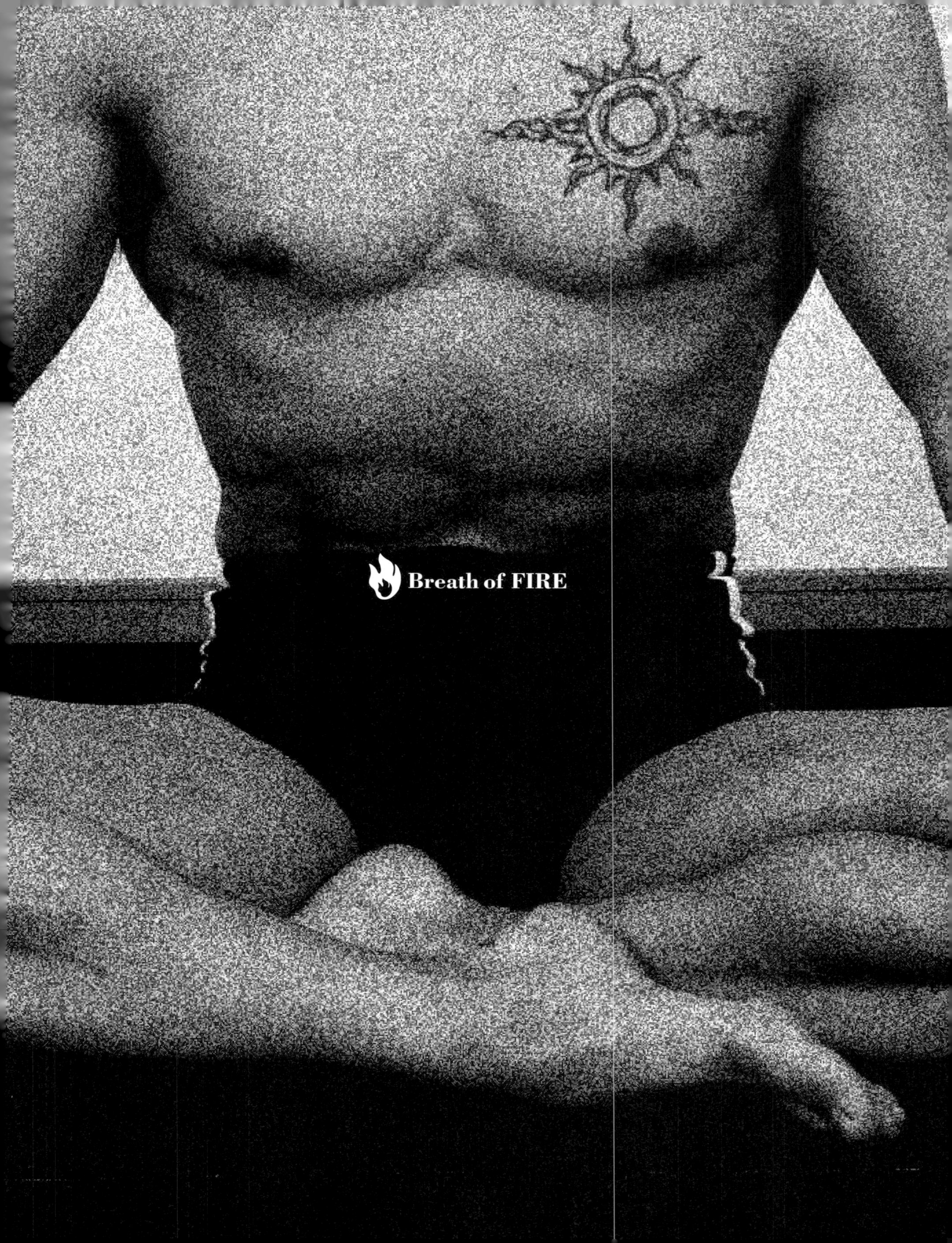
Breath of FIRE

1

ヨーガの秘法
「火の呼吸」を明かそう

私を助けて！

ある日、名古屋に住む32歳の主婦からメールが届きました。私のホームページを読み、ぜひ、ヨーガを試したいという内容でした。

彼女は2年ほど前に難病（ビュルガー病）を発病し、現在は月に一度病院へ通院し、投薬をつづけていました。その病気になってからは10分ほど歩くとすぐに足が痛くなり、運動もできなくなりました。また、ひどい便秘にも悩まされ、その結果、体重が10キログラムほど増加したと書いてありました。病院の診察では、「まず完治しない」と言われて、あきらめかけていたそうです。

さらになにか新しいこと（趣味など）をはじめようとすると、すぐに病気の問題が立ちはだかり、このままでは気力までも失ってしまいそうで不安な毎日。血液が足指まで届かないので爪《つめ》も成長せず、爪がほとんどない状態ということでした。

完治までせずとも、発病前の体力は取り戻したい。だから体によいことはドンドン採り入れて、気持ちだけでも前向きに持っていかなくてはいけない。いろいろと解決方法を考える努力を怠らずに調べているうち、つい最近、私のホームページでヨーガの効用を知ったというのです。「私を助けて！」というメールを読んだとき、藁《わら》をもつかもうとする切迫さを感じました。

そのメールが届いてから、私はビュルガー病について調べました。そして大変な難病であることがわかりました。この病気は血管の壁に原因不明の炎症が起こり、そのために血管がつまっていき、それが進行していくと足の潰瘍《かいよう》や壊死《えし》が起こりやすくなって、切断をしなくてはならなくなるものだったのです。

彼女のメールにはドクターの指示などが書かれてありました。

以下、内容。

「**1**―禁煙。**2**―右足（私の場合は右足のひざから下の動脈が縮小していっています）を冷やさないこと。**3**―足を常に清潔に保つこと（免疫機能が正常に機能していないため、菌などが入らないように）。**4**―もちろん怪我をしないこと。治療については、投薬以外に手段はなく、とくに寒くなる時期（2月くらい）には入院して、血管を広げて血のめぐりをよくする点滴をしつづけること（今年からその治療をする予定でしたが、私は受けませんでした）。

結局のところ、お医者さまもこの病気について、これといった治療方法がなく、現状より悪くな

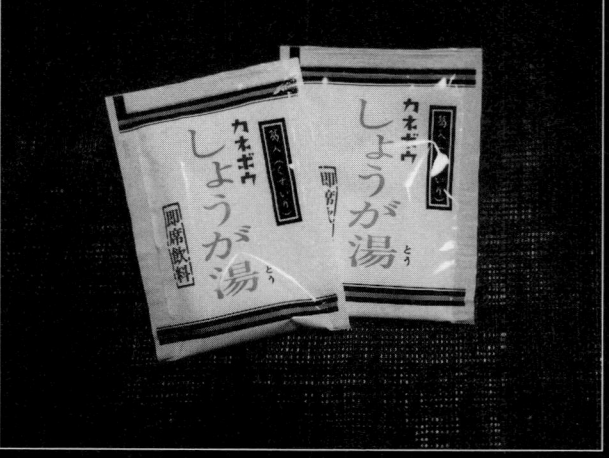

生姜湯
新陳代謝を促進する。飲むと体がポカポカしてくるのがわかる。つくり方は湯のみ茶碗にすり下ろした生姜を入れる。ビー玉ひとつ分程度の分量。そこに湯を入れ、ハチミツを好みで入れると飲みやすい。写真は薬局でも売っているインスタントの生姜湯だが、簡単なのでなるべくなら自分でつくったほうがいい。

らないように対処療法をつづけるしかないとおっしゃるので、お恥ずかしい話ですが、じつのところは病院への不信感で、最近では通院もしていない状態です」

そこで私は直接会って話を聞き、ヨーガのプログラムをつくることにしました。

しかし、その前にやっておくことがありました。

彼女の悩みは非常に体が冷えるということでしたので、まず体を温めることから行いました。体が温まるのは血液が流れているからです。つまり血の流れをよくするために血管を広げてあげることが必要になってきます。そのために彼女は病院からクスリをもらっていましたが、彼女はそのクスリを使うのを嫌がりました。クスリは血管を広げて血の流れをよくしようとするものなので、血圧が下がってしまうわけです。

たとえば、ホースで水を撒《ま》くときも細いホースだと勢いよく水が飛びでますが、太いホースだと流れが遅くて勢いがありません。つまり、血管を広げるクスリを使用することで、血流の勢いがなくなって低血圧になってしまうのです。彼女の場合、全身の血管を広げるのではなくて、問題の足だけの血管を広げなければ意味がありません。私は体の内側と外側を温めるために、彼女にこう指示をしました。

まず、足首から下だけを湯にじっくりと浸《ひた》します。そうすると5分ほどで温まって赤くなっていきます。このときに背中・腰にかけて汗もかいてきます。ちなみに、これは腰を温めるために足首から下を温かいお湯に入れるので「腰湯《ようとう》」といいます。

血管を広げるだけではなかなか血流の勢いは改善されないため、そのあとにマッサージ（P.86～97）をします。この病気は足の末端に血が流れなくて栄養素がいきとどかないために壊死が起こり、その結果、切断を余儀なくされるというものです。ですから、指先からふくらはぎのほうへマッサージをしていくわけです。

そして体全体を温める手段として、生姜湯《しょうがとう》（もしくは高麗人参茶《こうらいにんじんちゃ》）を飲んでもらったのです。

腰湯

我慢できるくらいの熱い湯（46～48度）の湯に足首から下だけを浸《ひた》す。浸した部分はすぐに真っ赤になる。強制的に循環をよくさせるためのもので、腰がポカポカしてくる。腰まで熱い湯に入るのは無理があるし、循環効果的にも足首のほうがいい。腰湯は、みぞおちから下まで湯に入ると解釈されている。その場合はぬるい湯に長時間入って自律神経を安定させるためのもの。

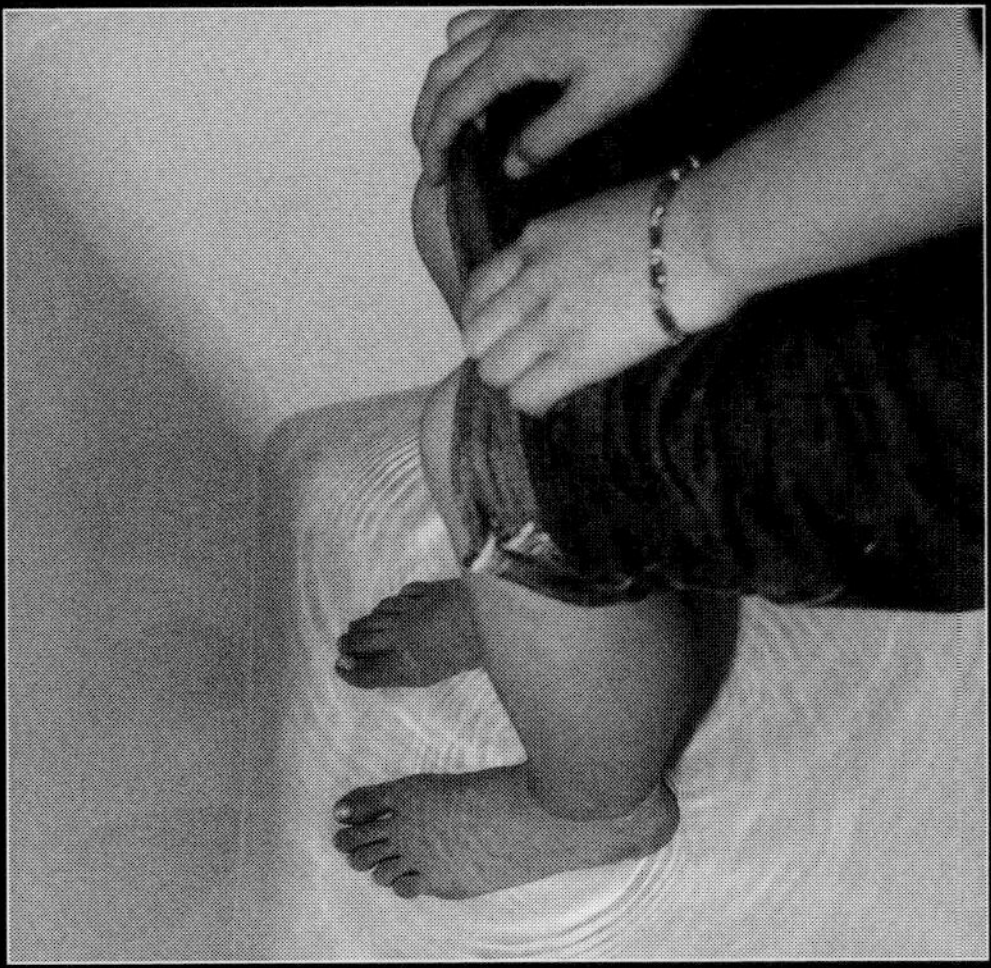

体が軽くなった

彼女からの経過メールが届きました。

「経過報告をメールさせていただきます。まず、翌日に高麗人参茶を求めに薬局などへ行ったのですが、どこにもなく、結局仕事なども立て込んでいたため、今週は人参茶の代わりに生姜湯（ご指導いただいたもの）を朝晩飲みました。

1日目に足首から下を、腰湯→マッサージ→生姜湯の流れで終えたときには額に汗をかき、体が温まったのが実感できました。また、次の日には足も軽く感じることができました。

3日目には犬の散歩（いつもは帰り道で足が痛くなる）でも足の痛みがだいぶ楽になっているような感じがしました。また、ひどい便秘なのですが、自然に便が出て少しビックリしました。目に見えて『これ！』という変化はないのですが、朝起きたときに体が軽くなっているような気がしたり、また一日を通していつも体がだるかったのですが、マッサージをはじめてからは、だるさが取れてきたように感じたりと、全体的に体の調子がとてもよくなっていることを感じます。とくに腰湯は本当に腰のあたりがポカポカとしてくるので、ビックリしました。今週は高麗人参茶が手に入らなかったので、週末には絶対手に入れたいと思いました」

血流が末端まで流れるようになっていく喜びが伝わってきました。

さあ、ここからヨーガです。

はじめから「火の呼吸」はできませんから、彼女には癒しのヨーガを教えました。この癒し系ヨーガで体の調子を調えてから、ヒーリング・メディテーション（P.86～111参照）。体のなかに熱のかたまりをつくって、それを全身に広げていくことをするわけです。

体が改善されていく

ヨーガをやりはじめた彼女から、再び経過のメールが届きました。

「こんばんは。先週ご指導いただきました内容での今週の経過報告をさせていただきます。

ゼオライトセラミックス

イオン交換能力を持つ多孔質石で、水道水のなかにこの石を入れると弱アルカリ水に交換され、クラスターも小さくなる。写真はゼオライトセラミックスだが、これを使って還元水をつくる方法は以下。準備段階として水道水が入った鍋に食塩を入れる。ゼオライトセラミックスを入れる（1リットルの水処理に対してゼオライトセラミックス100グラムが必要）。鍋を煮沸してから、ゼオライトセラミックスを取り出す。ここからが還元水のつくり方。還元水2リットルをつくりたい場合、容器（かならずガラス製かステンレス製のもの）に水道水を2リットル入れ、煮沸処理したゼオライトセラミックスを200グラム入れるだけでできあがる。20度ほどの水温なら常温で5時間でつくれる。冷蔵庫に入れたままだと反応が遅くなるので常温で。水道のカルキ臭を抜くためにフタをしないことが重要。保存はペットボトルでもOK。

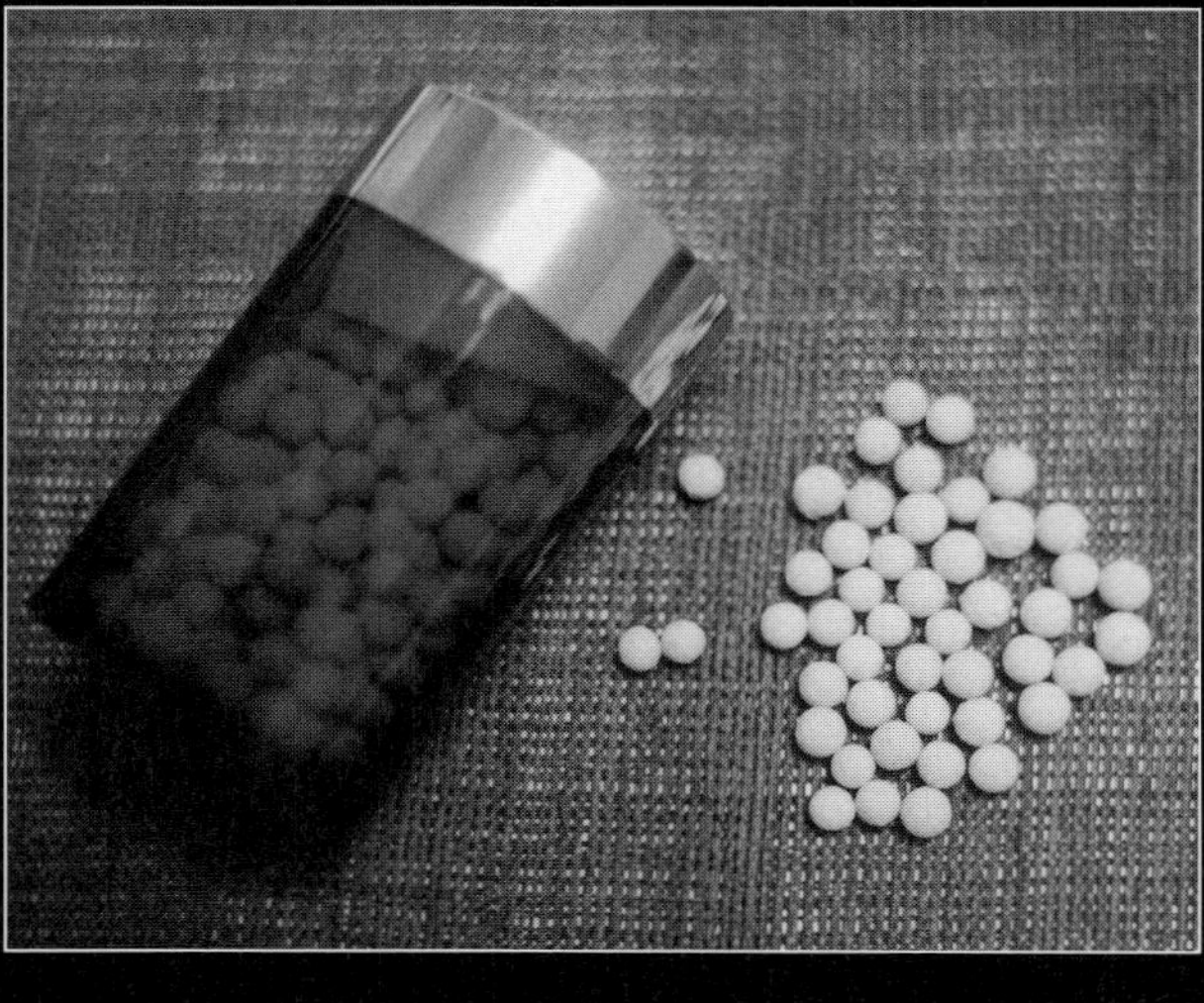

1…やはり体が温まるようで、朝のセットが終わるとうっすら汗をかき、体が軽くなるように感じました。

2…2日目からそれに加えて自発的に便が出るようになり、とても驚きました（通常は薬を飲まないともよおさないので）。

3…また足が軽くなるので歩くことが苦痛ではなくなってきています（しかし、まだ10分ほど歩くと足が張ってしまうのですが）。

4…あと普段の呼吸が少し楽になったように思います（日ごろから緊張したり、なにかに集中すると呼吸が止まってしまうようで、気がつくととても胸が苦しくなっていたので）。

5…水分をとるようになったので、以前は会社で1回ぐらいしかトイレに行かなかったのが、4〜5回ほど行くようになりました。

4日間つづけてみて、少し体内リズムが調ってきたように思います。以前は朝起きるとすでに体が重く起きるのがやっとでしたが、ここ数日間はそれもわずかながら改善されてきているのかなぁと思いました。

あと、社内にいるときにはずっとイスに座りパソコンに向かっているのですが、自発的に席を立って深呼吸などでリフレッシュの時間を取り入れるようになりました。体質改善や病気の治療はもちろんなのですが、このように生活習慣や内面の部分も改善していければいいなぁと思います。以上です。今週もよろしくお願いします」

彼女の体が少しずつ改善されていくのが伝わってきます。

さて、ここでみなさんは「アレ?」と首を傾《かし》げられるかもしれません。私がヨーガを教えるだけではなくて、マッサージをやらせたり、生姜湯を飲ませたりしているからです。

「ヨーガだけでも体が改善できるのではないのか?」

そんなふうに考える方もお見えになることでしょう。

たしかにヨーガの効果は絶大です。しかし、もっと現実的になって考えてください。先日、あるヨーガの先生がガンで亡くなられました。その先生は「ヨーガは万能だ」と言っておられたようです。ですから病院の治療はせず、ヨーガだけで治そうとされたようです。病院の治療が万能ではないのと同様、ヨーガも万能ではないのです。

ヨーガを職業としている方の多くは、あたかもヨーガが万能であると盲目的に主張されます。

還元水

最近、アルカリイオン水が手軽に飲めるようになったので聞いたことがある言葉だろう。還元水とは、水道水に微量の食塩を加え、電極分解し生成する。陽極側に酸性水、陰極側にアルカリ水が分離する。アルカリ水は水の分子（クラスター）が小さいのでミネラル吸収なども高まり、体内改善に役立つ。当然、便秘にもいい。写真は市販されているアルカリイオン水で自然のアルカリ温泉水のペットボトル。だがゼオライトセラミックスを買えば、家庭でも気軽につくれる。

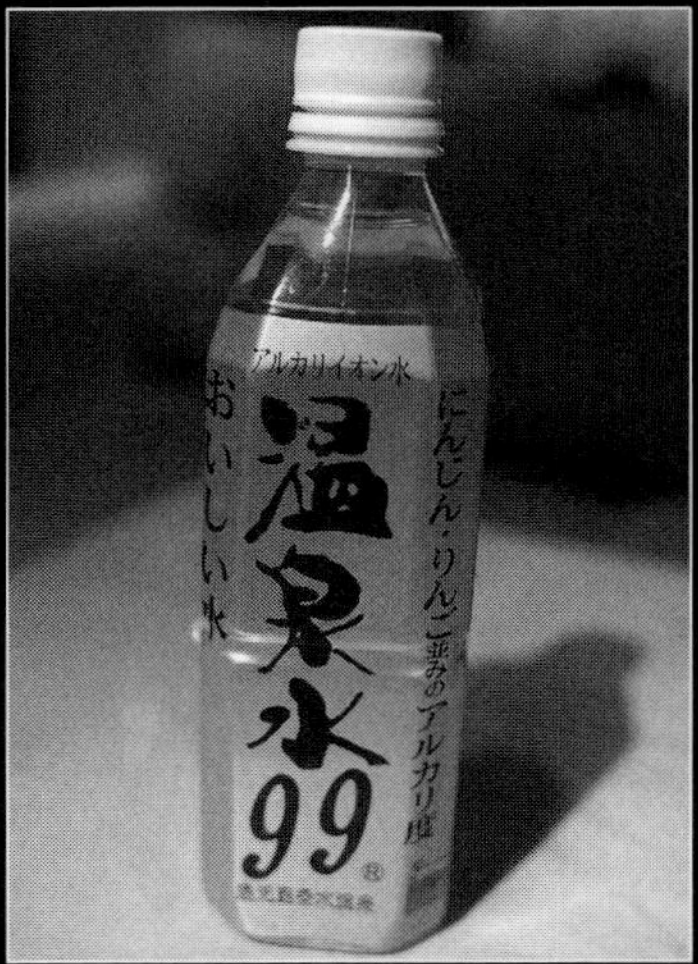

自分の職業に誇りを持っておられるのか、宗教的なものがベースになっているのかはわかりませんが、そういう考え方は危険です。

ヨーガはたしかにすばらしいものですが、まずは病院の治療を基本的にすべきというのが私の考えです。そしてそのうえで、その症状によって、たとえば飲料水を変えたり、キトサンを飲んだりする必要があり、それと並行しながら、ヨーガによって循環をよくし、体力を養うことによる体の改善の効率を高めていくわけです。

万能なものなんてない！

たとえば、ニンニクは健康によいとされてます。しかし、実際に健康に効くというのは8人中1人といわれ、8人中4人には害があるようです。

ご存知のように抗ガン剤もガンに万能ではありません。

もう少し言いましょう。

医学には、「治療医学」「養生医学」の2つの種類があります。西洋医学では治療医学が発達していますが、養生医学の発想はあまりありません。しかし、東洋の考え方は養生医学について非常に進んでいます。じゃあ、どうすればいいのでしょう。

私であれば、まず病院の治療を先にします。

たとえば、その診察で尿酸値が7・8という数字が出てきたら、ドクターが「8・0になったら尿酸のクスリを飲みましょう」ということになります。一方、養生医学では「尿酸値が8・0にならないように、食事や生活を改善していきましょう」となるわけです。

養生医学というのは症状が黄色信号であれば有効ですが、赤信号であれば病院の治療と併用しながら行うほうが、もっとも効率がいいわけです。

彼女の場合、足を切断するところまで悪化していませんでした。黄色信号です。ですからヨーガの効果がみるみる出てきたわけです。

しかし、私のところを訪ねられてくる方のなかには、医者に見放された方も多く、末期ガンの方もお見えになります。手術をしたのに再発してしまったという話はよく聞きます。それは治療

Breath of FIRE

医学で手術をしたあと、養生医学を施していないからです。手術だけでは治りません。ヨーガなどの養生医学によって体質を改善しなければ、再発の繰り返しになる可能性が高いのです。

本書でも末期ガンから蘇《よみが》えった例をのちに掲載しますが、あくまでヨーガは養生医学であることを認識していただければと思っています。世の中には万能なものはありません。しかし、風邪もひかない、病気にもならないという体に近づくように改善する方法のひとつがヨーガなのです。治療医学では病院のクスリで治そうとします。しかし、結局は自分自身のなかで治ろうとする力がなければ治りません。その自分自身の力をつけるのがヨーガの役割なんです。ヨーガは自然治癒力や免疫力をアップさせ、体内に大きな力を蓄えることができるのです。ヨーガとクスリなどを併用していくことで万能になっていくわけです。

自然治癒力がアップする！

健康食品が世の中にはいっぱいあります。

そして、健康に関する書物を読んでいきますと「1日に何十種類の食品を食べるのが理想」とすすめていたり、さまざまな食品の効能をあげて、あたかもそれさえ毎日食べていれば病気には絶対にならず、長生きもするといわんばかりです。しかし、毎日、何十種類の食品を食べることなんてできません。

食品に頼らず長生きをするにはどうしたらいいのでしょう。ちょっとした病気にもならない頑丈な体を持つには……。それには自然治癒力をアップさせればいいのです。

2000年、格闘家の船木誠勝《ふなきまさかつ》さん（現在、俳優）に対して、クンダリーニ・ヨーガの秘法といわれる「火の呼吸」を指導しました。

本書でも紹介していきますが、ある日、船木さんはスパーリングのパンチで目尻を切ってしまいました。急いで病院に行き、7針を縫《ぬ》ったあと、ドクターに「傷口が腫《は》れ上がって、一時的にアザも出ます。傷口は10日ほどで塞がるでしょう」と言われたそうです。ところが、船木さんの傷口はまったく腫れず、アザもできません。しかも、傷口は5日で塞がってしまったのです。ドクターも驚きましたが、船木さんもビックリしたそうです。

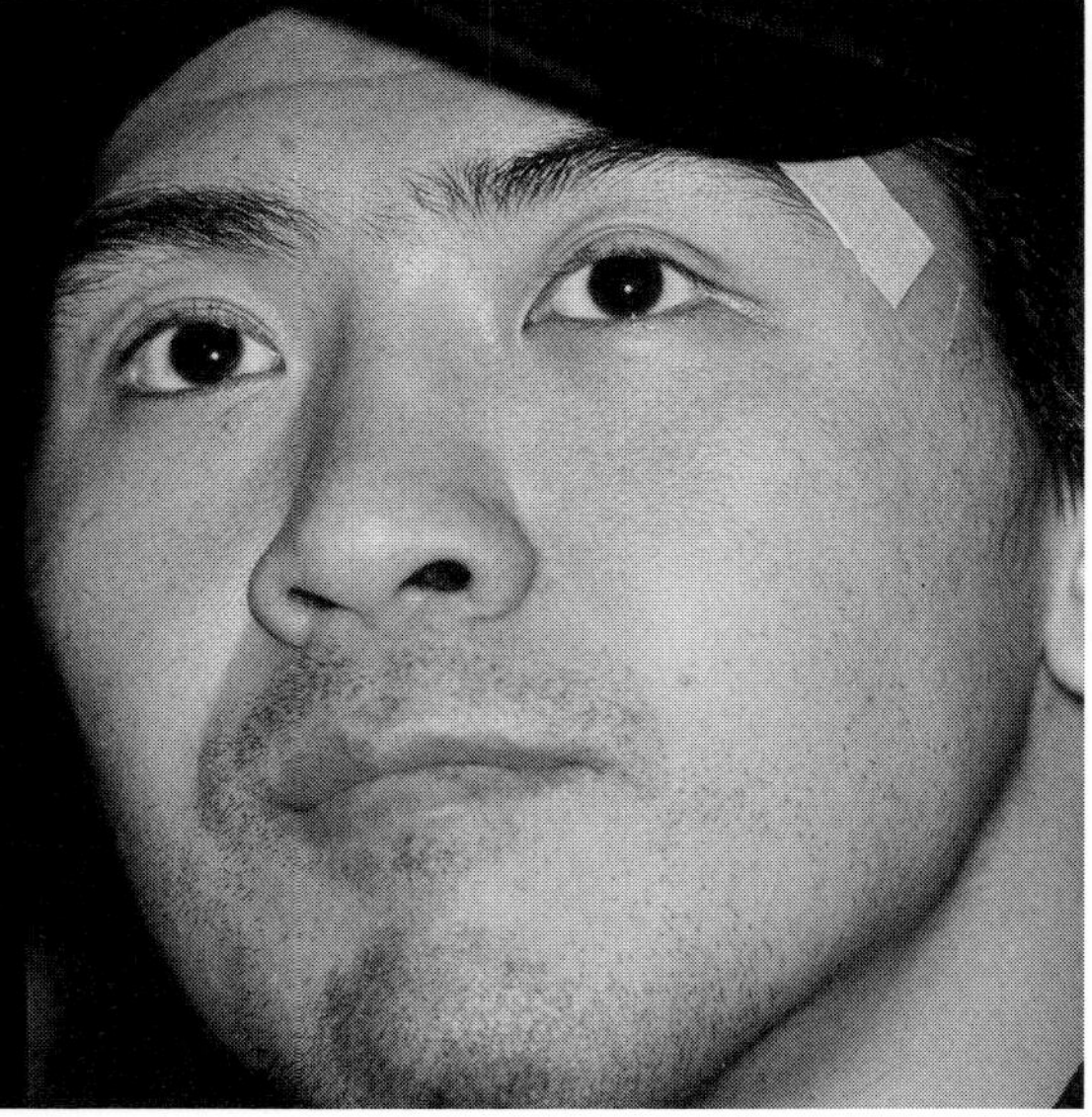

船木誠勝

1969年生まれ。新日本プロレス出身でのちにパンクラスを旗揚げし、テクニシャンとして知られ、国内外の多くの選手から羨望《せんぼう》の的だった。また自分の体を実験台にして理想的な肉体の改造に成功。「船木誠勝の肉体改造法」（ベースボールマガジン社刊）はベストセラーになった。2000年に現役引退。現在、俳優。

火の呼吸

クンダリーニ・ヨーガの代表的な呼吸法として知られる「火の呼吸」。1分間に200～250回の速さで腹式呼吸を行う。最初は1分間に30回くらいからはじめ、徐々に早くしていこう。大事なのは、全身をくつろがせることと息を吸うときに力を入れないこと。5分間楽にできたら、きちんとできていると思われる。

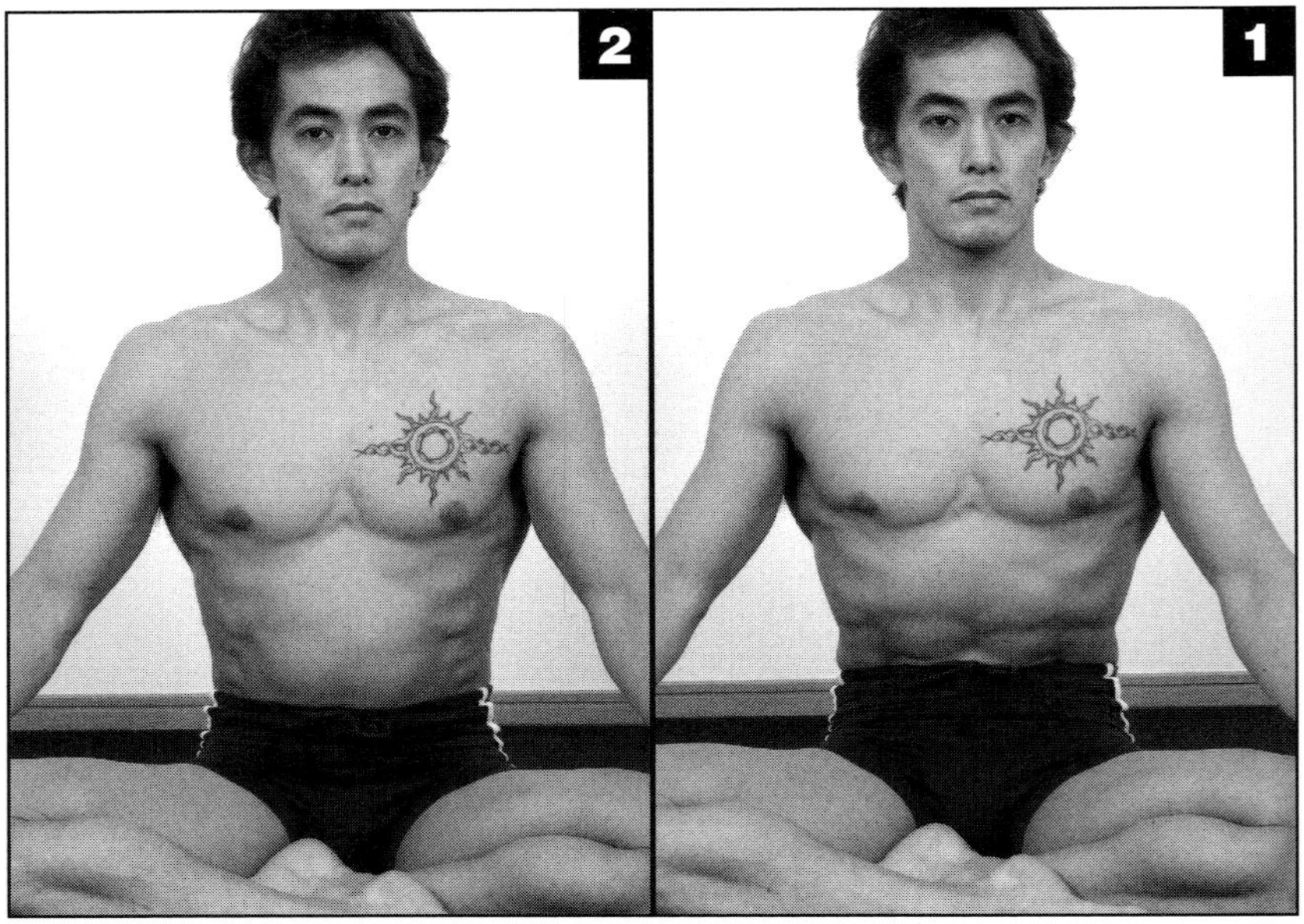

Breath of FIRE

ムルバンドゥ

肛門・性器・ヘソの3か所を背骨の上方に向かって引き上げる体内操作。息を吸いながら腹部を膨らませ、吐くときにあわせて、3か所の締め上げを行う。吐き切ったら3秒間その状態を維持してからリラックス。エクササイズの最後には必ず行うのでよく練習しておくこと。

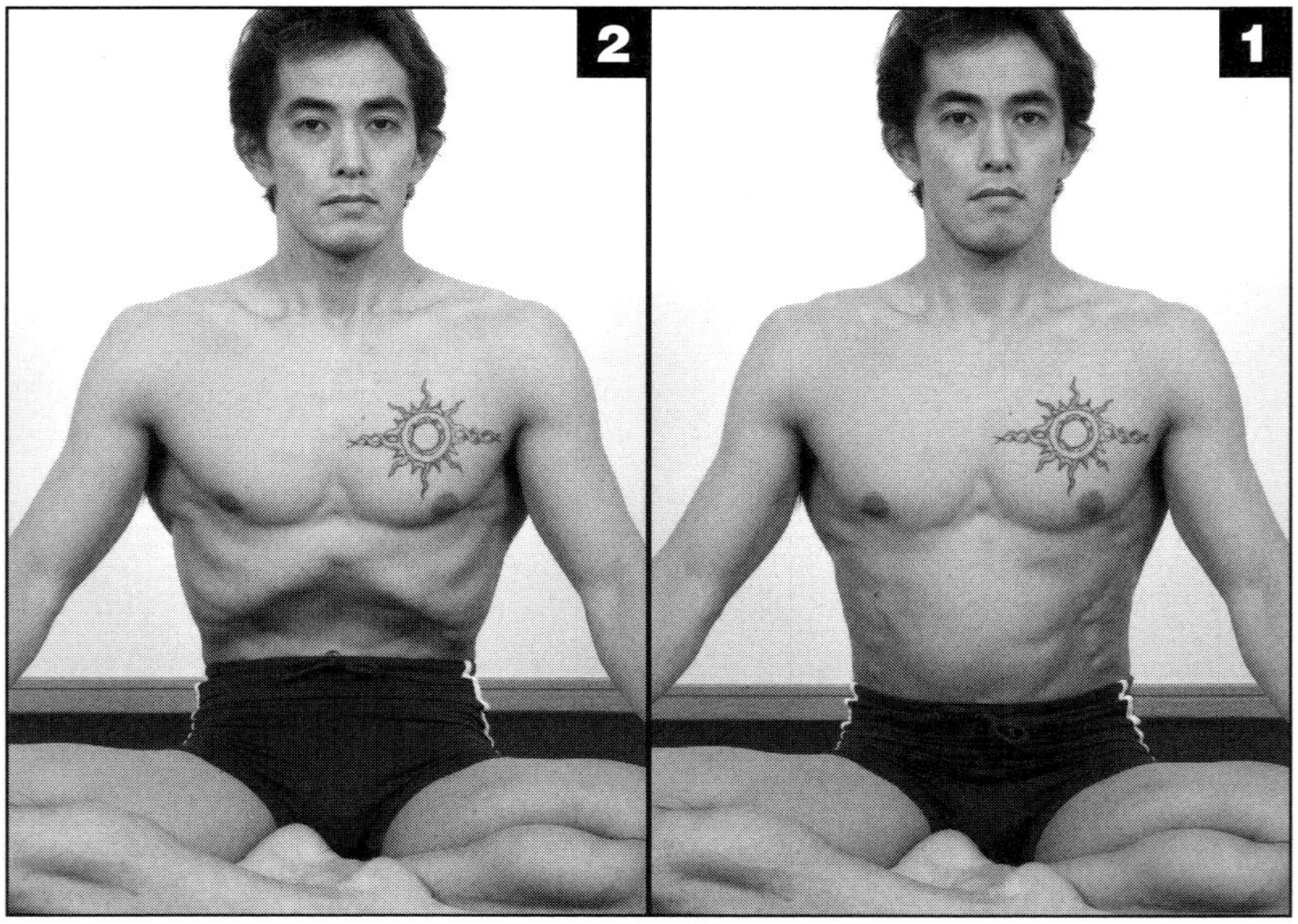

「火の呼吸」をやりはじめてから3か月経ったときのことでした。

これは船木さんの体内が「火の呼吸」によって強化され、自然治癒力がアップしているということなのです。船木さんはその後も自然治癒力だけではなく、体内から外見の筋肉に至るまで変わっていくことを自分の体を通じて経験していったのです。風邪もひかなくなりました。

なぜクンダリーニ・ヨーガの秘法といわれる「火の呼吸」をやると自然治癒力がアップするのでしょう。

「火の呼吸」とは？

「火の呼吸」とはなんでしょう。なにやら恐しい呼吸のような名前ですね。

「火の呼吸」とは1分間に200〜250回の激しい腹式呼吸を行い、体内のエネルギーを高めることで神経を刺激し、アドレナリンの分泌を促進していくものです。簡単にいえば、激しい呼吸によって多量の酸素を脳に送り込むわけです。それによってニューロン（脳を構成する神経細胞）の代謝が促進され、体のなかの機能が活発に働き、そうして自然治癒力が高まっていくわけです。

そればかりではありません。たとえば野生動物が獲物を食べているときには、食べながらも、ちょっとした周囲の動きに鋭く反応します。リラックスしながらも緊張状態がキープされているのです。そのため予期してなかったことが突発的に起きても、瞬時に反応することができるわけです。そういう鋭い感覚も得られるのです。また自己コントロールも自在にできるようになり、パニックになりません。

さて、「火の呼吸」の基本動作を紹介しましょう。

胡座《あぐら》をかく状態で右足を上にして、肩の力を抜いて両手はひざの上におきます。背筋を伸ばしましょう。この姿勢で呼吸をするわけですが、腹式呼吸で鼻で息を吸い、思いっきり鼻で吐きます。吐くときは腹部の筋肉をへこませます。要領は吐くことに集中すること。思いっきり吐いて自然に息を吸うという感じです。

ですが最初から1分間に２００回はできません。まず、継続することが必要ですから最初は1

「火の呼吸」実践上の注意

今回はその極一部を公開するわけだが、実践にあたってはいくつかの注意を守っていただきたい。

◎健康状態が良好であること。
◎食前に行うこと。
◎換気のいい部屋か屋外で行うこと。
◎女性の場合、生理中・妊娠中は避けること。
◎実践後最低15分は入浴を避けること。
◎手術経験のある方は必ず指導者に告知すること。
◎セットメニューについては、順番どおりに行うこと。

また、一部だけを抜粋するのもよくない。

秒に1回とか、できる範囲で行ってください。

注意することは肩に力が入っていると30秒ほどでできなくなりますので、全身を脱力させて行ったほうがいいでしょう。腹筋だけ使うという感じです。

「火の呼吸」の目的は、さきほども言いましたが体内のエネルギーを大きくすることで、これによって腹腔と内臓神経を刺激し、アドレナリンが分泌されていきます。呼吸を多くするため、血中酸素が増え、脳に行く酸素量が増大します。そのためニューロン細胞の代謝を促進させ、脳や体内を活性化させるのです。一度、ビデオ撮影のときに全身のサーモグラフを撮ってみました。すると頭部が熱を帯びたように赤くなっていきました。脳内の酸素が増えアドレナリンが分泌されている証《あかし》です。それだけでもヨーガの「火の呼吸」によって、脳がどんどん開発されていることがわかります。

「火の呼吸」を実践した元格闘家の船木誠勝さんは、やりはじめたときに、肉体の変化に驚きを隠せませんでした。

「ビックリしたのが体のなかから熱が生まれてくるんです。汗はあまり出ない体質だったんですが、急にバーッと出るようになって、一気に体質が変わったことを感じました」（船木）

吃音症のつらさ

私が「火の呼吸」と出会うまでは長い道のりがありました。私の経歴とともに、これから述べていきたいと思います。「火の呼吸」のおかげで私の病気も治りましたので、いい参考例になるかもしれません。

じつは私は小さいころから「吃音症《きつおんしょう》」でした。吃音症というのは、言葉がうまくしゃべれない病気で、だいたい日本では人口の0・5〜1％ぐらいいるようです。症状の重い人は0・1％ぐらいで、ほとんどしゃべれません。親ともしゃべれないのです。吃音のホームページの掲示板なんかを見ますと、「死にたい」とか「学校なんか行きたくない」とか書いてあります。私は3歳で発病しました。4歳のころのことをひとつだけまだ覚えています。それは父親と家の近所を歩いていたときなんですが、普通に話ができないのです。ですから「歌みたいに話してもいい？」って言った覚えがあるんです。

「♪今〜日はね」というぐあいです。それほど吃音症がひどかったのです。

小学校に行くようになると、学校で名前を呼ばれても返事ができません。ですから休みにされてしまいました。先生に本の朗読であてられても、とにかく読めません。名前を呼ばれて返事もできないくらいですから朗読なんてできるわけがありません。先生が「ここを読める人」って言うと、みんな「ハイ!」って手を挙げますけど、私だけ手を挙げられないんです。

家で電話が鳴っても電話に出られません。「もしもし」が言えないわけですから当然です。そのため電話恐怖症にもなってしまいました。

私は非常にみじめでした。

(人に馬鹿にされたくない。人から一目おかれたい)

そんな思いが強くなっていきました。その答えを見つけるのは簡単でした。勉強さえできれば、馬鹿にされないということを本能的に知ったからです。

一生懸命勉強しました。中学校では、勉強は学年のトップクラスでした。しかし、英語の筆記試験で毎回1番とか2番をとりながらも「5」をもらったことがありませんでした。会話ができなかったからです。頭では話せるんですが、声に出てこないわけです。ですから、私はいつも筆記試験では1〜2番なのに「4」しかもらえませんでした。

いじめられては困るからというので、中学3年から少林寺拳法を習いにいきました。しかし、少林寺拳法でも実技は大好きでしたが、学科がありまして、副読本を読まされるようになると、それが嫌で本当はつづけたかったのに辞めるしかありませんでした。

悔しかったですが、のちに少林寺拳法のお陰で仏教とか禅に興味を持つようになりました。

中学を卒業すると慶應《けいおう》高校に入学することができました。大学受験で面接があったら嫌ですから、エスカレーター式に大学に行けるところを選んだわけです。この入学試験も面接はありましたが、筆記試験の点数が上位でしたので大丈夫、面接で話しかけられても「はい」「はい」と言うだけでごまかしてしまいました(笑)。たとえば「よろしくお願いします」とは言えなくても、ドアを開けて深々とお辞儀をするだけです。別に言葉で挨拶しなくてもいいわけですし、あとは座ってニコニコして「はい」「はい」と、私はできるだけしゃべらないで面接をクリアしたんです。しかし、入学してからまた苦労することになりました。

小・中学校のときは、毎朝1回出欠をとるだけでしたが、高校に入ったら毎時間先生が代わります。つまり毎時間出欠をとるわけです。地理の先生などは順番に教科書を読ませます。そうすると自分があたる日がわかりますので、あたる日は休むんです。英会話の時間もほとんど休みました。でも筆記試験はいいですから、赤点にはなりませんでした。

治す方法はない!?

非常に苦しい日々でした。たとえば電車に乗ります。今ですと券売機や自動改札機がありますが、昔は窓口で行き先を告げなければなりませんでした。しかし、その行き先が口から出ません。仕方がないので紙に書いて見せるんです。そうすると聾唖者《ろうあしゃ》と間違えて親切にしてくれたりもしました。

ラーメン屋さんに入っても「チャーシューメン」と言えなくて「ラーメン」になるし、あるいはメニューを見て「これ」って指さすわけです。私はネギが嫌いだからネギ抜きって言わなきゃならなくて、これがまた大変でした。

たとえば、足の悪い人が足をひきずって歩いていても笑われないですよね。ところが、（吃音症者は）ぱっと見たら五体満足で病気に全然見えないわけです。それが言葉につまって「あ〜……」なんて言っていると笑われるんです。

それで馬鹿にされたくないから、とにかく勉強を頑張って、クラスで1番か2番になって、なおかつ格闘技をやろうとするわけです。

もちろん吃音症の専門病院というのはありません。現在もないのです。民間には矯正所がありますが、治ったという話は聞いたことがありません。大学1年のときに3か月ほど矯正所に行きました。でも周りの人に聞いたら、今までに誰も治った人がいないというではありませんか。それで辞めました。この病気は、世界中のどこにも治療法が存在しないんです。アメリカの有名な言語学者で、吃音症研究の第一人者だった方がいらっしゃいましたが、その学者自身もしゃべれなかったんです。その方が死ぬ間際に「治す方法はない」とおっしゃったそうです。

よく一病息災と言います。そういうことがなかったら、今、私はヨーガもやっていなかったことでしょう。

すると、やはり人生というのはなにかひとつくらい問題があって、それを克服しようとバネにし

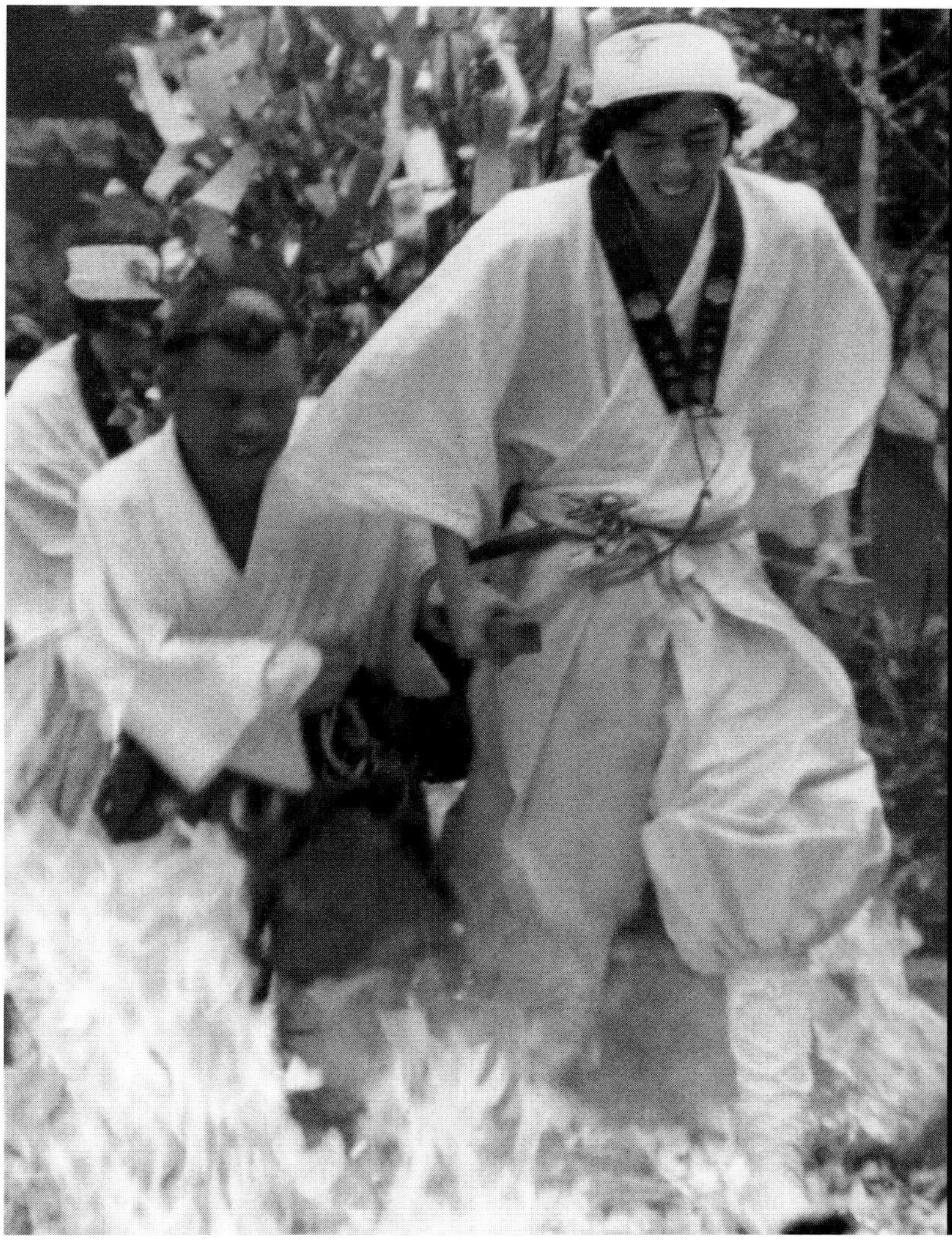

小山一夫による火渡り

修験道《しゅげんどう》に伝わる儀式で、素足で火の上を3～5メートルゆっくり歩く修行のこと。煩悩《ぼんのう》や身に降りかかる災いを火で燃やすという意味で行われる。ほとんどの行者は火傷《やけど》を負ったが、小山氏は一度も火傷したことがなかったという。「集中が途切れると火傷をする」といわれているが、小山氏は「このとき、習得していたヨーガによって集中できていたのだろう」と語る。

て頑張ったほうが、伸びるかも知れないと思います。ですから、今となってみれば吃音症でよかったなという気もします。おかげで勉強も一生懸命やりました。ヨーガも学びました。中国医学も研究し、哲学も宗教もひととおり勉強しましたから。宗教を勉強したのは平常心や不動心など、要するに精神状態の制御ができれば、この問題はクリアできるんじゃないかと思ったからです。したがって、なにかにすがって拝んで治そうということではありません。

さて、今度は自己コントロールを試してみることにしました。座禅じゃないですけど、脳波をコントロールしたり、心理的なコントロールをすることによって、吃音を克服できるんじゃないかと思ったわけです。

大学時代に京都の醍醐寺《だいごじ》三宝院《さんぽういん》に行きました。真言宗醍醐派で真言密教です。そこはお坊さんの道と、もうひとつは修験道《しゅげんどう》をやる道があります。私はどうせ修行をするのならと厳しい修験道をやろうと思いました。病気を治したい一心です。断食・火渡り・滝行、そして1日8時間の修《しゅ》法《ほう》。大学1年生から4年生までやりました。「権律師《ごんのりっし》」という階もいただいています。

また、東京の九段に30代で「権中僧正《ごんのちゅうのそうじょう》」となり、若いけれどもかなりの修行をつまれた福島先生という方がいらっしゃいました。その先生のところで資格をもらって、ご一緒に醍醐寺に修行に行ったり、先生のところで修行したりしました。

大学へはほとんど行きませんでした。大学の4年間というのは吃音症を治そうと懸命で、大学には試験のときだけしか行かなかったのです。それほど必死でした。

密教というものは非常にシステマチックでした。要するに真言密教では「身・口・意の三密加持」といいますが、身は印を組む、口は真言を唱える、意は観想をするということで、これを同時にやるわけです。

つまり、瞑想することで自己コントロールをしようという発想なのです。それが密教の基本的な考え方です。真言密教というのは瑜伽唯識学《ゆがゆいしきがく》からきています。この瑜伽がヨーガのことなんです。ヨーガに漢字をあてますと瑜伽となりますね。真言密教にはヨーガをベースとした意識のコントロールのテクニックがあるんだなと気がつきました。

ところで、吃音の原因というのは無意識のなかの抑圧意識であると思われます。したがってこの抑圧意識を消さなければなりません。ということは、意識の深いところまで自分が降りていって、そこで抑圧意識を消去しなければ治らないわけです。

しかし、どんなに頑張っても、自分の意識の深いところに降りていくことができませんでした。

滝行は、真冬の夜10時・12時・2時・4時と4回あります。私はほとんど毎週高雄山《たかおさん》にある蛇滝へ行きました。その滝は非常に水の量も多いし、厳しくて過去に何人も亡くなっている滝です。冬場などは皮膚がすぐに真っ赤になるぐらい痛くなります。水のなかに氷の結晶が混じっているんでしょうか、アザになるほどでした。逆に雪が降っているときのほうが寒くないんです。

さて滝行は長い時間、滝に打たれながら不動明王の真言などを唱えます。自分が火になれば冷たさを排除できる、ちょうど「心頭を滅却すれば火もまた涼し」の逆版です。しかし、だんだん足をつねっても痛くなくなってしまうくらい麻痺してきます。麻痺が少しずつ心臓まで上がってくると死んでしまうわけです。ですから、おヘソぐらいまできたときに這《は》って出なければなりません。もう歩けないわけですから。それをひと晩に4回、しかも水だけしか口にしない断食をしながらやったりするわけです。また、火渡りもやりました。おそらく、そのあたりのお坊さんよりもはるかにしんどい修行をしていると思います。

私がクンダリーニ・ヨーガに出会ったのは、そんなときでした。

クンダリーニ・ヨーガとは？

クンダリーニ・ヨーガというのは、日本のヨーガ教室でやっているもの（ハタ・ヨーガ）ではありません。ハタ・ヨーガというのは体を柔軟にする技法が主体で、おもに健康法として広まっています。しかし、クンダリーニ・ヨーガはヨーガのなかでも、もっとも高度な技法体系で構成されたもので、ヨーガの秘法とされ、長いあいだ公開されていませんでした。２０００年以上も前からインドのさまざまな文献に名前は出てくるのですが、その実践方法が明らかにされておらず、幻のヨーガといわれていたのです。

ところが、20世紀後半のことです。その秘法の継承者ヨギ・バジアン師（インド人）がアメリカに渡り、その全容が世界に広まっていったのです。しかし、残念ながら日本では知られておらず、私がヨギ・バジアン師から学び、ようやく日本で公開することができたのです。

その効果は多く、ざっと次のようなものです。

①内分泌腺のバランスと制御
②内臓、神経組織の強化と筋力アップ
③能力開発と意識のコントロール
④自然治癒力と免疫力の強化
⑤筋持久力と心肺機能の強化
⑥自律神経系の制御

いつの間にか吃音症が治っていた!?

ヨーガの歴史についてはあと（P.28参照）で述べることにして、次に進みましょう。

私は縁があって18歳のときにヨギ・バジアン師の高弟サトワン・シン先生に出会いました。サトワン・シン先生に「火の呼吸」を教わるようになったのです。先生はアメリカ人で、オレゴン州のアマレスチャンピオンでしたから、すごくいい体をしていました。ヨーガを教えるために日本に来ており、そこで「火の呼吸」に出会ったのです。「火の呼吸」を体験したとき、「アッ、これかもしれない」と思いました。

それから修験道はしばらくはつづけたのですが、大学卒業とともに辞めてしまいました。そのころには、サトワン・シン先生の師ヨギ・バジアン先生にも直接指導をしていただくようになっていきました。バジアン先生が来日したときに泊まるのが広尾にあるアメリカ公使官邸です。私は朝から夜までずっとくっついて教わっていたのです。

ありがたいことにバジアン先生が私の吃音症に同情されて個人教授をしてくれたのです。懸命に習得していきました。そして吃音症は、いつの間にか治ってしまいました。あれは27歳のころでした。「あ、そういえば、忘れてたけど、そう（吃音症）だったんだな」という感じで自然に気づかないうちに治っていたんです。それまで意識をしてなかったので、もしかしたら25歳ごろに治っていたのかもしれません。

Breath of FIRE

つまり、バジアン先生の個人教授でいつの間にか自己コントロール、意思のコントロールができるようになっていたというわけです。

バジアン師は「やさしくて思いやりがある」というタイプの人格者でした。「清廉《せいれん》」「潔癖《けつぺき》」というよりも、私にとっては、ぬくもりを感じるような師でした。本当に温かくてやさしい方で、夜中の1時、2時ごろまで私に一生懸命教えてくれるのです。そして翌朝4時には起きるのです。だいたいヨーガの生活というのは、4時に起きるんです。それでシャワーを浴びたりして、4時半からヨーガをはじめます。まずエクササイズを30分から1時間やって、それからメディテーション（瞑想）に入るわけです。合計1時間半か2時間やって、それから食事をします。

日本人に合うヨーガを

吃音症というのは、今でも世界のどこにも治す方法がありません。もしも、ちゃんと治ったら、私は吃音症で悩んでいる人たちに教えてあげたいと思っていました。人にクンダリーニ・ヨーガを教えようと思いますと、人によって体質が違ったりするわけですから、ヨーガの多くの技法を修得しなくてはなりません。バジアン先生から1000種類以上のテクニックを教えていただきました。

「あなたの体質はこうだから、こういうのをやりなさい。これはやってはいけません」ということを考えないとメニューが組めないからです。

ある日、私はあることで悩むようになっていきました。「バジアン先生のヨーガは日本人には向かないんじゃないかな」と思うようになっていたのです。一生懸命にやっていた日本人が私を含めて3人いたんですが、3人ともガリガリに痩《や》せてしまいました。

そこで、いろいろ考えたあげく、じつは食生活に問題があることがわかりました。痩せた原因はヨーガではなかったのです。サトワン・シン先生の食生活は完全玄米食、しかも菜食主義でした。玄米というのは体を冷やします。だから熱の代謝が悪い体質の人や風邪をひき真っ青になって寒気でガチガチしているような人が玄米を食べますと、もっと代謝が悪くなるわけです。体を温めなくてはいけないのに、体を冷やす食べ物を口にしてはいけません。

食事は個人の体質にあわせて考えなければなりません。

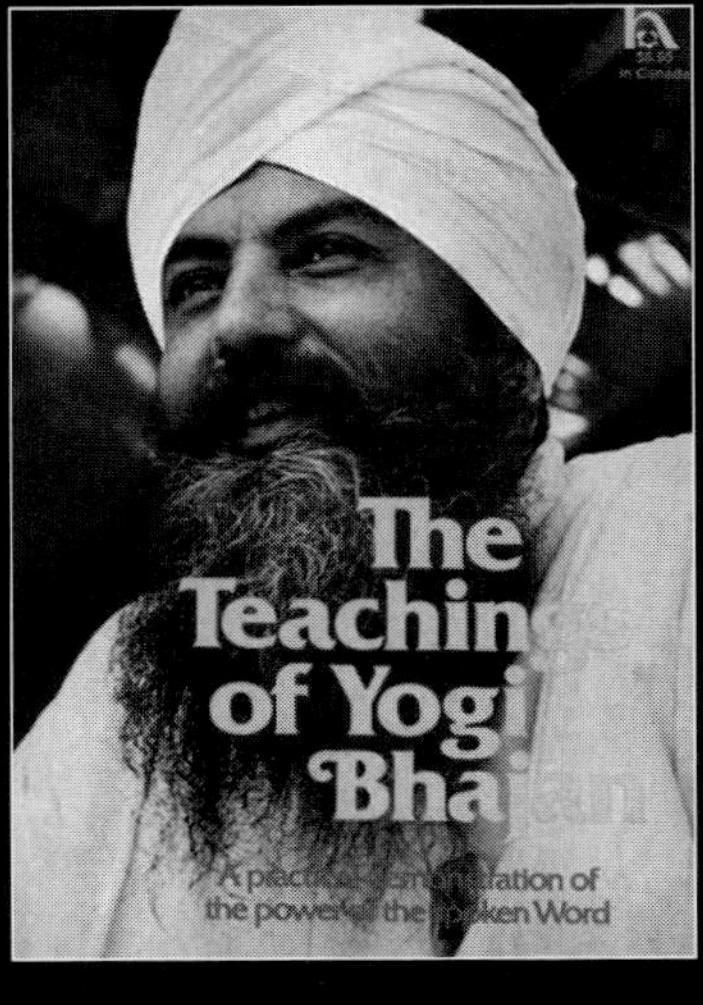

ヨギ・バジアン

秘法「火の呼吸」のクンダリーニ・ヨーガをアメリカで広めた。オリンピックの水泳チームも指導している。2メートル近い人物で、若いころは槍投げのオリンピック選手だったらしい。

ヨーガのエクササイズも同じです。そこで、サトワン・シン先生とバジアン先生に習った約１０００種類以上のヨーガを全部並べ替えて再編成し、体質別に分けました。

日本には四季があるため、四季折々のいろいろな食べ物があります。また、いろいろな体質の人がいます。ですから、もし日本でヨーガを教えようと思ったら、そこまで考えて教えないといけません。食べ物からはじまって、メディテーション、エクササイズも人によって違ってくるのです。それを26～27歳くらいのときに気づきました。

それから、さまざまな勉強をして20年、ようやく日本人に合ったヨーガを構築することができたのです。

Breath of FIRE

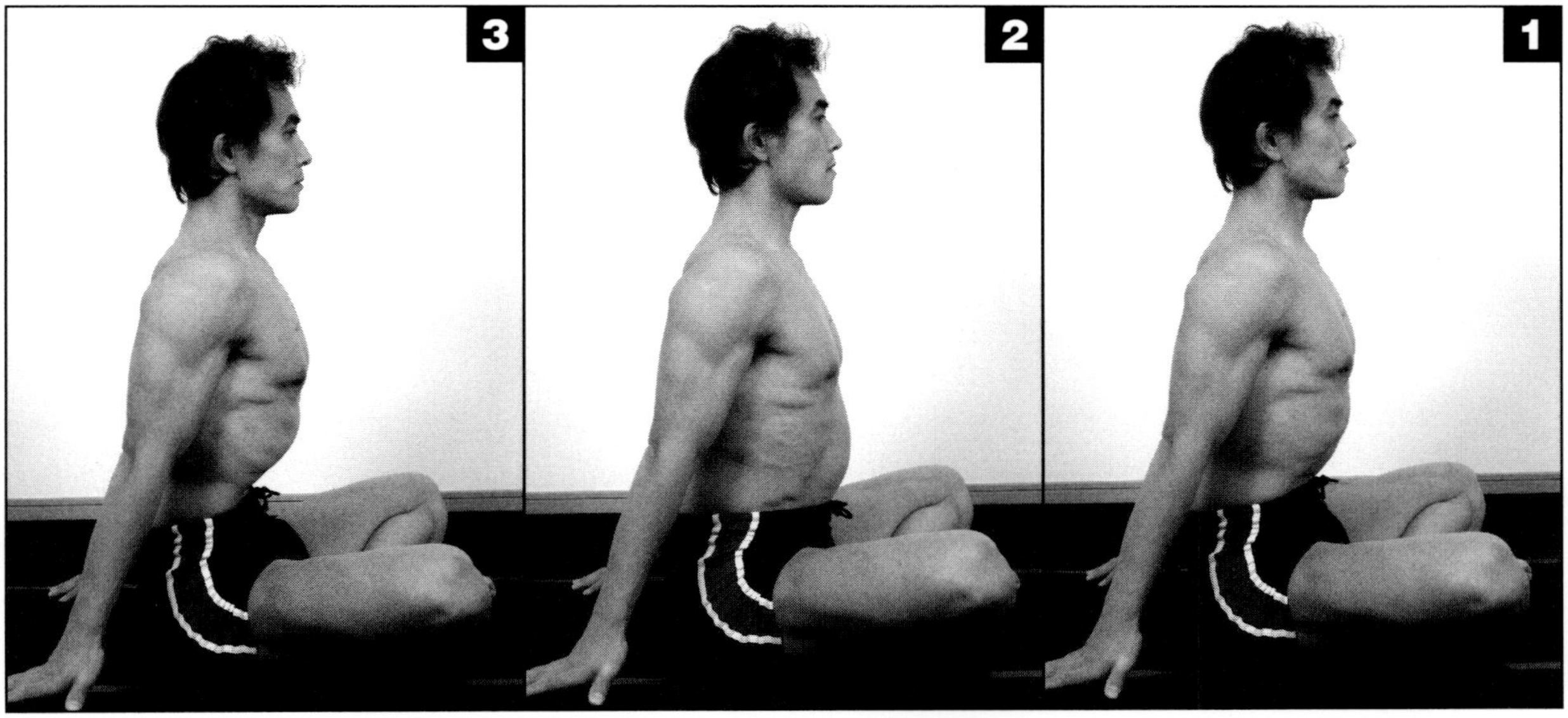

完全呼吸法

肺全体を使っての呼吸法。3回に分けて吸い1回ですべて吐き切る。まず胸を膨らませながら息を吸い込み、次にその状態を維持したまま腹を膨らませてさらに息を吸い込む。最後に胸と腹すべてを使ってさらに吸い込む。ちょうど体幹を前後左右に膨らませる感じ。そして腹をへこませながらすべての息を吐く。

Breath of FIRE

クンダリーニ・ヨーガの歴史

ヨーガが、はじめて人間科学として体系化され、行われるようになったのは4000年前といわれています。いわゆる紀元前のはるか前のことで、そのころは隠された極意など秘伝めいたものはありませんでした。宇宙の広がりのエネルギーを感じとり、実際にエネルギーを得たことを直接的事実として受けとめながら多くのメディテーションやヒーリングを生み出していきました。

当初、ヨーガはクンダリーニ・ヨーガ、ラーヤ・ヨーガ、タントリック・ヨーガの3つの流派に分かれ、インドの町や村でヨーガ行者により行われるようになっていきました。そのなかでもクンダリーニ・ヨーガはエクササイズ、ヒーリング、自己啓発などを目的としたメディテーションによって成り立っており、ひとりで修行ができるものです。

ラーヤ・ヨーガは音やリズムをともないながら行われるヨーガで、ひとりで修行はできるものの、グループで行うほうが効果があります。

タントリック・ヨーガは常に男女のカップルで行います。それはマハン・タントリックといわれる人のもとでしか行うことができません。セックスの欲望のためだけになってしまいがちになるからです。

すべてのヨーガは、意識神経系統の強化を獲得するためにエネルギーを活性化して統制することが主眼で、このエネルギーのことをクンダリーニと呼ぶのです。ヨーガ行者は己のすべての面を鍛えて、そのもとにあるクンダリーニを覚醒させていきます。食事や睡眠などの単純な習慣から精神的なレベルまでを包み込むようになっていきました。

しかし、時が過ぎていくとともにヨーガのテクニックは分裂していきます。肉体的に激しい運動を好む人もいれば、ゆったりした運動を好む人もいます。いろいろな嗜好《しこう》や目的に合わせてそれぞれシステム化していったのです。ところが、スペシャリストではない者が指導をしはじめ、ある者はエッセンスといわれるものを秘伝とするようになっていきました。

そのうちに、多くのシステムが忘れ去られていくようになりました。また、自然災害や戦争でもヨーガのスペシャリストたちは犠牲になっていきました。やがて、スペシャリストや学者・予言者などが貴重な資料を携えてチベットに渡っていき、生き残ったクンダリーニ・ヨーガは正しく保存されるために秘伝とされ、弟子に口伝されていったのです。

さて、基本的にヨーガはバランスを調えるもので、個々の才能を強調して熟練させるためのものです。しかし、そのうちに全体的なシステムを無視して、その一部分だけを抜き出して修行するようになりました。ある人は呼吸法をともなわないメディテーションを選んで行うようになり、初期の統合されたヨーガと比べると、パワーと効果を失いはじめていったのです。

分裂していったヨーガのなかにラージャ・ヨーガというのがあります。意思と精神の能力を発展させるためのヨーガですが、ゆっくりとした段階を経て意識を上げていくので、熟達するまでに最低6年という年月が必要になってきます。

ハタ・ヨーガは84のポーズを所有していて「太陽と月のエネルギーが直接クンダリーニに結合される」とバジアン師は言います。しかし、知識のある指導者のもとで修行をしても、最低12年は必要になってきます。したがって、長い月日を修行をしないと効果がでてきません。ちなみに日本で教えられているハタ・ヨーガの多くは柔軟を主体とした健康ヨーガです。

カルマ・ヨーガは実践禁欲主義です。いつどこでも無欲で奉仕します。物質的な満足を得るのではなく、時空を超えて存在するのは魂だけで、エゴに流されず、精神を満たすことで限界ある意識から無限の意識へと向上していくというものです。

クンダリーニ・ヨーガが公開されたのは、スペシャリストのバジアン師が渡米したことが大きな要因であり、そのテクニックをアメリカの生活様式のなかで教えていったことで、われわれはクンダリーニ・ヨーガの驚くべきエネルギーを再発見したのです。

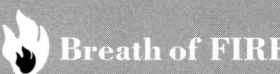

アトピーと外呼吸&内呼吸の関係

口や鼻から肺へ空気を送り込むのを外呼吸といい、血液によって運ばれた酸素が体の細胞でガス交換されるのを内呼吸（細胞呼吸）といいます。

外呼吸には大きく分けて腹式と胸式の2種類があり、また空気の経路区分けで口呼吸と鼻呼吸に分けられます。

ここで驚くようなことを言わなければなりません。口呼吸は人類のみが呼吸できる方法ですが、近年、口呼吸を長時間つづけると、従来、原因不明とされてきた免疫病の危険性があることがわかってきたのです。

これはどういうことかと言いますと、鼻と喉《のど》をつなぐ気道部を取り囲んでいる扁桃《へんとう》組織（免疫のための重要な器官でリンパ器官の防衛網）が、口呼吸をつづけることによって慢性感染症を起こすために免疫性の病気が発生しやすくなるというのです。

また口呼吸では歯肉も乾燥しやすくなるために炎症を起こし、さらに鼻の奥にある扁桃も空気が通らないために汚れが蓄積されていって、炎症を起こします。これらに関係する免疫病には代表的なアトピーも含めた皮膚の湿疹《しっしん》、花粉症、喘息《ぜんそく》、血液疾患（白血病など）、リンパ腫《しゅ》、関節炎、糖尿病などがあります。したがって、呼吸というのは鼻呼吸（鼻で吸い、鼻で吐く）がよく、ちなみにクンダリーニ・ヨーガはほとんどが鼻呼吸です。

内呼吸というのは医学的には組織におけるガス交換のことで、細胞呼吸ともいいます。先述しました外呼吸で取り入れられた酸素は、血液によって組織の細胞に送られます。そのとき、組織で発生した二酸化炭素は血液のなかに入り、肺まで運ばれてきます。このように全身の組織では細胞と血液のあいだで組織液を通じてガス交換がされているわけです。

つまり、鼻呼吸による「火の呼吸」では、効率よく呼吸することによってガス交換がなされ、エネルギーが発生し、血液の循環がよくなっていき、脳細胞にも酸素の供給が十分にされていくのです。

Breath of FIRE

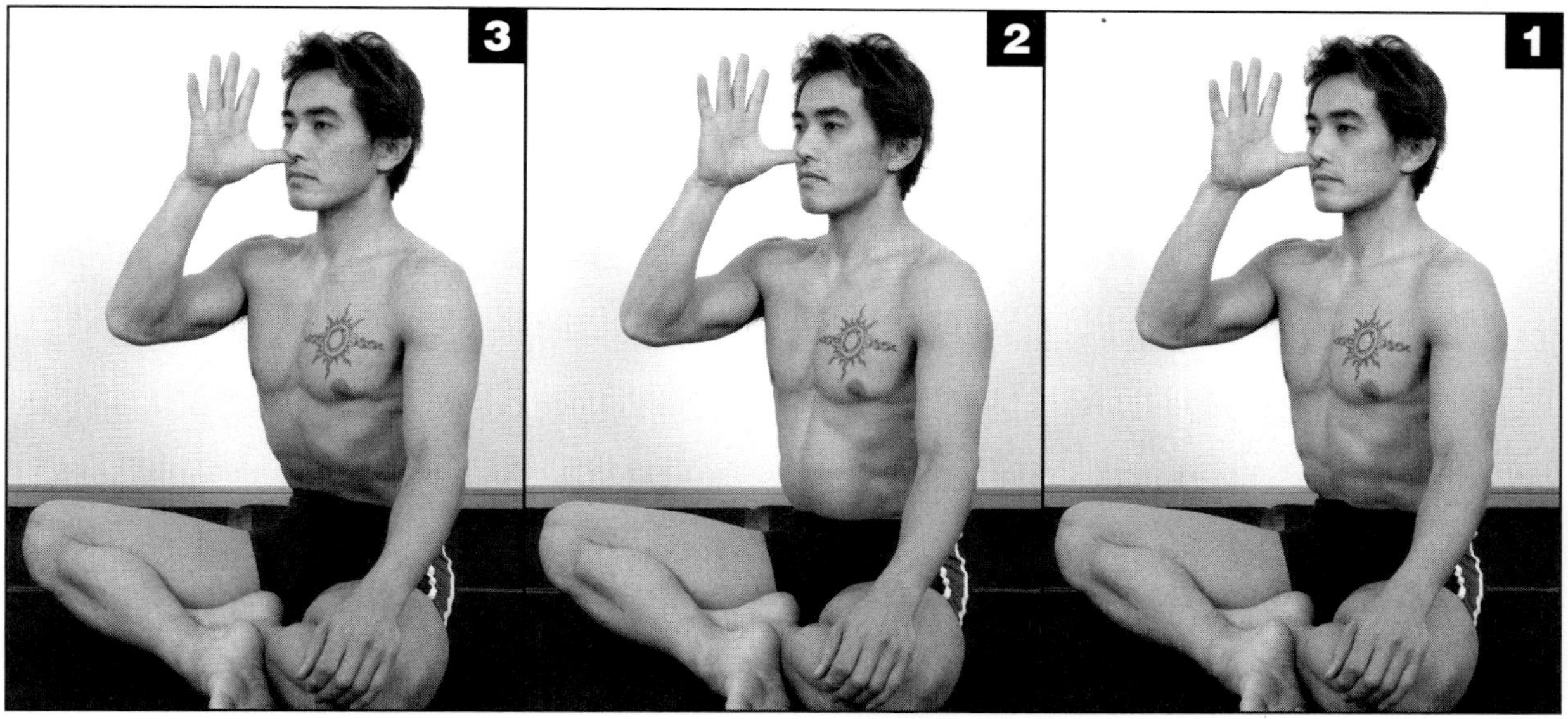

イダ・ビンガラ呼吸法

左鼻だけの呼吸をイダの呼吸法という。右手を開いたまま、右親指で下から右鼻の穴を塞《ふさ》ぐ。完全呼吸法（P.27参照）の要領で3回くらい呼吸してから「火の呼吸」を1分。最後に「ムルバンドゥ」。次に、左手の親指で左鼻を下から塞ぎ、完全呼吸法の要領で3回くらい呼吸したあと、「火の呼吸」を1分。最後に「ムルバンドゥ」。後者の右鼻だけの呼吸はビンガラの呼吸法という。この呼吸法は自律神経のバランスを調える。イダの呼吸法は副交感神経を刺激し、体を冷やし鎮《しず》める効果がある。ビンガラの呼吸法は交感神経に影響を与え体を活性化させるとともに温める効果がある。通常、夏は右鼻の呼吸を先に行い、冬は左鼻の呼吸を先にする。

Breath of FIRE

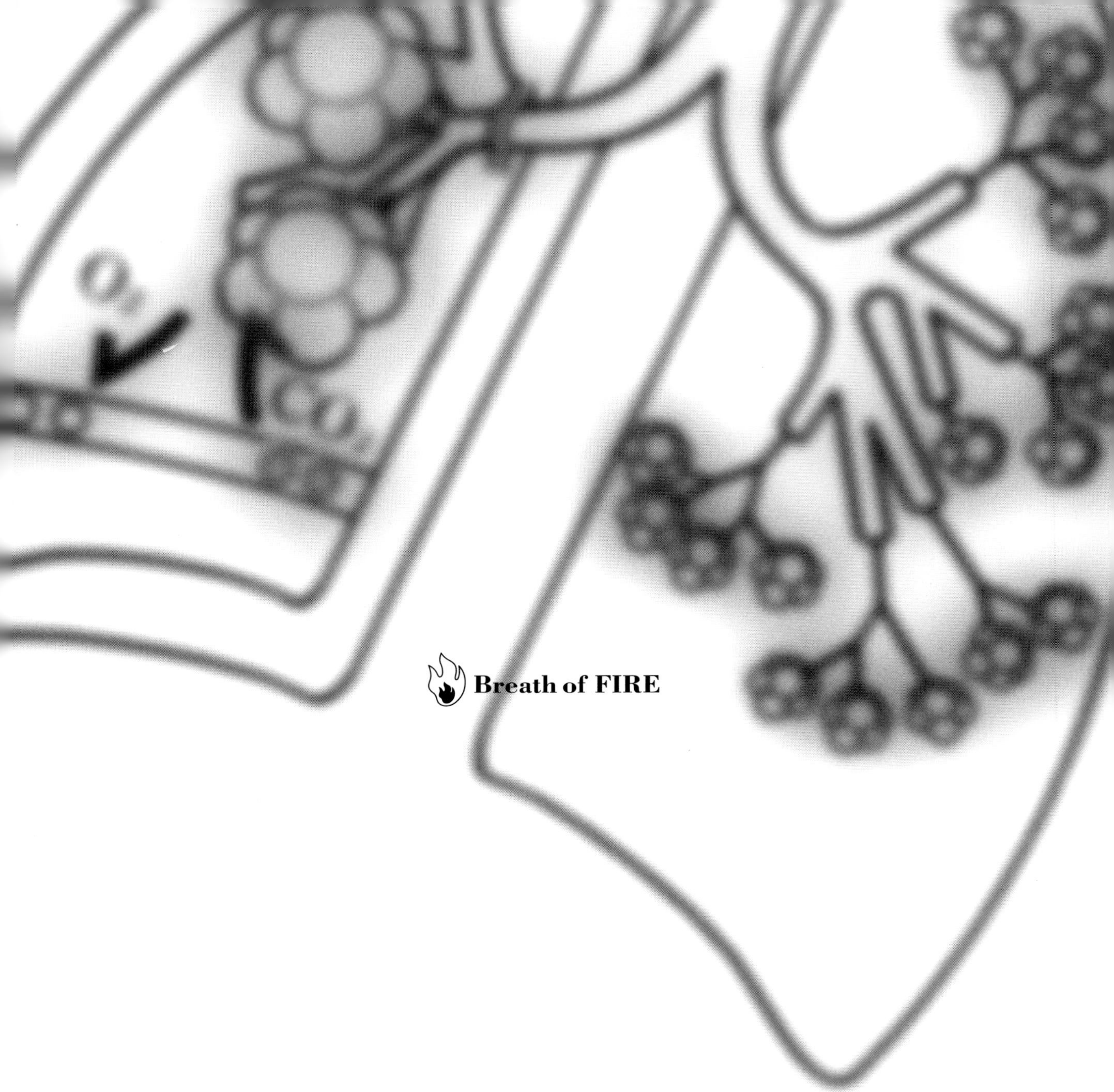

Breath of FIRE

2

免疫力と自然治癒力を
ぐんぐんアップさせよう

若返りの秘訣！

「火の呼吸」というのは、エネルギーを高める強力なエクササイズです。

人間の内部にはエネルギーの源があります。しかし、なにもしなければエネルギーは眠ったままです。そのエネルギーに点火して炎を出させるという役割が「火の呼吸」なのです。鼻を通じて行う呼吸法ですが、西洋医学の解説では、腹腔の内臓神経を刺激することでアドレナリンやノルアドレナリンの分泌を促していきます。

もう少し「火の呼吸」についてお話しましょう。

なぜ「火の呼吸」をやると免疫力や自然治癒力がアップするのでしょうか。

簡単に言いますと、人間に限らず、万物の生き物はみないつか死んでいきます。生き物が死ぬとどうなりますか？　体が冷たくなって、死後硬直して硬くなっていきます。ということは、体が温かくて柔らかいということは生きていることの証なのです。

体が柔らかいということは、血液の流れが滞《とどこお》らずスムーズに流れているということです。したがって、体が柔らかくても、血液がサラサラしていないと流れがうまくいきません。血液の循環がいいと体の隅々にまで酸素がいきわたるため体が温かくなっていくのです。

医学的に分類すると呼吸には外呼吸と内呼吸があります。外呼吸というのは息を吸ったり、吐いたりする行為のことです。内呼吸というのは、吸ったときに得た酸素が血液の流れとともに全身の細胞にいきとどいて、その細胞のなかでガス交換をすることです。そのガス交換をすることによって細胞が死滅しないでいるわけです。細胞が死滅していくというのは、徐々に死に近づいていくということなんです。

ということは全身の細胞に酸素をいきわたらせるということが、生命を活性化させることにつながるわけです。

肺のなかに肺胞という袋があります。肺胞は毛細血管でおおわれていて、吸い込まれた酸素はその毛細血管を通じて血液に入っていきます。そして、それと入れ替わって二酸化炭素が肺胞に入ってガス交換をし、息として吐かれていくのが呼吸のしくみです。

「火の呼吸」というのは1分間に２００～２５０回も呼吸をするために、ガス交換の効率が高まります。それとともに激しい呼吸によって肺を活性化させているわけですから、その結果として

肺

気管から空気が送られて、肺胞へ。ここでガス交換。赤血球のヘモグロビンが肺胞から送られてきた酸素と結合して肺静脈へ入り、心臓に入ってポンプで全身に酸素がまわる。「火の呼吸」によって肺が活性化すると、効率のいい酸素吸収ができる。

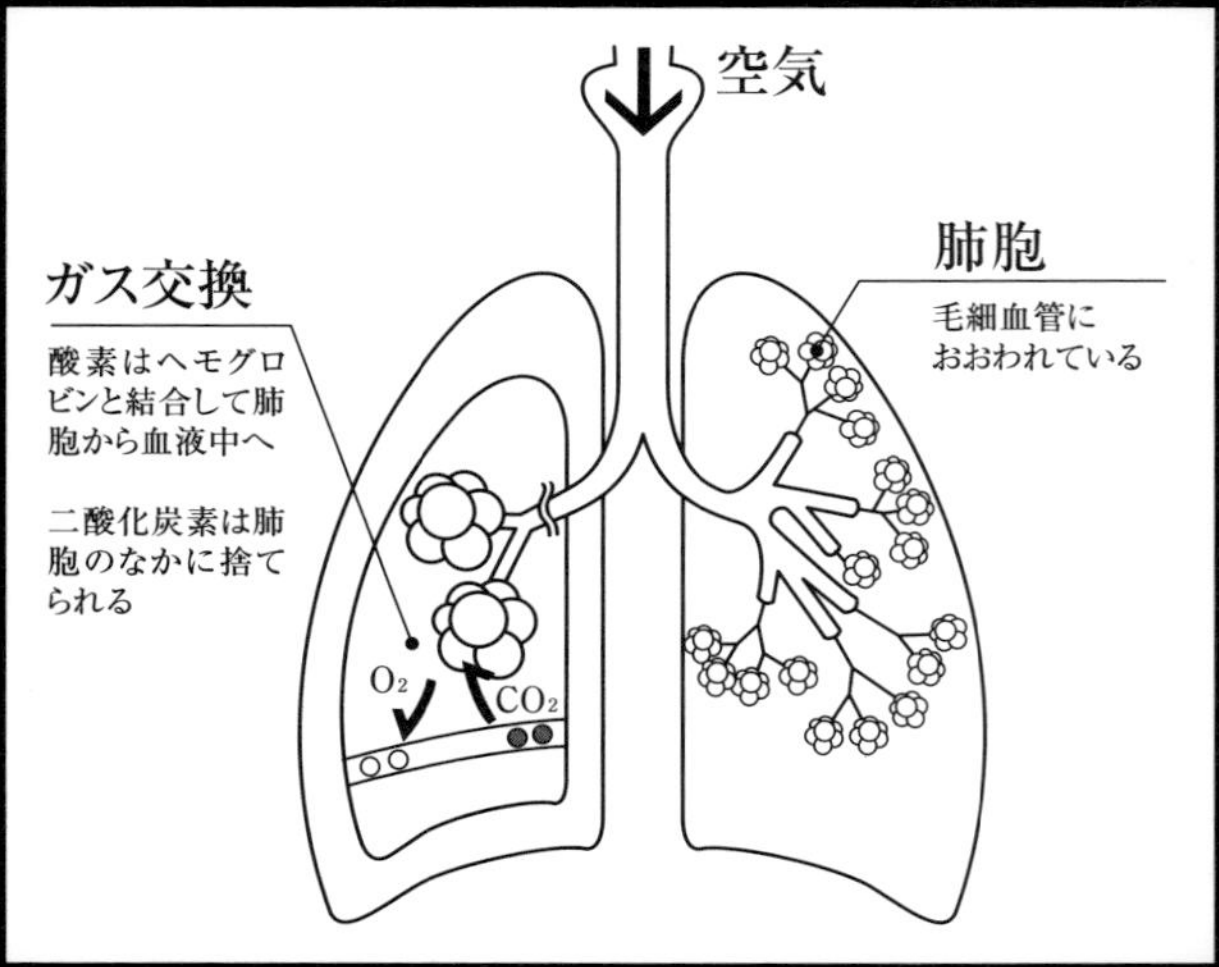

肺の機能がアップします。ということは「火の呼吸」を毎日1回やっているだけで、1日何度も深呼吸をしなくても、あとは普段の呼吸で効率よく酸素を吸収できる肺になるわけです。よく睡眠中に無呼吸症候群になっているという人がみえますが、「火の呼吸」をやれば肺の機能がよくなるので無呼吸症候群がいつの間にか改善されていることに気づくことでしょう。

たとえば息を吸います。100の酸素が肺に入ってきたとします。そのうち60くらいの酸素をクモの巣のように張り巡らされた毛細血管を通じ血液中に取り込んでいくとします。しかし、「火の呼吸」を体験したことで肺の機能が高まっていれば、同じように普通に呼吸をしても80くらいを取り込むようになります。ぼんやりと息を吸っているだけでも、酸素の量が増えれば全身の細胞にたくさん巡っていき、細胞がより生き生きとしていくわけです。それが自然治癒力の活性化につながり、また免疫力のアップにもなっていくのです。

「火の呼吸」によって肺の機能が高まっていきます。肺の機能が高まるということはガス交換の効率がよくなって酸素が多く取り込めるということですから、体内の細胞が新しく生まれていくのです。「火の呼吸」をやると若返るといいますが、それは全身の細胞がどんどん新しく活性化されていくからなのです。

末期肝臓ガン女性の奇跡！

Kさん（女性46歳）は体の不調で昨年9月6日に病院で精密検査を受けました。体重が激減し、黄疸《おうだん》と腹水がひどく、病院では手術もできないほどの状況でした。手術ができないまま入院しましたが、経過も思わしくありません。そして、ついに10月19日に、担当医から「よくもっても余命3日」と宣告されたのです。

Kさんの家族が藁《わら》をもつかむ思いで私に相談にきたのは10月上旬のことでした。ヨーガで治せないかというのです。

寝たままでも簡単にできる「癒しのヨーガ」（P.86～111）を指導するとともに、キトサンと還元水（P.13参照）をKさんにすすめることにしました。

キトサンは原料がカニの殻《から》で、明らかになっている作用として「マクロファージを活性化させる」「抗菌作用がある」「細胞を活性化させる」「降コレステロール作用がある」「ビフィズス菌成育促進」など、さまざまな効果をもたらすことで知られています。

北海道大学理学部・戸倉清一《とくらせいいち》教授の実験では、キトサンをマウスに投与するとマクロファージが活性化することが確認されています。

マクロファージというのは、最近テレビなどでもよく知られるようになりましたが、白血球の仲間で免疫細胞です。体内に侵入した異物を食い、さらに異物に対抗するための免疫情報をリンパ球に伝える働きをします。キトサンはマクロファージを活性化させることで、ヘルパーT細胞（抗体の生産を助ける）とキラーT細胞（腫瘍細胞などを見つけると破壊する）を活性化させ、ガンや腫瘍の治療に効果を示すといわれています。

私は「余命3日」と宣告された19日に、Kさんの見舞いに病院に行きました。顔色も最悪で、声にも元気がなく、寝返りもうてない状況でした。おかしいと思いました。ヨーガをやりながらキトサンを還元水で飲んでいれば、少しは症状が改善しているはずです。ところが、Kさんは以前のままだったのです。話を聞きますと、指示どおり飲んでいなかったというではありませんか。

あらためて指示を出し、Kさんは10月19日からきちんと飲みはじめました。

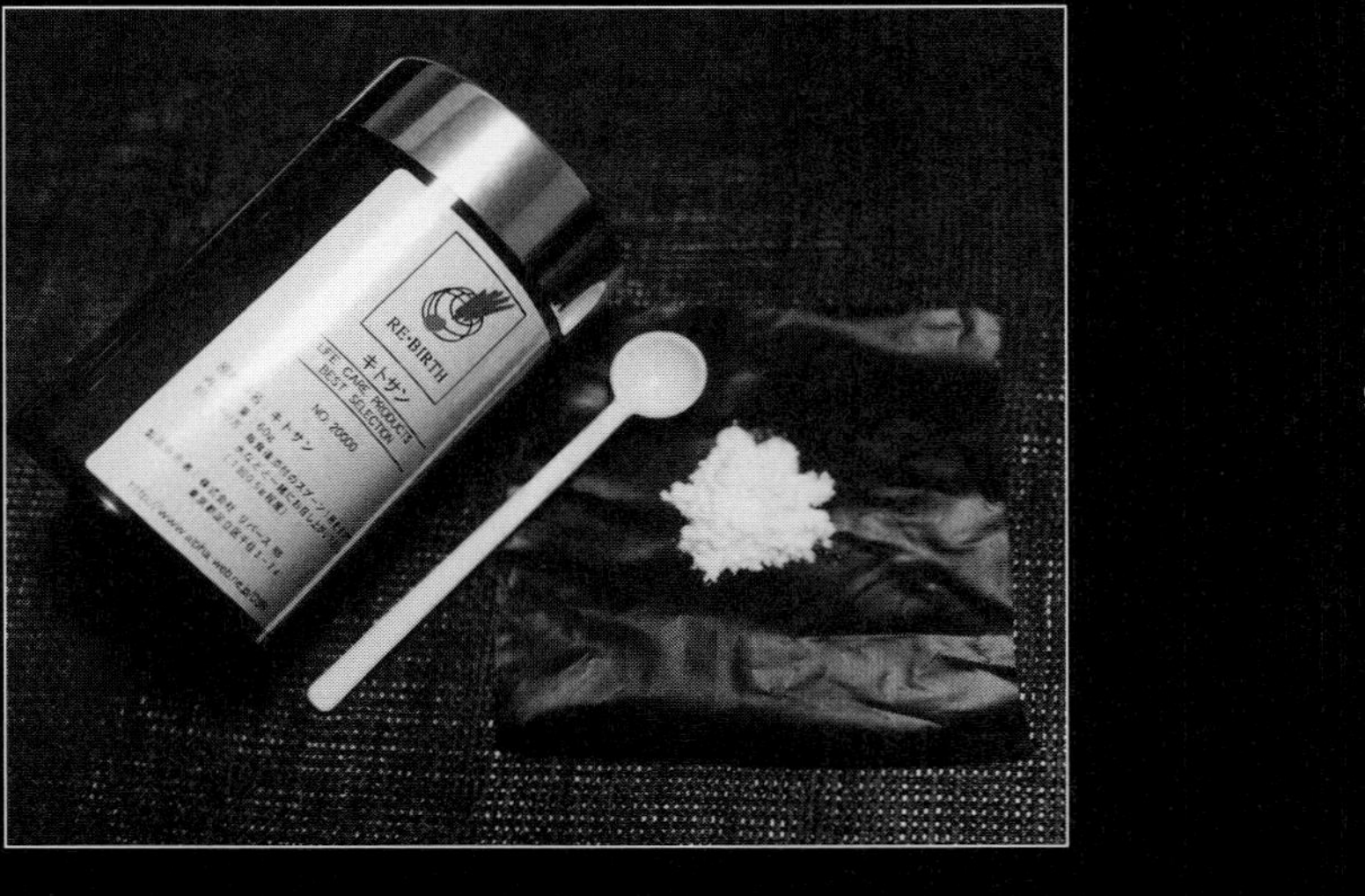

キトサン
市販されているキトサンは精製度がさまざま。精製度90％以上で、かつ外見上の基準として、白色で無味無臭の微粉末状のものがよい。写真は純度95％以上のキトサン。

ひとりでデパートに買い物に行けた

キトサンを飲むとともに少しずつヨーガをはじめました。すると、みるみる体力が回復してきたのです。医者には奇跡と言われました。余命3日と宣告したのだから当然です。

11月2日、腹水を2・5リットル抜いてからは、以後腹水が溜まることもなくなりました。腹水がなくなってからは寝返りもうてるようになり、このころから次第に黄疸症状も緩和し、顔色にも赤味がさすようになりました。

11月9日にはベッドから起き上がり、かたわらにつかまりながら歩けるようにもなりました。そうして同月16日には、1日7本の点滴が1本になり、食事もできるようになったのです。もちろん、体重も少しずつ回復していきました。

11月26日には元気に退院できました。結局手術はせず、通院をしながら真面目に指導どおりつづけた結果、余命3日と宣告されて3か月後には、ひとりでデパートに買い物に行けるまでよくなったのです。

指導の詳細

◎キトサンは10月19日からは約4グラム／1日を飲みました。

◎還元水は19日までは1日コップ3杯でしたが、腹水が溜まらなくなったので、その後は徐々に量を増やしています（目標4リットル／1日）。

◎ヨーガは11月11日にあらためて直接指導し、その後は別のメニューに変えました。

こう書いていきますと、キトサンと還元水を飲んでいれば治るのではないかと思われますが、いくらいいものを摂取しても体の循環がよくなければ、それが隅々までいきわたりません。それを循環させるためのポンプの役割がヨーガなのです。とくに病人の場合は寝たきりが多いために体の循環が悪くなっています。だから最初は寝たままで循環をよくするためのヨーガを施していくのです。

活性酸素

活性酸素が一定の量を超えると、遺伝子を破壊し、その結果、ガンなどが発生する。成人病の70％は活性酸素が原因といわれる。活性酸素は大気中にもある。紫外線は大気中の過酸化水素を刺激し、有害なヒドロキシラジカルを発生させ、皮膚などを内側から破壊するのだ。

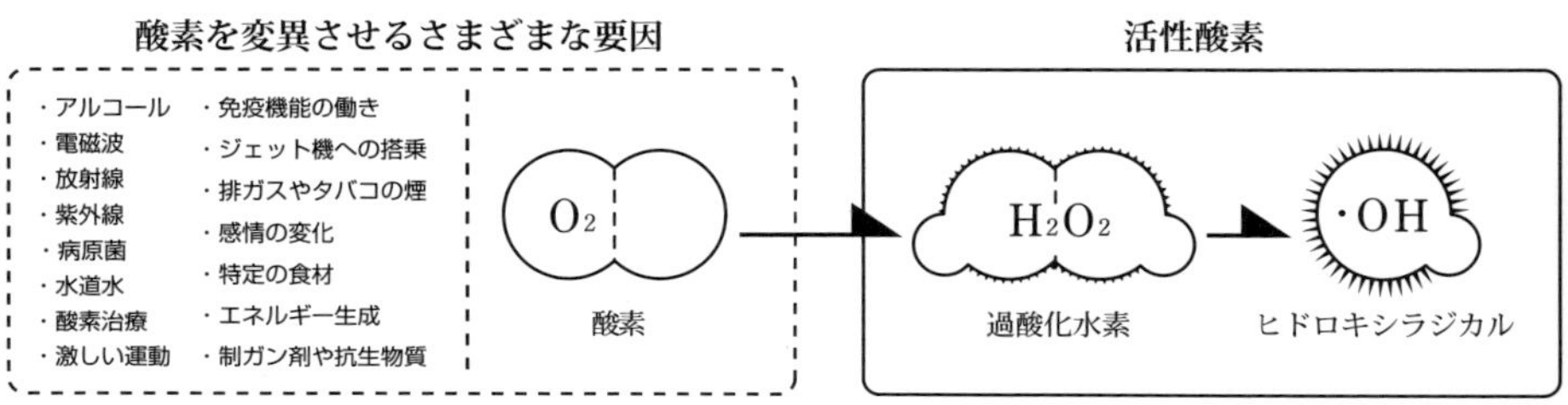

活性酸素の害とは？

人間は呼吸をすることによって体内に酸素を取り入れ、生命を維持しています。しかし、運動を行うと活性酸素の量が増え、深刻な問題を引き起こすようになります。

活性酸素はガンの原因のひとつと考えられています。活性酸素というのは、吸った酸素が体のなかで燃焼してエネルギーとなるとき、排出するガスのことです。この活性酸素は、マクロファージや白血球などの免疫細胞のように細菌や病原菌を殺してくれる役目もありますが、活性酸素が多く発生し一定の量を超えると途端に大変なことになります。

過剰な活性酸素は体内で脂肪酸と結びつき、過酸化脂質を生み出して遺伝子を破壊してしまうのです。そうなると人間の体に異常な細胞が出てきやすくなります。それがガン細胞です。さらに動脈硬化や心筋梗塞《しんきんこうそく》の原因にもなっていくのです。活性酸素が関連している病気はじつに多いので列記しておきましょう。ガン、リウマチ、アトピー性皮膚炎、てんかん、脳卒中、心筋梗塞、白内障、糖尿病、老化……。

活性酸素は長時間の運動によっても発生します。よく運動選手は免疫力が低いといわれます。それは日常的に運動量が激しいスポーツを行うと体内脂肪が活性酸素の作用で過酸化脂質になり、この過酸化脂質が細胞膜を傷つけ、広範囲に機能障害を起こすのです。

ちなみに野生動物でも運動量の多い動物ほど寿命が短いといわれています。

その意味では「火の呼吸」は短時間ですみますから、活性酸素の量が一定の量を超える心配はありません。

さて、2002年の簡易生命表を見てみますと、男性の平均寿命は78・32年、女性の平均寿命は85・23年となっています。65歳まで生存する人の割合は男性が85・4％、女性が92・9％、80歳までの割合となりますと男性が54・2％、女性が75・9％となっています。やはり女性のほうが長生きなんですね。

寿命と酸素消費量の関係を調べますと、酸素消費量は基礎代謝量に対して女性のほうが男性よりも5～10％低いことがわかっていますので、おそらく活性酸素の発生量も関係しているのではないでしょうか。

活性酸素は普通に生活していても発生しますが、とくに強い発生原因としてはいろいろ考えら

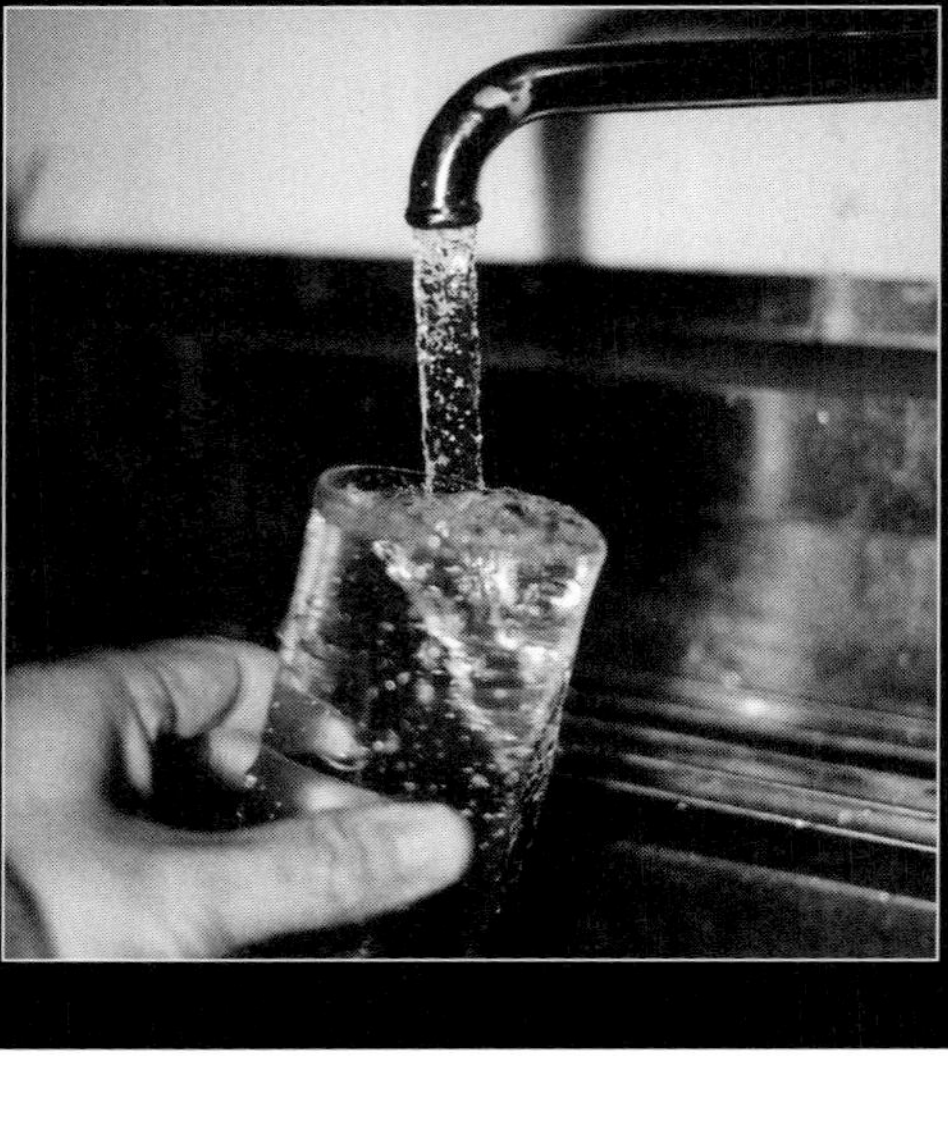

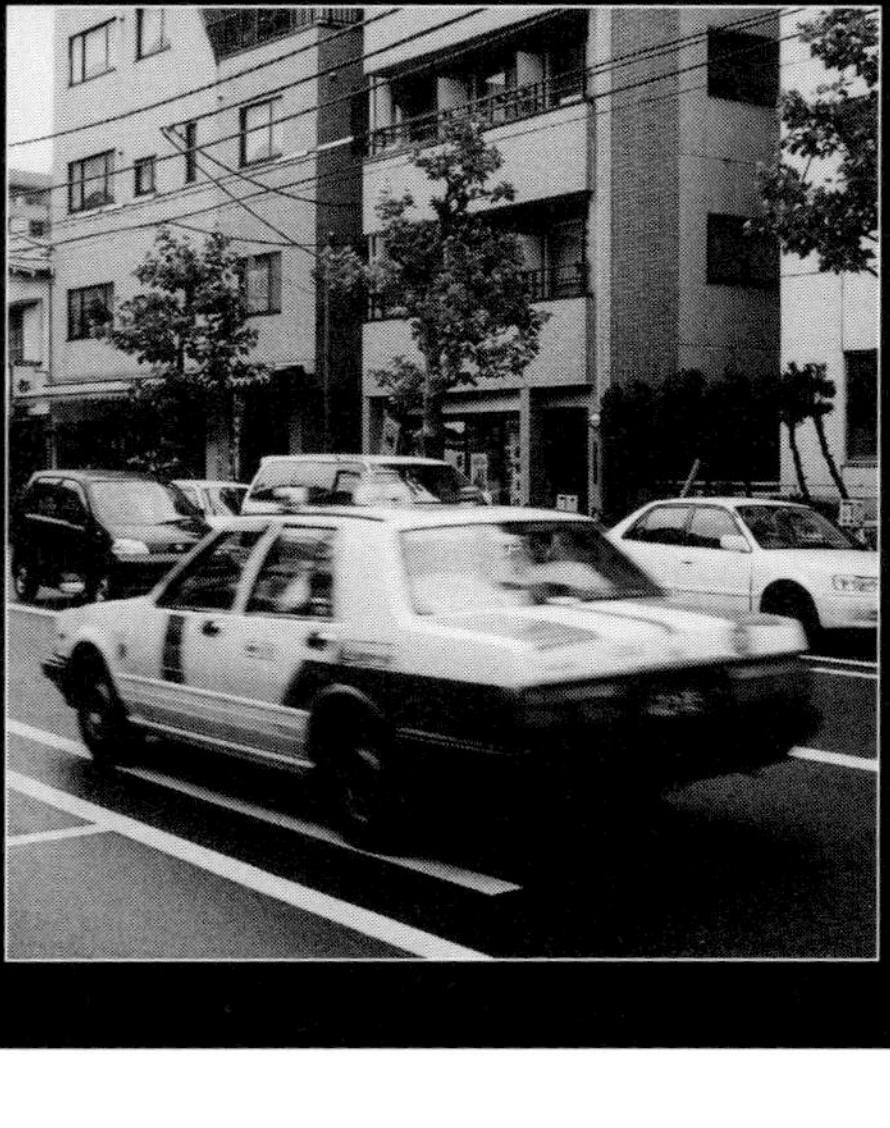

水道水／自動車の排気ガス

水道水にはトリハロメタンという有害物質が含まれる。これも活性酸素発生原因といわれている。車の排気ガスも活性酸素の発生につながる。われわれの周りには活性酸素が発生する原因がたくさん存在するのだ。

れます。①細胞内のミトコンドリアでエネルギーをつくるとき　②白血球などの免疫細胞が、体内に侵入した病原菌を殺すとき　③病原菌の侵入、スポーツにより過度の炎症を起こしているとき　④怒ったときやショックを受けたとき　⑤太陽の紫外線を浴びたとき　⑥放射線の照射を受けたとき　⑦高圧線、電気毛布、テレビ、電子レンジなどの電磁波を受けたとき　⑦アルコールを飲んだとき　⑧魚の干し物、燻製《くんせい》食品、インスタントラーメン、鰹節《かつおぶし》、植物油を食べたとき　⑨水道水（トリハロメタン）を飲んだとき　⑩高濃度の酸素治療を受けたとき　⑪工場、自動車の排ガスやタバコの煙を吸ったとき　⑫スポーツなどの激しい運動で大量に酸素を消費したとき　⑬ジェット機に乗ったとき　⑭制ガン剤や抗生物質などの薬物を服用・投与されたとき……。

ヨーガとともに還元水を飲む

いかにたくさんの原因で活性酸素が発生するかがおわかりになったかと思いますが、本書では健康を守るうえでいかに危険な活性酸素を除去できるかを探る必要があります。単純に考えますと、活性酸素の発生や活動を抑え、また被害を受けた部分を修復させるためには抗酸化物質をたくさん摂取することなのです。

藁をもつかむという感じで私のところにガン患者がみえます。もちろん、ガンを治すためにヨーガをやりたいというのですが、ヨーガのほかに私はまず抗酸化物質としての還元水の摂取をすすめています。

よく酸性の体にすると老けやすいといわれます。それは鉄が酸化して錆《さ》びるのと同じ理論です。人体の７割は水分といわれていますが、なんと人間の体というのは弱アルカリの体液でもっとも活動的になります。

つまり細胞内液の酸化還元電位（酸化力をあらわす数値で、電位が低いほど酸化作用を抑制できる）を低くすることが可能ならば、活性酸素が不飽和脂肪酸と結びついて細胞を酸化させるのを防げるわけです。そのためには酸化還元電位の低い水で、しかもクラスター値の小さいこと

タバコ

タバコの煙には活性酸素である過酸化水素が含まれ、喫煙者は活性酸素を吸っているということ。また肺胞にタールが付着するのでガス交換面積が小さくなり、血液から全身に送る酸素量が少なくなってしまう。

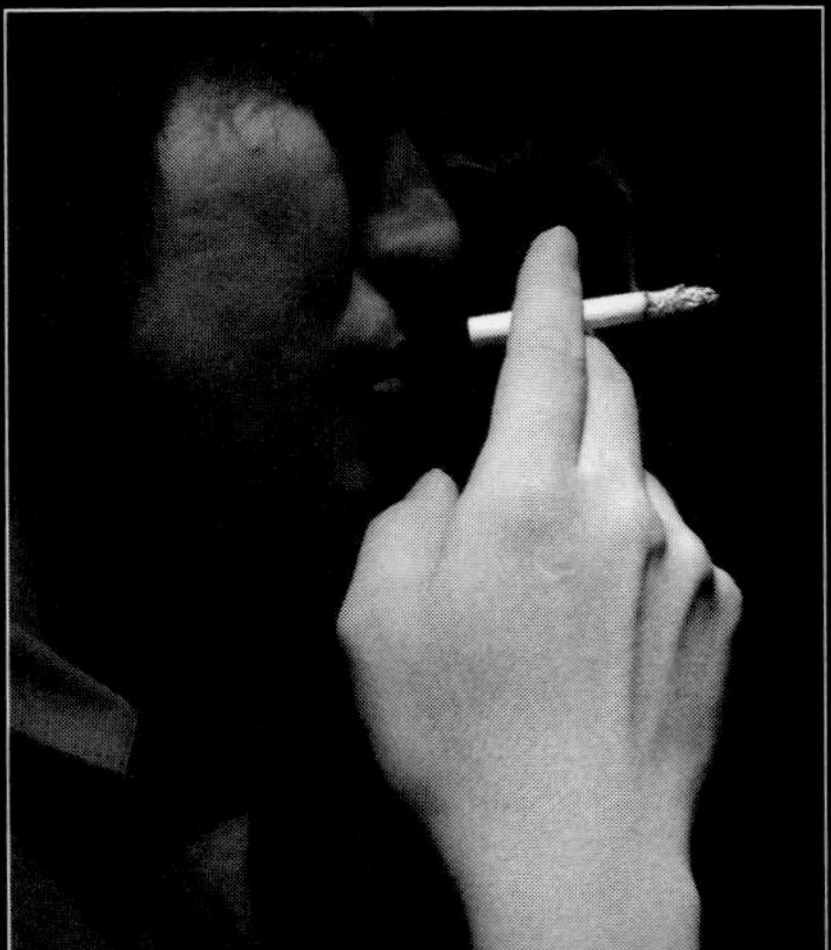

が重要です。クラスター値とは水の分子集団の数値のことで、クラスター値が小さければ体に吸収されやすく、また細胞組織にも浸透しやすくなるのです。浸透すると細胞がきれいになっていきます。すると生命活動が活発になり、新陳代謝もよくなっていきます。

私はヨーガの生徒さんには、これを1日2リットル飲むように指示しています（アスリートは3リットル、病気の人は4リットル）。格闘家の近藤《こんどう》有《ゆう》己《き》さんは、この還元水を毎日3リットル飲んでいますが、「トイレに行く回数が増えました」とよく言います。それはクラスター値が小さいために細胞膜を水の分子が透過しやすくなったからです。すると体液の代謝が早くなるため排泄《はいせつ》も早くなり、しょっちゅうトイレに行くようになるわけです。数多く排泄するということは、それだけ体のなかの悪いものを流しているということでもあります。

水道水を飲んでいると老化する

大都市の水道水は、とても「良い水」とはいえません。

下の表を見ますと、大都市の水道水はいかにクラスター値が大きく、酸化還元電位が高いのかがわかります。

つまり大都市の水道の水を飲んでいると酸性体質になりやすく、老化しやすいのです。しかも活性酸素の消去力も低下して、成人病の原因にもなることが最近わかってきました。

すでに述べましたが、活性酸素というのは体内に病原菌が侵入したときに、免疫細胞のようにそれらに立ち向かい、病原菌を殺していきます。

しかし、役目を終えた活性酸素を除去しないと、今度は体のなかに残留して細胞や組織を攻撃し、人間の持っている免疫機能を劣化させてしまうのです。そうなると病原菌が殺せなくなるため、さまざまな病気にかかりやすくなります。どうにかして免疫機能を活動しやすい状態にしたいわけです。

免疫細胞が活動しやすい酸化還元電位はマイナス200ミリボルトといわれています。表を見

水道水の表

還元水のなかに鉄を入れても錆びないが、水道水に入れると鉄は錆びる。肉体も同じで、水道水を飲んでいると肉体は酸化体質になり錆びて（老化して）いくのだ。

※各地の水の酸化還元電位は『体に調和する水』（佐藤一男著）内から「生命の水研究所所長・松下和宏氏のデータ」

※水のクラスターについては「日本電子データム調べ」

	核磁気共鳴分光法スペクトルによる水の分子集団の大きさ（クラスター）
水道水	133Hz
井戸水	105Hz
アルカリ性電解水	64Hz

各地の水	還元電位	温度
大阪府・南区／水道水	750mV	20.0
東京都・港区／水道水	565mV	15.2
富山市／水道水	469mV	20.1
北海道・羊蹄山／湧水	220mV	18.8
神戸／六甲のおいしい水	270mV	18.9

ていただければおわかりでしょうが、ほとんどの水道水は（プラス）460～750ミリボルトです。こういう水を摂取していれば免疫機能が衰えていくのは当たり前のことです。また、もともと体液は特別な場合を除いて多くは中性に近い弱アルカリ性ですので、私は酸化還元電位がマイナス200ミリボルトで、かつクラスター値の小さい弱アルカリ水を飲むように指示しているのです。

ヨーガとキトサン効果って？

私はヨーガをトレーニングする人たちには還元水と高純度キトサン粉末をすすめています。キトサンはすでに述べましたように、マクロファージ（巨食細胞）を活性化させて、生体の防御システムを強化します。腫瘍細胞を破壊するので、ガンや腫瘍の治療に使われはじめました。

キトサンはこうしてつくられます。原料（カニ殻）をすばやく乾燥させて、細かく粉砕したあとで、たんぱく質を取り除きます。その次に炭酸カルシウムを除去すると純粋なキチン質ができあがります。このキチン質を化学処理すればキトサンができるのです。

このときの処理方法によってキトサンの精製度に差がでます。もちろん純度が高いほうが効果があるのは言うまでもありません。

一般的には純度70％以上の精製品がキトサンと呼ばれていますが、市販されているキトサンはちゃんとしたものが少ないのが現状です。キトサンは精製度90％以上で、かつ無味無臭の微粉末状のものが、もっともよいでしょう。

しかしいくらマイナス200ミリボルトの還元水やキトサンを摂取しても、体の循環がよくなければ、いいものは隅々までいきわたりません。それらを体に滞らせず全身に循環させるためのポンプの役割がヨーガなのです。

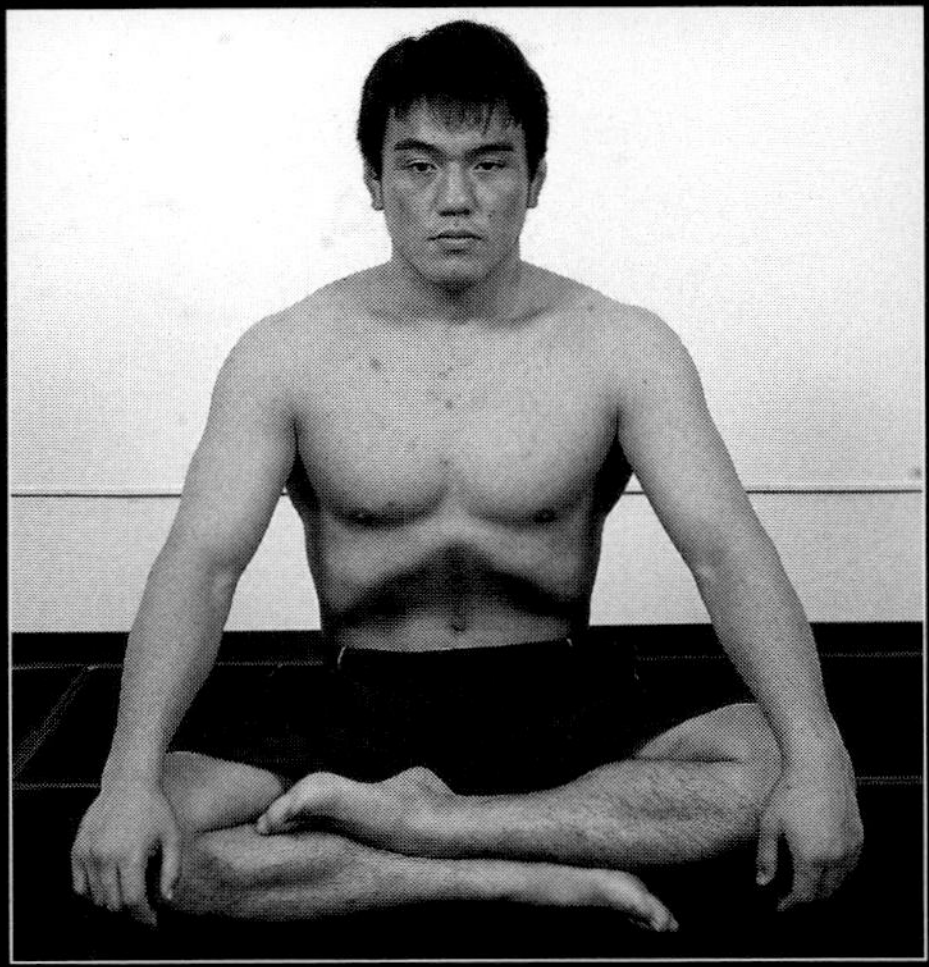

近藤有己
格闘技団体パンクラスのエースで船木誠勝の弟子。船木とともに「火の呼吸」の実践者で、平常心を座右の銘に。平常心をヨーガで習得しつつある。

末期の胃ガンも奇跡的に治った！

２００２年４月20日のことです。友人のＨ氏から、胃ガン末期と診断されたので、なにかよい手だてはないかと相談を受けました。

そこでキトサンと還元水、そしてヨーガをすすめました。キトサンは、すでに多くの医師がガン治療に採用しています。ですからＨ氏にもその関係の本を渡し、気を落とさないようにと勇気づけました。生きようとする強い意志がいちばん大切だからです。

５月３日のことです。Ｈ氏からよい知らせが入りました。

今まで胃が閉塞していて食事が満足にとれず、24時間点滴をしている状態でした。ところが食事が普通にとれるようになり、体重も入院時に比べると２キログラム増えて点滴をはずせることになりました。普通、末期ガンの患者が点滴をはずすのは考えられないことですので、このままよい方向にいってくれればと思いました。

Ｈ氏は体力が戻り、５月21日に手術をしました。胃・胆のう・脾臓《ひぞう》、そしてリンパ節を取り去る大手術でした。転移の可能性が高いため本人も不安なようすでした。

ところが６月１日、手術前と比べると体重が４キログラム増えていることがわかりました。顔色もよくなり、徐々に気力も戻りつつあるようでした。

６月６日。経過は非常に順調で、歩いてトイレに行けるようにもなり、重湯《おもゆ》も食べはじめました。このころになると、精神的にもかなり明るさを取り戻してきたような感じでした。おそらく自分自身で体調がよくなっていることを感じていたのでしょう。医師から６月末あたりには退院できると言われ、経過良好のまま６月30日に退院することができました。

指導の詳細

◎４月24日からキトサンと還元水の使用をスタートしました。末期ガンのため、キトサンは通常の３倍で１回に1・5グラムずつ、水を３リットルを飲むように指示しました。この量は病状等により異なります。その１週間後、病状がかなり改善されました。当初、３月に倒れてから１か月で9キログラム体重が減少したうえ、食事ができないため入院後は点滴だけでしたが、急速に体力を回復し、通常の食事も可能となり、体重も2キログラム戻りました。4月中旬には手術もできないほどひどい状態でしたが、このまま順調に体力が回復できればなんとか手術もできそうだと医師から言われるまでになりました。その後の経過がよく、5月21日に手術をすることができ、手術後の経過も良好。手術から12日経過したところで、食事も徐々にスタートでき、歩けるまでに回復しました。

以上がH氏の経過報告ですが、キトサンについては医学博士とも相談し、通常の飲み方ではなく、リンゴ酢に溶かしてそれを還元水で割り、ハチミツを少量加えるようにしました。キトサンは酸に溶けるのですが、末期の胃ガンであるために、胃酸の分泌が弱いためそのような事前処理となったわけです。

◎理学療法としての「癒しのヨーガ」は4月25日からつづけています。ここでのヨーガの目標は、まず血行をよくすることでした。キトサンがマクロファージを活性化させ、クラスターの小さな還元水が体液を常によい状態に保ちます。酸化還元電位の低い水を大量に飲むことで、活性酸素を除去し、循環も促進します。

これらはすべて養生医学の観点からのアプローチですので、医師の治療と並行して了解のうえで行います。ただ、キトサンについては、必ず高純度(95%くらいのもの)の製品を使用することが大事です。純度が低い場合、効果は期待できません。

なお「癒しのヨーガ」には「火の呼吸」のような激しいメニューは含まれません。

心臓が強くなる

「火の呼吸」をつづけると心臓が強くなります。心臓というのは血液を送るポンプです。肺が血液のなかに供給した酸素を、どんどん全身に送っていきます。心臓が弱っているとポンプ機能が弱いということですから、せっかく血液に酸素が入っても、血液の流れが遅く全身に巡りにくくなってしまいます。だから、心臓が「火の呼吸」のエクササイズによって強くなってくると、血液を押し出す力も強くなっていくのです。

たとえば人間が寝ている状態を考えてみましょう。人間の体温が低いのは午前4時ごろといわれています。ですから、そのころ起きようと思っても、体が冷えているためになかなか起きられません。また睡眠をしていると自然に呼吸が弱くなります。ということは肺に吸い込まれる酸素の量も少なくなるし、血液に流れる酸素の量も少なくなっていきます。血圧も低下し、全身に血液がいきとどかないため、寝ているときは体が冷えるのです。

しかし、「火の呼吸」をやっていると、目がさめたときでも体が温かいのです。

ビュルガー病の人の事例を前出しましたが、彼女は「火の呼吸」をやりはじめてから、目がさめても体が温かかったことに驚いていました。眠っているので起きているときと比べると少しだけ機能が弱まりますが、呼吸が安定し、さらに心臓も強くなっているためにそれほど血圧も下がりません。だから全身の体温が下がりにくくなってくるのです。

つまり、寝ていても起きていても同じように生命力が高まっている状態を維持できるわけなのです。

ガン細胞が死滅

人間は死んだら冷たくなります。温かいということが生きていることの証です。生命力というのは温かさや熱なのです。

ガン細胞は体温が42度になると死滅するといわれます。したがってガン医療では温熱療法というやり方でガン細胞を死滅させる研究もされています。

ところが、これがなかなかうまくいきません。というのは、ガン細胞を殺すために全身の体温を42度にしますと、脳細胞も死んでしまうからです。

つまり『部分的』に肉体を熱くすることが必要になるわけです。クンダリーニ・ヨーガのヒーリング・メディテーションは熱のかたまりを体の真ん中につくります。たとえば肝臓ガンならば、その熱のかたまりを肝臓に持っていくわけです。

つまり、「火の呼吸」でつくった熱を体内でコントロールすることが自然治癒力にいちばん密接につながり、病気を克服するための源にもなっていくのです。

クンダリーニ・ヨーガの四大効用

ストレングス（「火の呼吸」と究極の肉体改造）

アスリート、武道家など肉体の究極を追求する人たちから、一般の方々の体力増強まで、幅広いメニューを用意しています。個々の体力などにあわせて無理のないトレーニングが可能です。

脳力開発（脳の活性化と潜在能力開発）

脳の97％は眠っているといわれています。つまり積極的に使われていないわけです。ヨーガの主たる目的は脳力開発だといっても過言ではないように、じつに多くの緻密な技法が用意されています。大脳生理学と深層心理学の世界を勉強しながら自らの秘められた可能性を目ざめさせましょう。

ヒーリング（癒しのヨーガ）

肉体の癒しや、心と体のさまざまな病気について、ヨーガはじつに多彩なサポート技術を持っています。自然治癒力を向上させるメニューから、それぞれの臓器や神経の諸問題を改善する方法に至るまで、ヨーガをご自身の健康の増進と維持に役立ててください。

ストレス・マネジメント（心の安定とモチベーション）

肉体と心は互いに相関的な関係にあります。意識のコントロールは内分泌バランスの上に成り立っているといってもいいでしょう。ヨーガでは、自律神経系と内分泌バランス、そして意識の制御を通じて、現代社会の多くのストレスを解放します。

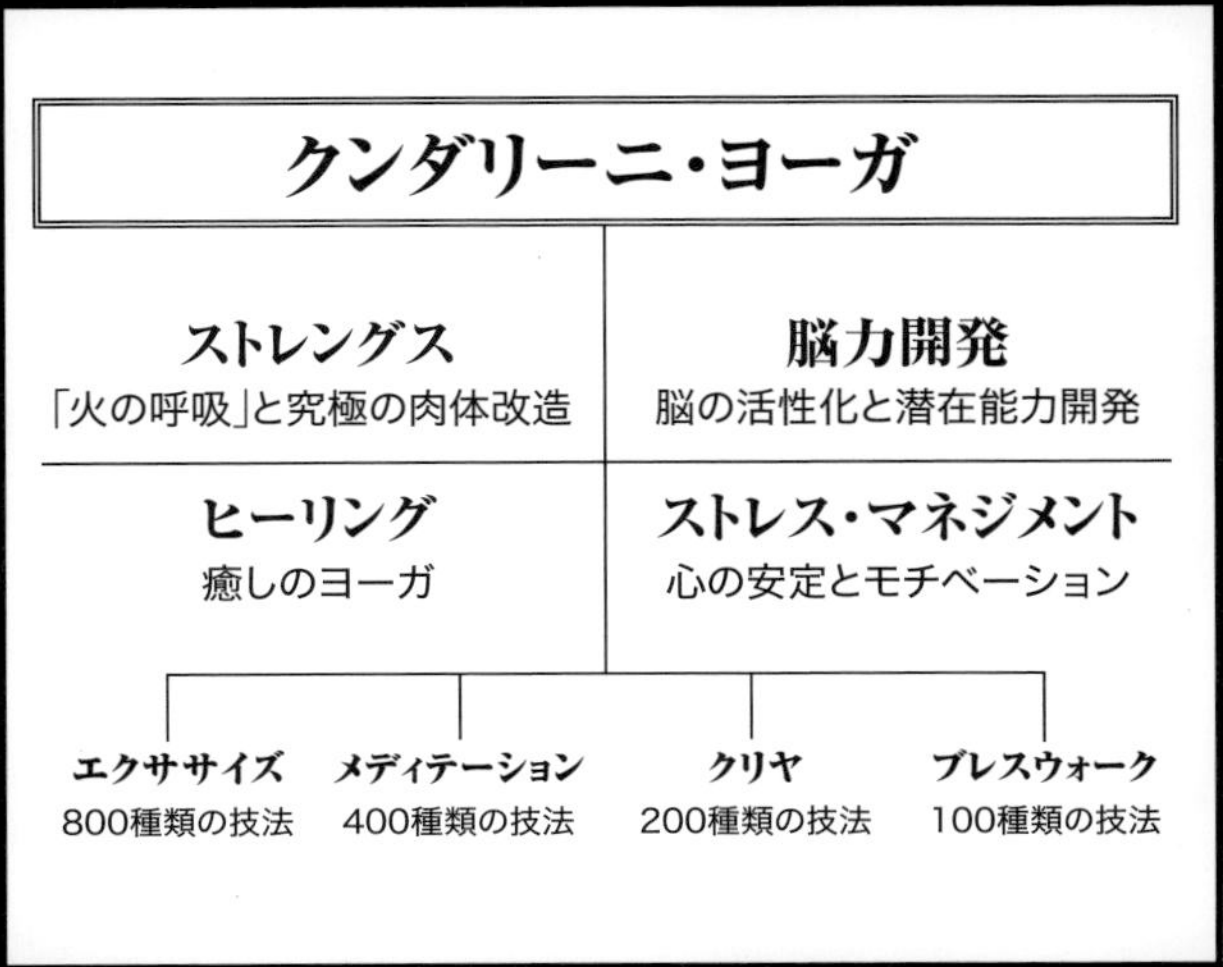

クンダリーニ・ヨーガ
ストレングス
「火の呼吸」と究極の肉体改造
脳力開発
脳の活性化と潜在能力開発
ヒーリング
癒しのヨーガ
ストレス・マネジメント
心の安定とモチベーション
エクササイズ
800種類の技法
メディテーション
400種類の技法
クリヤ
200種類の技法
ブレスウォーク
100種類の技法

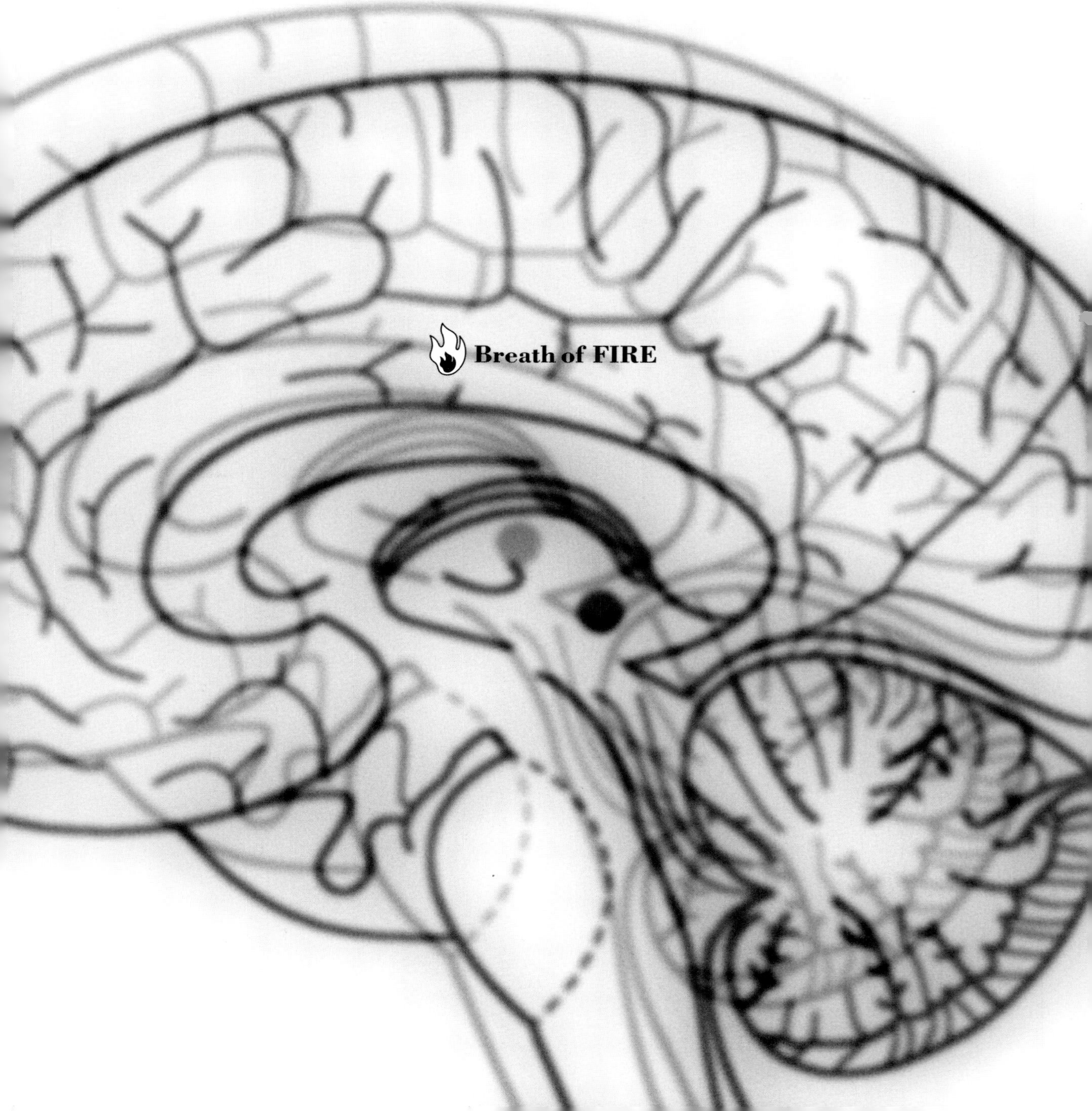
Breath of FIRE

3

集中力を高め、脳を活性化させよう

勉強の集中力が落ちる理由

脳のエネルギーを高めるには酸素とブドウ糖（グルコース）が必要です。酸素とブドウ糖が脳の主たる栄養源で、この2つがないと脳は機能しません。ですから脳に酸素が送られなくなると脳機能が停止し、死を宣告されるわけです。

脳を活性化させたいと思っているならば、「栄養面の工夫をすること」「血液のなかの酸素の濃度をアップしてあげること」です。その状態を安定させると、脳は活性化して集中力も落ちません。

勉強をしていて、どんどん集中力が落ちてきていると感じたら、だんだん呼吸の量が減ってきて、血中酸素濃度が下がっているということです。

仕事でも没頭して時間が過ぎていくと能率が下がってきます。それは没頭するがゆえに、呼吸が小さくなって脳への酸素の供給量が少なくなってくるからなのです。

スポーツでも長時間やっていますと集中力がなくなってきます。それは激しい運動をすることで息が切れ、それとともに脳への酸素の供給量が減るからです。よく格闘技の試合で「深呼吸をして！」とセコンドが言います。あるいはインターバルで深呼吸をさせます。

勉強でもスポーツでも、なにかに集中すると呼吸が少なくなってくるので、それを補うために深呼吸をするのです。しかし「火の呼吸」をやっていると、呼吸機能が常に安定してくれるので、意識して深呼吸をしなくてもいいのです。

さて、脳のためには栄養面も考えなくてはいけません。多くのスポーツ選手はプロテインを飲んだり、片寄った食事をしています。あとはそれらを補うためにサプリメントを摂取したりもしています。しかし、サプリメントに頼るのではなく、人間本来のあるべき食生活、つまりバランスのいい食事ということだけを考えればいいでしょう。

ここでひとつ付け加えておきたいのは、脳もひとつの筋肉のようなもので、刺激を与えつづけていないといけないことです。定年を過ぎて家でボーッとなにもしないでいると、いつの間にかボケていくといわれています。

Breath of FIRE

脳の機能低下を防ぐヨーガ

歳をとると誰でもボケてくるとあきらめてはいけません。

歳をとるとともに、しだいに内分泌腺のコントロールが利かなくなっていきます。その結果、免疫機能が低下します。脳細胞が少しずつ死んでいくとともに、コルチゾールの分泌が多くなり、さきほど説明しましたグルコースが脳に入るのを妨いでしまうのです。これがボケといわれているものです。したがって脳のトレーニングをして内分泌腺のコントロールができるようにすることが大事になります。

大脳生理学では、大脳皮質は52のエリアに分けられています。その分類図をブロードマンの脳地図と言っています。たとえば言語中枢があります。そこに集中してメディテーションを行うと、そこに血液と熱が集まり、言語中枢活動が高まってきます。いわゆる部位ごとに筋肉トレーニングをしていると考えてもらえばよろしいでしょう。自分がなにを人生の目標にするかによって、少しずつ右脳が発達したり、左脳が発達したりします。ヨーガのメディテーションでも目的に応じて脳の部分部分を鍛えていくことができるのです。

ピアニストになりたいと思ってピアノの練習をするとします。しかし、そのために指先だけを鍛えてもしかたがありません。脳の指令で指が動くわけですから、その部分の脳をメディテーションで鍛えていくわけです。

ちなみにヨーガというのは脳を活性させるのが目的です。たくさんあるヨーガの流派のなかでも、クンダリーニ・ヨーガがもっとも脳を活性化させるヨーガだといわれています。

脳構造

ドイツのブロードマンは大脳皮質を52の場所に分けて番号をつけた。そのエリアを日本語で野《や》という。ブロードマンは、この野ごとに役割があることを解明した。図では見えないが、前頭葉に隠れて一次嗅覚野がある。

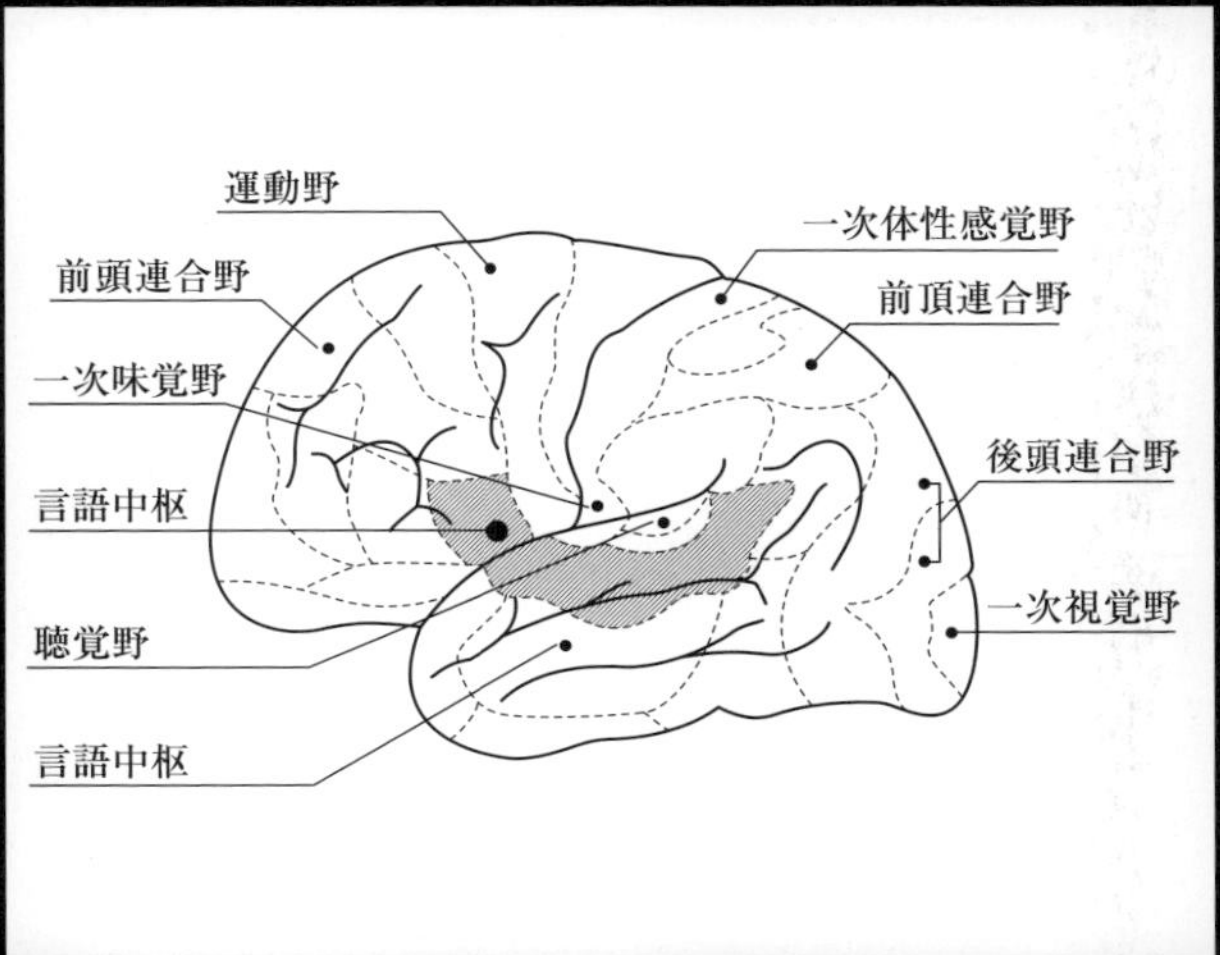

受験勉強には効果絶大！

私が高校を受験するとき、家庭教師に「青びょうたんのような受験生にはなるな。受験は体力勝負だ」と言われました。ですから、毎日夕飯前に家の周りを20分ほどロードワークしたあと、ご飯をたくさん食べて栄養をつけてから勉強をしたものです。

運動をしないよりは、したほうがいいのです。というのは、運動をやれば血の巡りもよくなるし、脳も刺激を受けているので受験勉強にもプラスになるのです。

しかし、時間がもったいないので、できるだけ短い時間で運動をしたいものです。そういうときは「火の呼吸」の5分ほどのエクササイズをやればＯＫです。

また勉強に集中すると、しだいに脳が疲れてきて、集中力が散漫になってきます。そういうときは3分ほどのエクササイズをやることで脳が活性化され、再び集中して勉強できるわけです。運動をするという方法よりも、受験生には短時間で脳を活性化させる「火の呼吸」3～5分のほうが現実的かもしれません。

ヨーガの脳再生法とは？

ダルマ・シン・カルサ（アルツハイマー病予防財団理事長）ドクターは、ヨギ・バジアン師の弟子で東洋医学と西洋医学を組み合わせた治療を行っています。バジアン師との出会いはカリフォルニア大学ロサンゼルス校医学部に在籍していたころでした。彼がクンダリーニ・ヨーガにおける脳の再生メカニズムを解説しているので、これを紹介しましょう。

「クンダリーニ・ヨーガのエクササイズの効果については科学的には立証されていないが、経験によって裏づけされている。脳や神経系、特定の内分泌腺への血行とエネルギーの流れをよくする。血行がよくなると酸素とブドウ糖の供給が増加するので、脳の機能が高まっていく。ニューロンの代謝も促していくために、長期にわたって脳を健全にする。

このクンダリーニ・ヨーガのエクササイズは、ハードな運動トレーニングをすることよりも効果的だ。

そもそも血液の流れをよくするために考案されたエクササイズだからだ。

心と体のエクササイズは、古代からあったクンダリーニ・ヨーガに基づいている。いちばんの目的は体の下部（尾骨部）にあるエネルギーセンターから上のほう（脳）にエネルギーを移すことである。そうすると『内分泌系のエネルギーが神経系のエネルギーと一緒になり、感覚が研ぎ澄まされて脳の能力が最大限発揮されたとき、クンダリーニの成果を感じ、そのときに完全かつ全体的に覚醒した状態になる』（バジアン師）と言っているが、心と体のエクササイズをやることによって、神経を守り、記憶力を高め、老化を防ぐのだ」

無呼吸症候群も治る

無呼吸症候群とは寝ているときに呼吸が断続的に止まる病気です。その結果、睡眠不足になり、居眠り運転などの事故につながることもあって大変深刻とされる病気です。

呼吸が断続的に止まるということは酸素供給量が少なくなるということですから、循環器系の病気にもつながっていきます。つまり、高血圧・心不全・糖尿病が発生しやすくなるのです。いびきのあとに呼吸が止まるようなときは、無呼吸症候群の疑いがあるといえましょう。

この原因は、呼吸筋が弱いために呼吸ができなくなるからです。起きているとき、人は横隔膜を下にさげて息を吸い、吐くときは横隔膜が自然に上がるようになっています。ところが、寝ているときは横隔膜が水平になっているため、立っているときの呼吸と比べて、大変な作業をしていることになります。ですから呼吸筋が弱いと呼吸をするのが大変なのです。

よくマラソン競技をテレビで見ていますと、最近のランナーは走り終わったあとに横になりません。なぜなら横になると呼吸がしにくくなり、酸素の供給がうまくいかなくなるからです。これはどんなスポーツ競技でも同じなのです。

ですから、逆に言えば、いちばん呼吸がしにくい、つまり寝ている状態で「火の呼吸」をする修行がむしろハードだといわれています。座して10分の「火の呼吸」ができる人でも、仰向けに寝た状態だと3分も持ちません。もしも寝た状態で5分の「火の呼吸」ができるようでしたら、ものすごく呼吸筋が強くなっているということです。

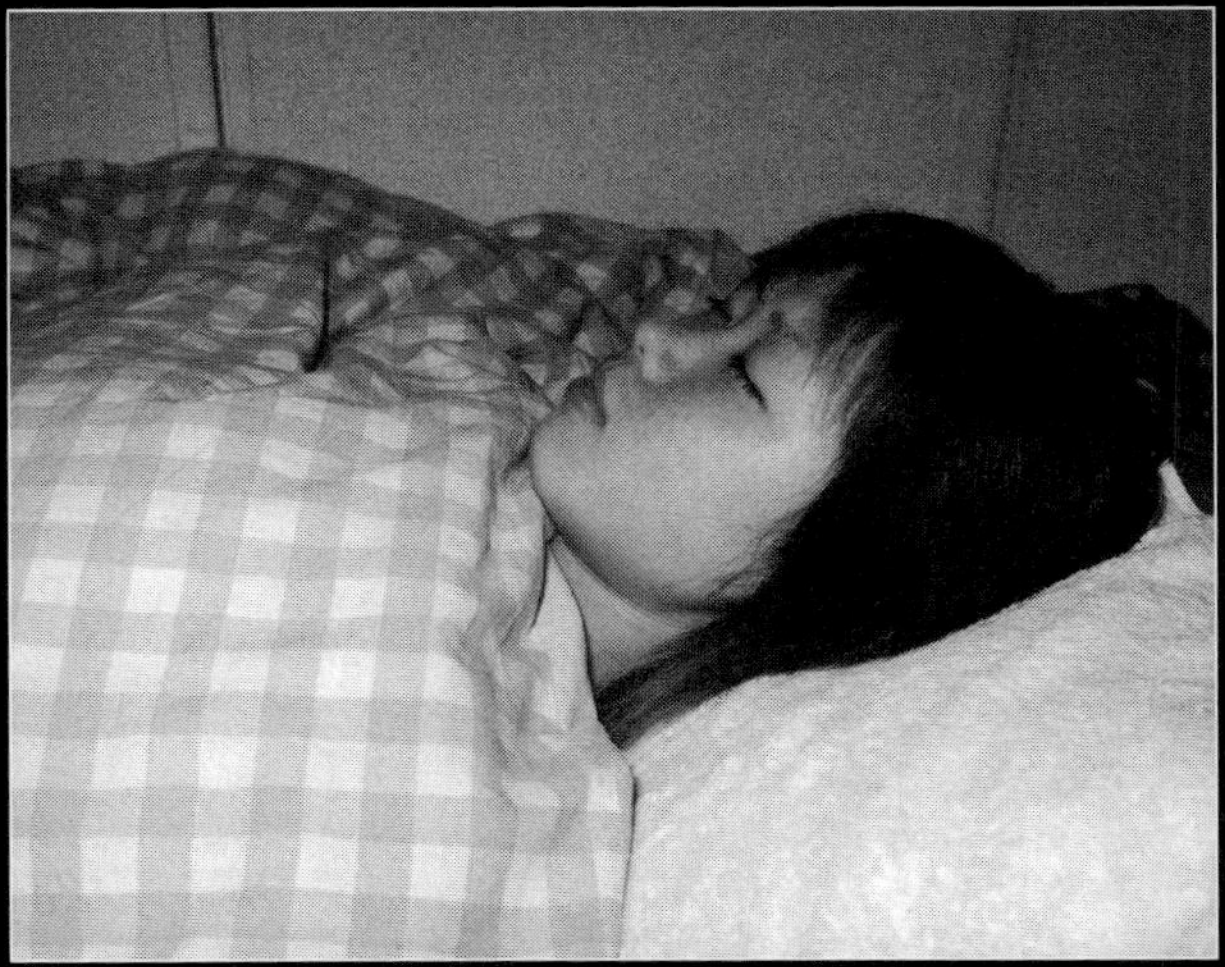

睡眠
無呼吸症候群という病気を持っている人が「火の呼吸」を行えば、無呼吸症候群が改善される。仰向けになって「火の呼吸」を習得することで呼吸筋が強くなり、睡眠時でも自然に呼吸をすることができるのだ。

上田浩之

1964年生まれ。エアロビクス全日本チャンピオン。「火の呼吸」を学ぶことで肉体的限界を克服することができたという。ゴールドジム・スタジオディレクターでもあり、「火の呼吸」のインストラクターでもある。本書のモデル。

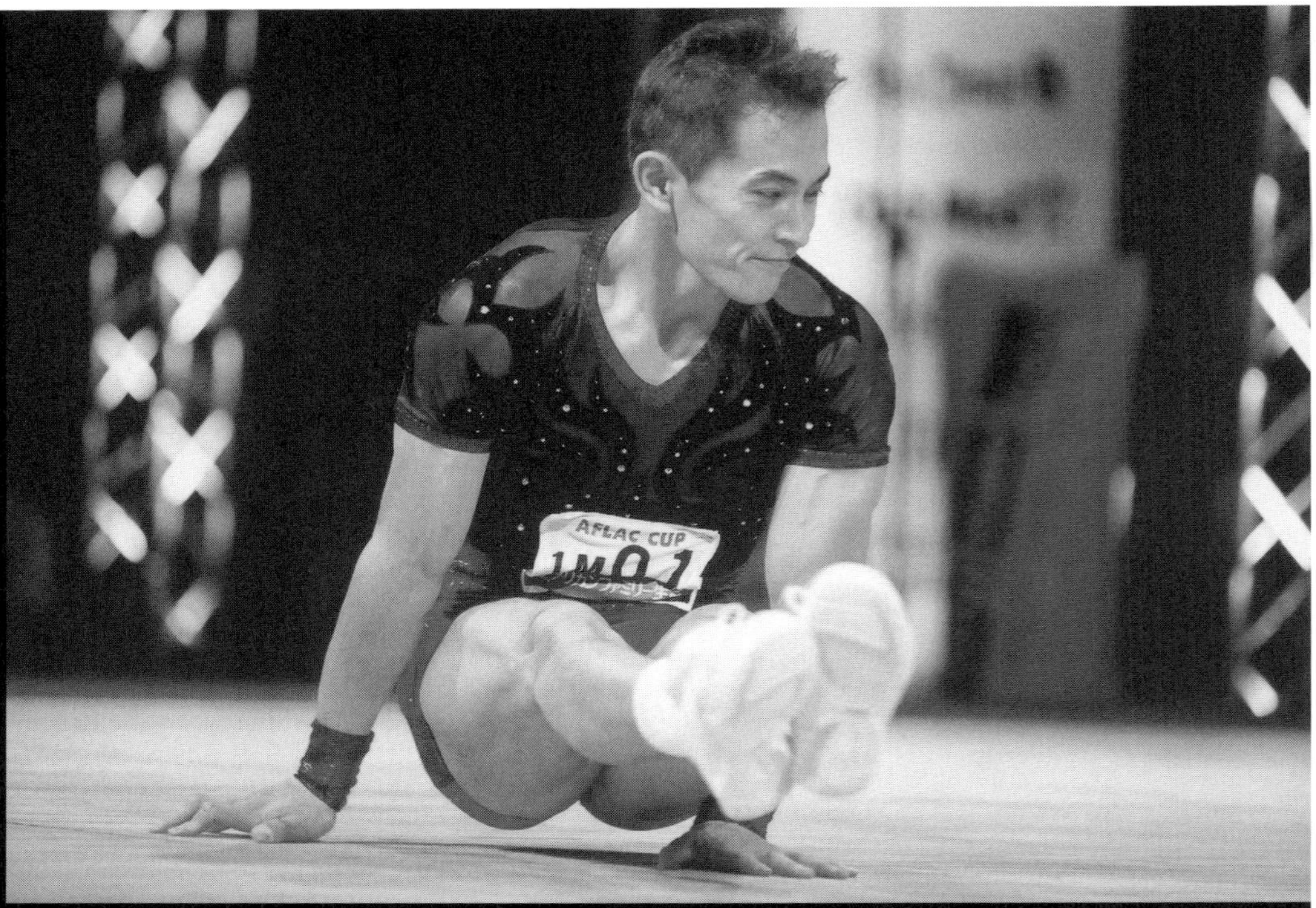

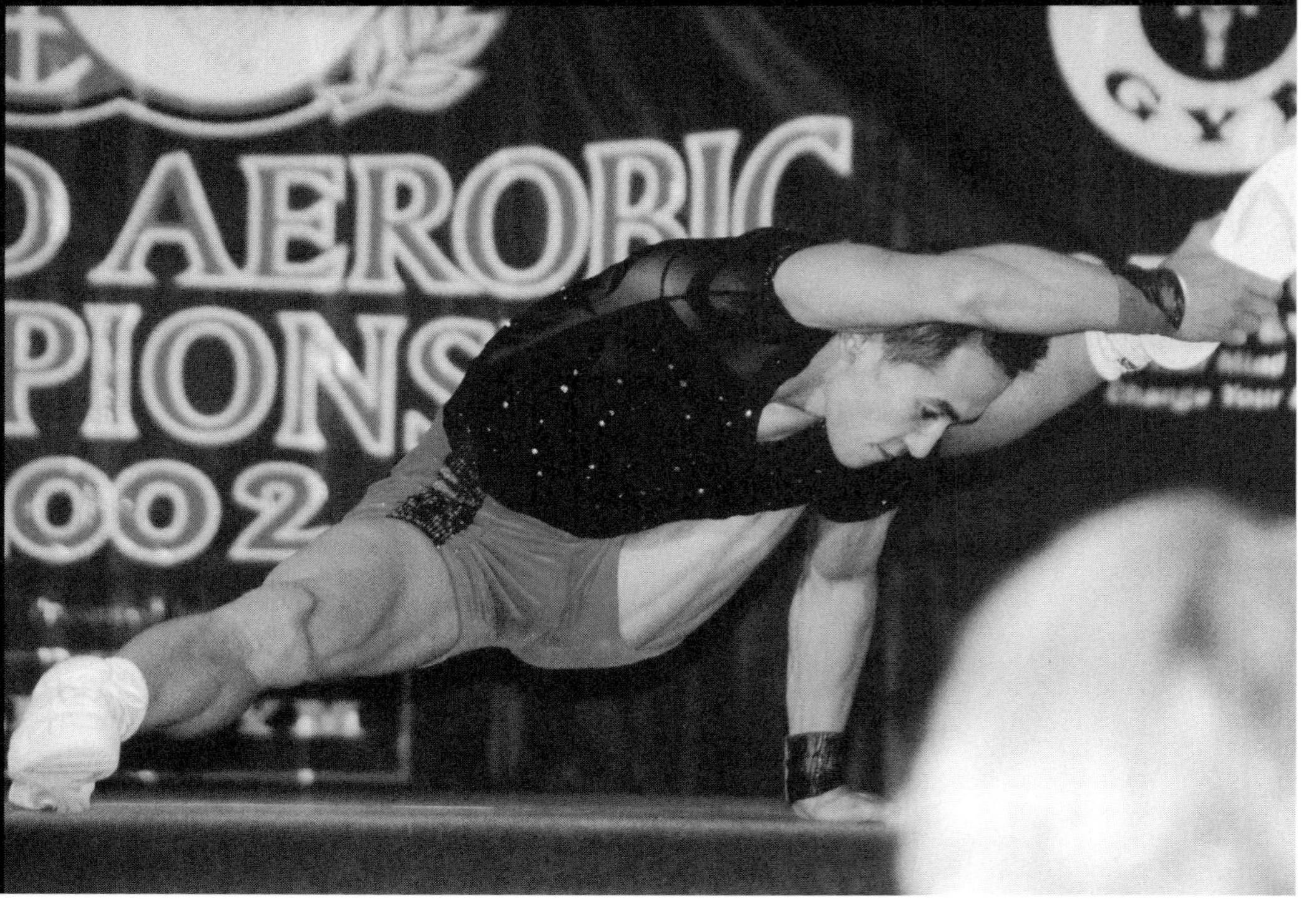

つまり、そういう練習を積めば、呼吸筋が強くなるので無呼吸症候群の人も心配する必要がなくなるというわけです。

仰向けになっての「火の呼吸」は格闘技の修行にも最適です。たとえば現在、私が教えている総合格闘技の選手がいますが、5分3Rで試合をするというので仰向けになって4分間普通に「火の呼吸」をやらせて、ラストスパートとして残りの1分間は激しい「火の呼吸」をさせています。そうしてインターバル1分間というぐあいで試合のように行っています。

ボートの選手にも教えていますが、8分間のうち7分間は「火の呼吸」を普通にやらせ、ラストスパートに1分間「火の呼吸」を激しくさせています。

このように競技種目にあわせて修行させると目ざましい効果を得るのです。

エアロビクスのチャンピオン・上《うえ》田《だ》浩之《ひろゆき》さんの場合は、2分ちょっとの時間を目いっぱい使うので、はじめから「火の呼吸」を激しくさせます。また800メートル走の選手に対しては、最後の200メートルでピッチをあげますから、それにあわせて「火の呼吸」を行うのです。

使っていない脳を活性化させよう

進化の過程で人類が失ってしまった能力というのが多くあると思います。野生動物が持っているのに人類だけが持っていない能力です。

松《しょう》果《か》体《たい》というのがあります。

この松果体は、生命の維持をコントロールする脳幹の中央に位置しています。松果体の能力でいちばん優れているのは、光を感知することだといわれています。深海魚は真っ暗な海の底でも方角がわかります。それは目ではなくて松果体で光を感知しているからです。そのため深海魚は松果体ホルモンがすごく発達しています。この松果体ホルモンというのは人類に近づいてくるほど退化しています。

人間の生存を維持するために必要な機能、たとえば体温を一定に保つとか、血液のなかのPH

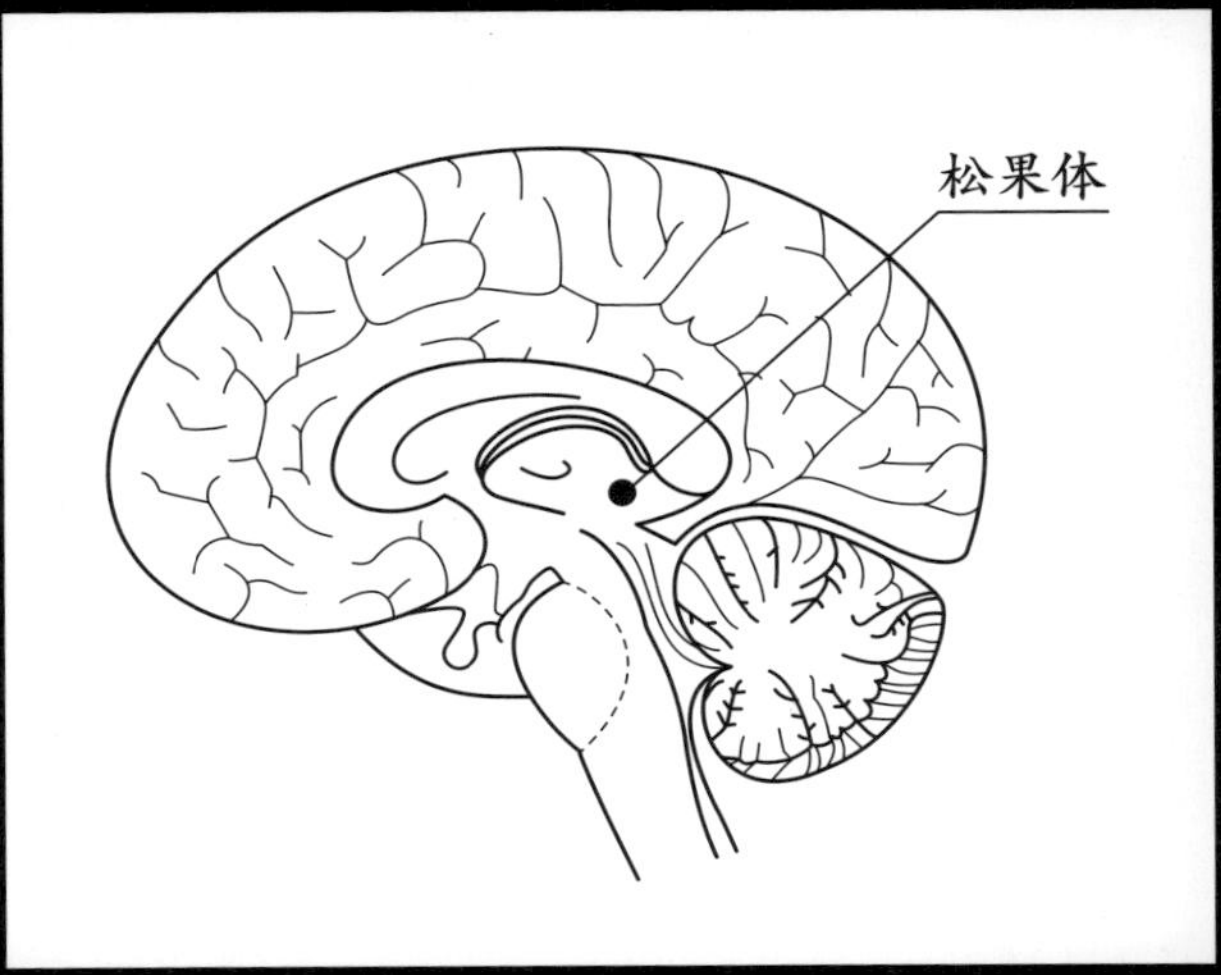

松果体

眼がなくても光情報を検知するといわれている。脳の中心より後ろに位置し、形が松の実に似ているところから松果体と呼ばれている。松果体はメラトニンというホルモンを分泌し、このメラトニンによって睡眠と覚醒のサイクルが調節される。われわれは目ざまし時計がなくても、毎日同じ時間に起きることができる。それが体内時計というものだが、朝起きるときに光を感じて、メラトニンによって翌日になったという情報が伝わり体内時計がセットされるらしい。

を一定にするとか、そういう基本的な機能をつかさどっているのは脳幹で、そのまた中心にあるのが松果体です。しかし、松果体は人類において退化してしまったばっかりに、どんな役割があったのかハッキリとわかりません。

しかし、よくはわからないものの、脳の中心にあるわけですから、非常に重要な役割を担っていたと考えられます。その役割のひとつは光を感知すること、つまり夜と昼の違いを判別する能力です。体内時計というのがありますが、毎日決まった時間に起きるのも、視床下部に時計機能があり、そこから交感神経を通して松果体に時刻が伝えられているからだといわれています。ですから、生命の根源につながっているのが松果体なのだと考えられているのです。

ヨーガでは、この松果体がいちばん大事なものとされています。

真っ暗なところに花の苗を植えておき、一か所だけ光が入る穴を開けておくと、苗はその方向に伸びていきます。生物というのは光に向かって成長していくのです。

動物は呼吸をしながら食事をしています。しかし、光がなければ体のなかでビタミンDの合成ができません。日光浴をしないと骨がもろくなるといわれているのです。

動物は光のエネルギーを皮膚などで受け止めて、体のなかで太陽の光をエネルギーとして利用しています。生き物すべてがそうなのです。植物の光合成も然《しか》りです。光をエネルギーとして成長していく能力が備わっているのです。

今、人類はだんだん光を利用していく能力が低下してきており、野性的な能力が低下してきているといえるでしょう。人類は肌に衣服を着用するようになった結果、光を吸収する部分が少なくなり、どんどん松果体の能力が退化してきたのではないでしょうか。

松果体が視床下部に対してホルモンを出すと、目をつむっていても頭のなかに光が見えるような感じになるそうです。つまり、このときこそ、眠っていた松果体が目ざめたという証明だとヨーガではいわれています。この松果体が目ざめると、運動をやっている人であれば運動機能が高まり、芸術分野の人ならば、その領域で秀でた能力を持つようになっていくわけです。

こんな話を聞いたことがあります。幕末に榊原健吉《さかきばらけんきち》さんという剣の達人がいて、若いころからものすごい修練を積まれました。その榊原さんがある日、知人と話をしていました。すると話の途中で「あと少しすると○○さんが来るよ」と言うのです。別に約束をしているわけでもないのに、塀の向こうにその姿がなんとなく見えるのだそうです。

光というのは透過しますから、激しい修練で松果体が研ぎ澄まされて、ひょっとしたら塀の向こうに、その人の光を感じたのかもしれません。

たとえば盲目の人は、視覚以外の感覚が発達していきます。五感のうちの一感を失うと、人間の体の機能がその感覚を補うために残りの四感を発達させるので、指先がすごく敏感になったり、聴覚や嗅覚が敏感になっていくのです。

ちなみに、私のエクササイズのなかにはブレスウォークというものがあります。目をつむって「火の呼吸」をしながら歩くというものですが、視角をさえぎったたった状態でトレーニングすることによって潜在能力も開発しようとしているのです。

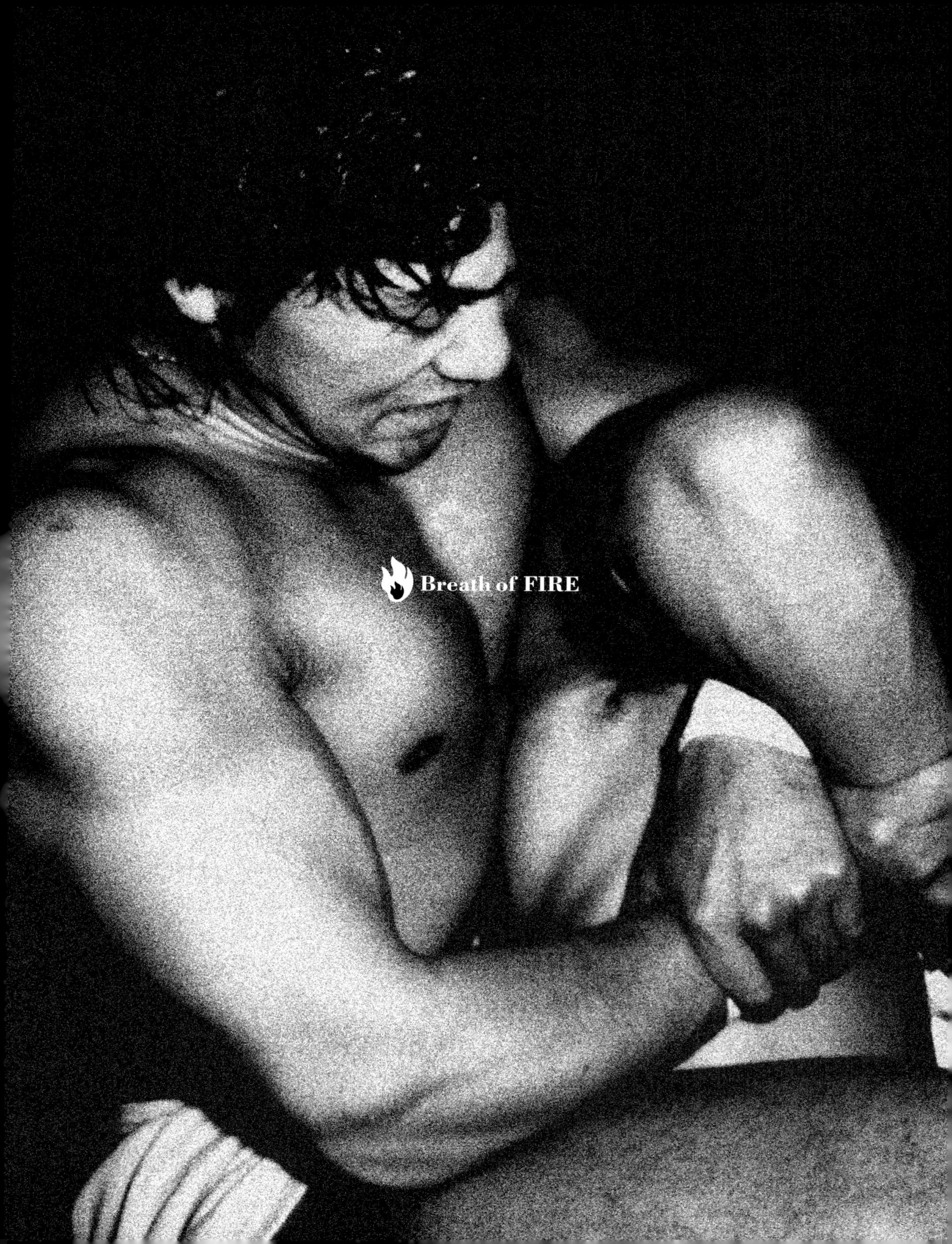
Breath of FIRE

4

ダイエット&肉体改造

内臓脂肪をきっちり落とす

格闘家・船木誠勝さんは2000年1月31日から「火の呼吸」をはじめました。船木さんの肉体に変化が起きたのは「火の呼吸」をはじめて2週間が過ぎたころでした。

私の指示で食事をいつもよりも多くとっていたにもかかわらず、ウエイトを計ったら1キログラム減っていたのです。船木さんは「どうしてなんですか」と驚きました。

理由は簡単です。内臓脂肪が燃焼されて、内臓が鍛えられたからです。

「火の呼吸」を行いますとキッチリと内臓脂肪が燃焼していきます。そして、ほとんどの人の肉体が引き締まっていきます。

しかし、私が教えている人でひとりだけダイエットに向かない男性がいました。つまり、病気が原因による肥満だったために、ダイエットだけを目的としたエクササイズをやっても意味がなかったのです。

腰痛の話を例にしますと、椎間板《ついかんばん》ヘルニアが原因なのか、ギックリ腰なのか、子宮筋腫で痛いのか、あるいは膵臓《すいぞう》がガンで冒《おか》されているために痛くなったのかというさまざまな原因が考えられます。

ヨーガのエクササイズで腰痛を治すことはできます。しかし、その原因が病気であれば、エクササイズを変えなければなりません。ですから、「腰が痛いから腰痛のヨーガをやる」のではなく、医学的にきちんと調べて、どんな病気であるのか知ったうえで、その病気にあわせたエクササイズを施さないといけません。

腰痛と同じように、肥満も病気です。遺伝的に肥満になってしまう人もいるでしょうし、単純に過食症だからだとか、カロリー摂取量が多いのに運動不足だからだとか、いろいろな原因が考えられます。糖尿病も最初のころは肥《ふと》りますから、まず、肥満の原因を医学的に調べなくてはいけません。その原因がわかって、病院で治療をして、それからヨーガのエクササイズをプラスするほうがいいのです。

もちろん、病気でなければ、ただ単にダイエットのための「火の呼吸」をすればいいのです。

肥満には皮下脂肪肥りと内臓脂肪肥りがあります。

ちまたにはダイエットに関して、じつにさまざまな本が出ていますが、食事制限のものがほとん

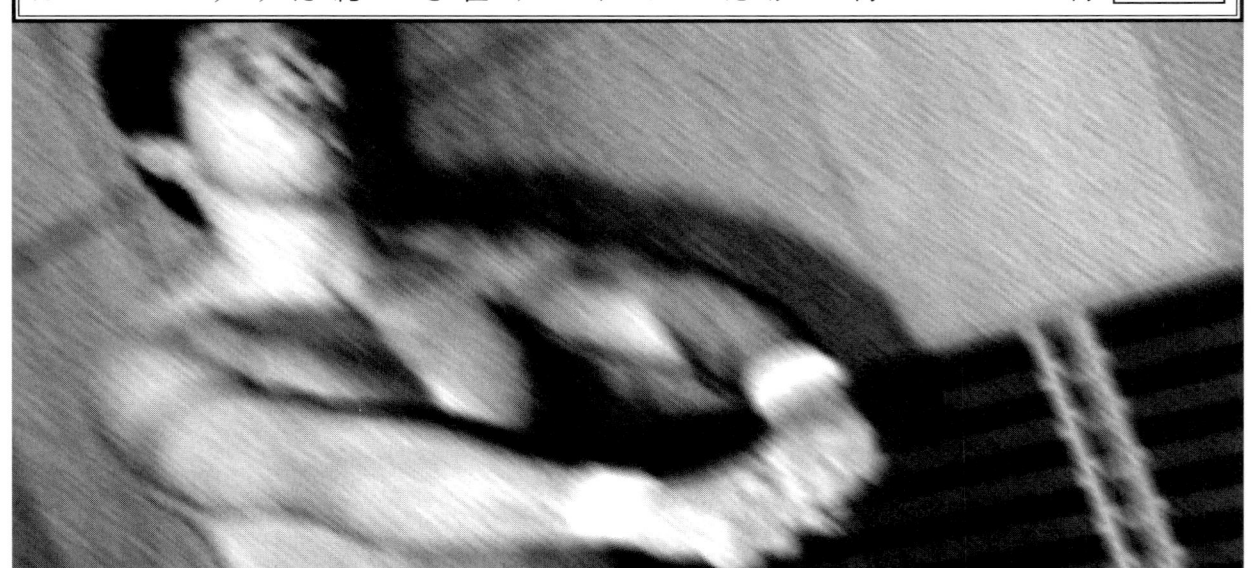

どで内臓脂肪までは燃焼しません。しかし、「火の呼吸」は、この内臓脂肪を燃焼するために絶大な効果があるのです。

内臓脂肪は文字どおり、内臓に脂肪がついていくもので成人病のもとになります。

通常、内臓脂肪は、激しい運動ではなく、ほどよい有酸素運動を40分以上やらなければ燃えないといわれています。忙しい現代人にはそんな時間はありません。あったとしても、そんなに時間をかけるよりも、もっと違う方法を探そうとするでしょう。皮下脂肪というのは25分ほどの有酸素運動や腹筋などで落ちやすいのですが、なかなか内臓脂肪を燃焼させるところまでいかないのです。

皮下脂肪は食事を少し制限してやれば落ちるものです。というのは脂肪が定着したわけではないので燃焼しやすいのです。

たとえば断食をしますと、いちばん先に燃焼していくのが皮下脂肪、そのあとが筋肉で、最後に内臓脂肪が落ちていきます。食事制限のみのダイエットを経験した人ならおわかりでしょうが、筋肉ばかりが落ちてしまって、痩せたかなと思っていても最後まで内臓脂肪は残ったままなのです。

ですから多くの運動選手たちは、筋力トレーニングをしながら筋肉を落とさないようにダイエットをするのです。

ところが、「火の呼吸」ですと毎朝3～5分やれば内臓脂肪を燃焼させることができます。短時間に燃焼させてしまうのですから、これほどの朗報はありません。しかも、食事制限をする必要も少ないので楽です。もちろん食べすぎはいけませんが、常識的に普通の人が食べる量であれば、それ以上に食事を減らす必要はないのです。

肉体改造

船木誠勝は数々の肉体改造の実験をしてきたが、理想的としたのが「火の呼吸」による肉体改造だった。筋肉に弾力があり、必要なときに硬くなるという。船木は格闘家には理想的なものを獲得したのだ。ヒクソン・グレイシーの肉体も日ごろは柔らかい肉体だが、力を入れると瞬時に硬くなってパワーが入る。ヒクソンも、「火の呼吸」をやっていたのだ。ただし、ヒクソン本人は「火の呼吸」という名称は知らない。

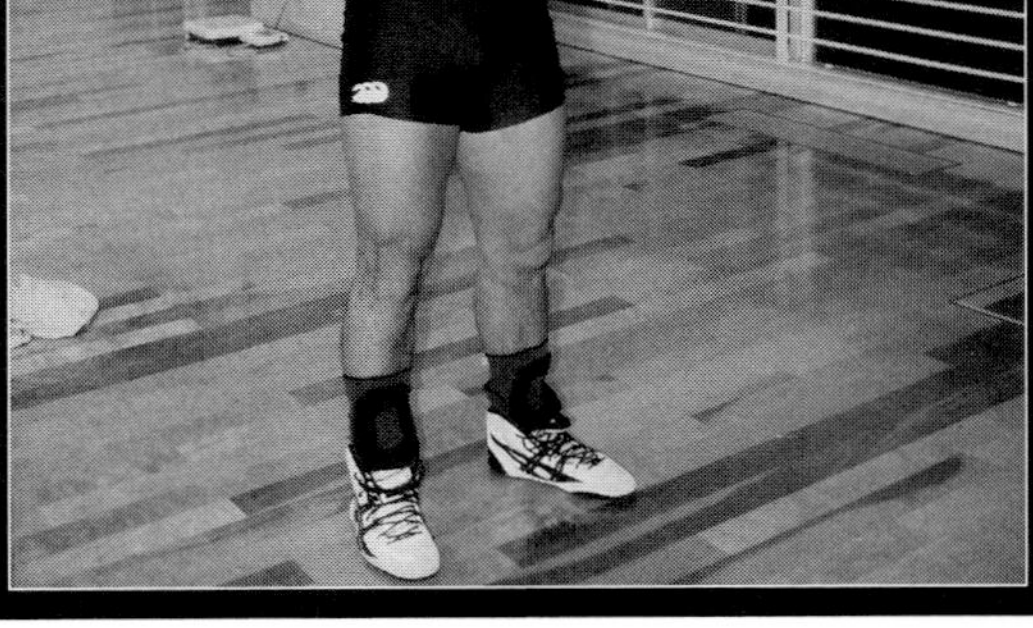

バランスのいい食事

船木さんには「バランスのいい食事をしてください」と言いました。というのは、それまでプロテインやサプリメントばかり摂取していて、通常の食事をとらなすぎたからです。これでは体力や持久力がなくなってしまい、食事から得るグルコースが少なくなって脳もうまく機能しません。脳が活発に動かないと、パンチがくるのがわかっていても、うまくかわせなくなってしまうのです。

「火の呼吸」をやると同時に、片寄らずにバランスよく食べることを指示しました。たとえば月曜日は豚肉使用の食事、火曜日は牛肉使用の食事、水曜日は白身の魚、木曜日は赤身の魚、金曜日は鶏肉《けいにく》中心、土曜日が海鮮で、日曜日が菜食中心にすれば1週間のバランスがよくなりますね。

よくみなさんは1日でバランスのいい食事をしようとします。しかし、1日で食事のバランスをとるのは非常にむずかしいものです。だいたい1日で野菜・果物・豚肉・海鮮をすべて摂取するというのはむずかしいですね。外食ではほとんど無理です。おそらく毎日、同じようなものを食事することになりますから精神的にも滅入ってくるでしょう。

人間の細胞は、60日で変化していくといわれています。

また、たとえば、ご飯を食べて消化・吸収されるのに約8時間ほどかかります。簡単にいえば8時間ほどしてようやく摂取した食べ物のいろいろな栄養素が分類されて、体に吸収されていくのです。ところが、その吸収された栄養素は1日でなくなってしまうわけではありません。ですから1週間くらいでのバランスを考えた食事を心がけていれば大丈夫なのです。

人間の体というのは、うまくできていまして、たとえば昨晩に焼肉をいっぱい食べたら、今日はあっさりした野菜中心のものが食べたくなります。また昼に脂っこいラーメンを食べたら、夜は脂っこい食事を避けたくなります。

体はバランスのとれた食事を自然に欲しているのです。

Breath of FIRE

わずか50日で体脂肪率30%を20%にする！

たとえばあるダイエットをやって「体重が70キロから60キロになりました」とします。しかし、体重が減って喜ぶのはいいのですが、本当に脂肪だけが落ちているのでしょうか。ひょっとすると筋肉が落ちているかもしれません。たとえば、断食をしますと、はじめに落ちるのが皮下脂肪と筋肉なんです。内臓脂肪が落ちるのは最後なんですね。

そうなってきますと何キログラム落ちたというのは意味がありません。

つまり、ダイエットの指標は体脂肪率で考えるべきなのです。体脂肪率を何%減らすか。まさに、それが健康的なダイエットなのです。

その意味では「火の呼吸」ダイエットでは筋肉を落とさずに脂肪を落とすことができるので、格好のダイエット方法といえましょう。体脂肪率30%の男性が「火の呼吸」を毎日3～5分間くらい50日やったとします。すると体脂肪率は、20～25%ほどになっていることでしょう。

先日、知人の女性がダイエットに成功したと喜んで電話をかけてきました。お祝いをしようということで仲間と一緒に会ったのです。たしかに痩せてはいましたが、全体的に痩せてしまっていて、本人も「ダイエットで痩せたのはいいけどバストが小さくなっちゃった」と照れくさそうに笑うじゃありませんか。

で、どんなダイエットをやったのかと訊《き》くと、どうやらお決まりの食事制限ダイエットらしいのです。それではバストもなくなってしまう（失礼）のも、しかたがありません。

じつは彼女のようにバストだけは小さくしたくないならば、「火の呼吸」によるダイエットがもってこいなのです。「火の呼吸」の魅力は腹部の脂肪を確実に取り去り、内臓脂肪を燃焼させることだからです。

サプリメントのとりすぎは危険！

最近、コンビニでもいろいろなサプリメントが売られています。じつに手軽に買えるようになりました。ビタミン剤などは摂取すればするほど健康になると思われがちですが、実際はそうではありません。摂取量が増えていくとさまざまな問題が生じてくるのです。

厚生労働省では2001年にサプリメントの過剰摂取による健康被害を防ぐために、健康に関わる表示を行う食品について表示基準を定めた保健機能食品制度を設けたほどです。

前立腺ガンというのはサプリメントのとりすぎが原因ではないかと思われています。

たとえばビタミン剤を摂取します。ビタミン剤には水溶性のものと脂溶性のものがあり、水溶性ビタミン（ビタミンB、ビタミンC）の場合は体内で使わなかったものを尿として外に排出しますのでとりすぎによる心配はありませんが、脂溶性ビタミンは体内に溜まっていくのです。

ビタミンAは体内に入ると、一度、肝臓という倉庫に貯蔵されます。ところが一度にたくさんのビタミンAを摂取すると、肝臓に入りきらないわけですから、残りはほかの内臓器官に入ってしまいやすいのです。するとビタミン過剰症という頭痛・吐き気・皮膚かぶれなどの症状が出てきます。いったん、こういうビタミン過剰症になると肝臓障害も引き起こしていきます。

ちなみにビタミンAの過剰摂取の場合は頭痛や肝臓障害、ビタミンDの場合は腎臓障害、ビタミンKの場合は肝機能障害になりやすいといわれています。

水溶性ビタミンをとりすぎた人の尿を見てみますと真っ黄色になっています。尿の色が濃くなっているということは、ねっとりとした尿になっているわけです。人間は、1日に2リットルの水を尿や皮膚からの蒸発で消費します。ですから、2リットルの水をなんらかのかたちで補給する必要があります。しかし、その最低必要量を下回ると尿が濃くなってしまうのです。そういうときにサプリメントをたくさん摂取していると危険なのです。

運動選手はサプリメントをたくさん摂取しますので、通常の量以上の水分を摂取していく必要があります。

ある有名なトレーナーが選手にカルシウムをたくさんとらせています。しかし、カルシウムの過

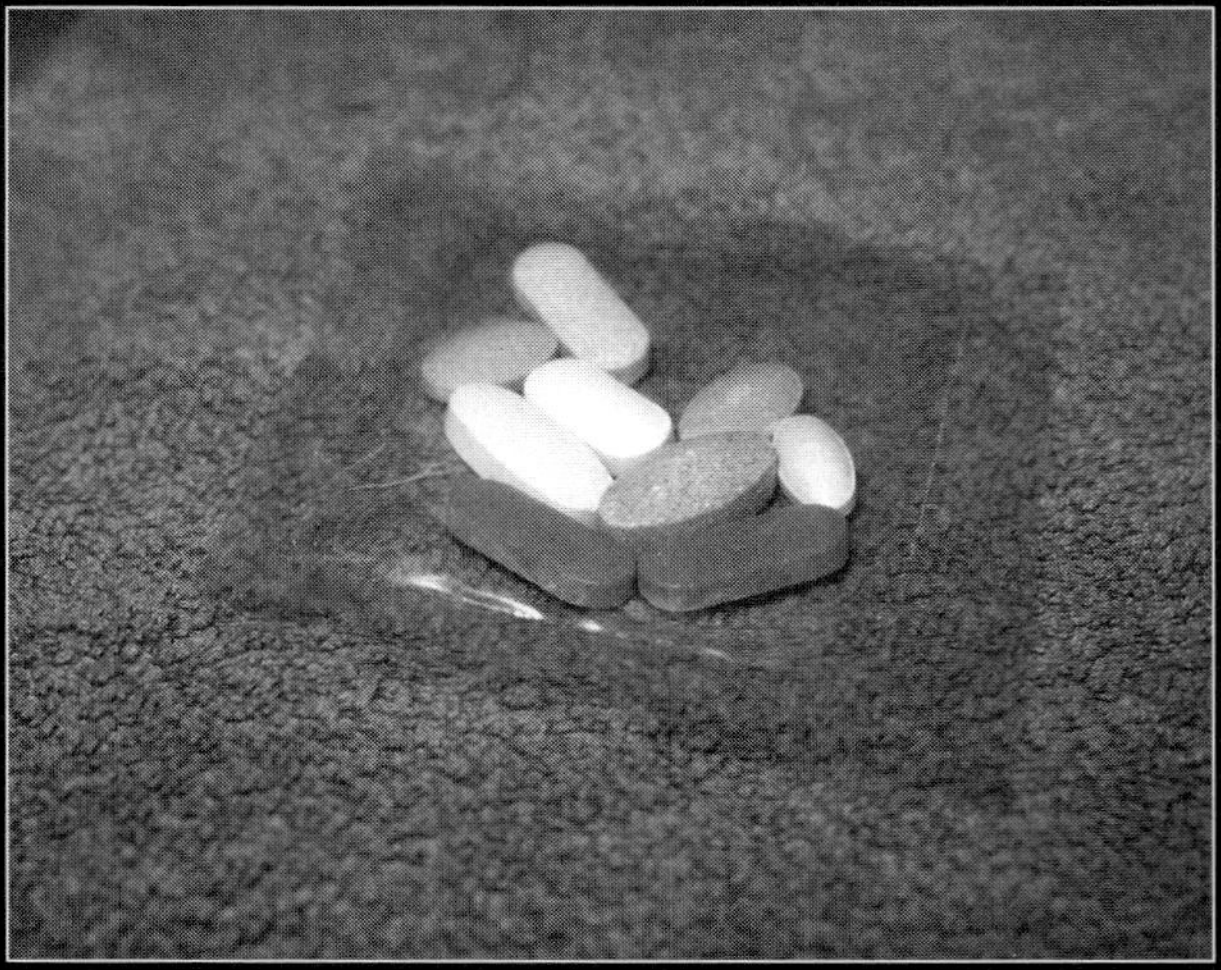

サプリメント

健康やダイエットのためのサプリメントが多く販売されているが、サプリメントのとりすぎはさまざまな障害をもたらす。

剰摂取は胆石の原因になり危険なことなのです。

アスリートたちは、よく何々が足りないということでサプリメントを摂取しますが、過剰に摂取することが問題になっているのです。

市販のトマトジュースを買うと食塩が入っていますが、これは味つけのために入っているわけではありません。トマトジュースにはカリウムが多く入っていて摂取すると体のなかにあるナトリウムに結合してしまうために、血液の組成が崩れてしまうのです。ですから最初からカリウムとくっつきやすい食塩（塩化ナトリウム）を入れてあるわけです。

今までの一般的なダイエットでは、食事制限をするために栄養補助剤としてサプリメントを摂取しますが、「火の呼吸」によるダイエットではその必要がありません。なぜなら食事制限をする必要がなく、通常の栄養バランスのとれた食事をしながらダイエットができるからです。

筋力トレーニングについては、第6章のエクササイズで鍛えよう。

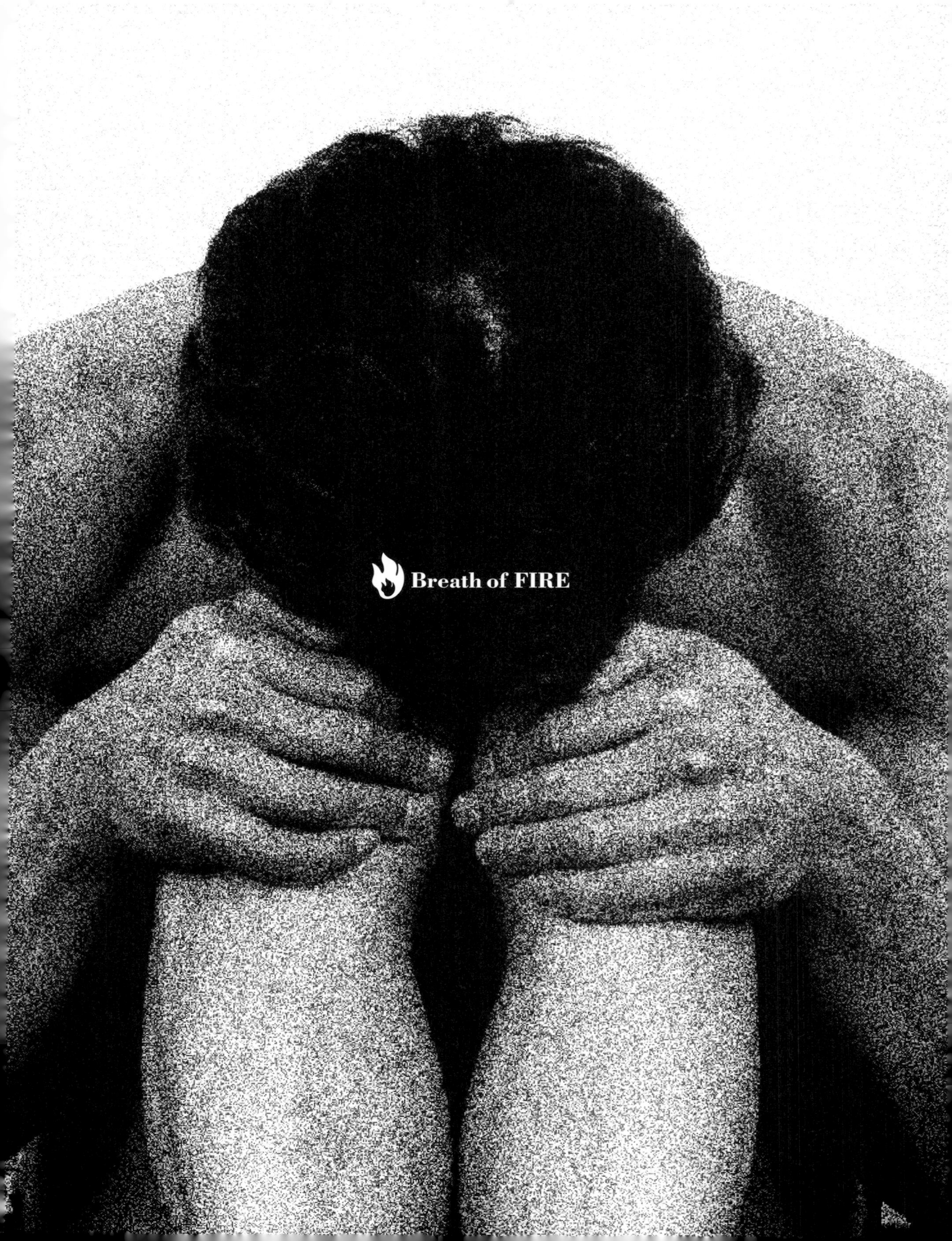
Breath of FIRE

5

「火の呼吸」でスポーツ能力をアップさせよう

パンクラス近藤有己選手のケース

近藤選手はパンクラスという格闘技団体のエースで船木誠勝選手の弟子といえる人です。船木選手が「火の呼吸」をやりはじめて、効果が出てきたので船木選手が途中から誘ったというわけです。船木選手は、肉体改造にしてもそうですが、まず自分の体を実験台にして効果を試します。そうして効果があったら人に教えていくという実践タイプの人です。自分で実験しながら肉体改造をしていったために説得力があり「船木誠勝の肉体改造法」という本は十数万部のベストセラーになりました。

そんな船木選手も「火の呼吸」の効果には驚き、まもなく「近藤にも教えてやってもらえませんか」となったのです。

まずパンクラスのような総合格闘技の場合、タックルなどで倒れないことが肝要です。近藤選手の場合、飛びひざ蹴りが得意で、何度も相手をKOしています。しかしその半面、腰の位置が高いためにどうしてもタックルに弱く、倒されてしまいます。腰を落とすことでタックルに対処はできますが、そうすると今度は飛びひざ蹴りがサッとできません。

さてどうすればいいのでしょう?

答えは簡単です。腰を落とすことなく、そのままの姿勢で重心を一瞬に落とす訓練をすればいいのです。これができれば、タックルがきたときに瞬時に重心を落として倒されないようにもできるのです。この練習は「火の呼吸」と「ムルバンドゥ」に習熟すれば簡単にできます。つまり、横隔膜を引き下げて腹圧をかければ重心が下がるのです。

近藤選手は1か月ほどトレーニングをして、重心を下げることができるようになりました。それとともに全身のバランスも調和がとれ、試合やスパーリングでもほとんどタックルで倒されないようになりました。

今、近藤選手はさまざまな能力を開発するべく、エクササイズメニューをどんどんバージョンアップさせているところです。

「600ccの軽自動車は限界があります。しかし、『火の呼吸』をやることで、その限界がなくなってしまうように感じます。実際、スタミナも出るし、持続力が出ます。まるで軽自動車が2000ccのスポーツカーになったような馬力を感じています。あらゆる可能性が広がってきました」（近藤）

肉体を制御する

船木選手が引退するとき、「もっと早く『火の呼吸』に出会っていればよかった」と悔しがりました。船木選手にはヒクソン・グレイシー戦までの4か月ほどを指導しただけでしたが、わずか4か月でもさまざまな効果があることを身をもって理解していますから、そういう言葉が出てきたのでしょう。私も、船木選手がもっと以前からやっていれば、さまざまなヨーガのバージョンを教えることができたわけですし、残念でなりません。

船木選手が無敗のヒクソン・グレイシーと闘うために2000年3月、高知で合宿をしました。そのときのことが雑誌（週刊プロレススペシャル「VTに挑んだ男たち」）に掲載され、「火の呼吸」の効果について船木選手の言葉で感想を述べていますので紹介します。

「（決められたヨーガのエクササイズを達成し）今日、海に入ったんですよ。面白かったですよ。ヨーガのエクササイズを3セットやって、『火の呼吸』1分間を3セットやって、（そうしたら）体のなかに熱が出てきたんですよ。すぐに海に入りました。熱い、お湯に入ったときのしびれってわかります？　あれがきたんです。熱いと感じた瞬間、数秒後に海水が温かくなってきたんですよ。山宮と渋谷も入りましたけど、めっちゃ冷たいらしいんです。あいつらは鳥肌ぶるぶるで、なかなか肩まで入れませんでした。俺は泳いで、それでヨーガの基本ポーズを30秒ずつカメラマンに披露しました。普通は寒いところから出たら鳥肌が立ちますよね。立たないでポカポカしているんです、体が。風が出ていたんで体から湯気が出てもすぐに消えちゃうんですすけど、無風状態なら湯気が立っていたでしょう。すぐに体も乾いたんで廣戸さん（トレーナー）にも『触ってみてください。温かいから』と。『あ、ホントだ。温かい』と言っていました。来ていたカメラマンは驚いていました。『寒くないですか』と言ってばかりでしたよ。2月の海水温度らしいです。相当、冷たいはずらしいんです。山宮なんか鳥肌が立って唇をガタガタさせていましたね。体のコントロールと気持ちのコントロールは一緒

Breath of FIRE

だといいますから、ズバッと入ったときに冷たきゃ冷たいで温めようという気持ちで入りましたからね。気温も20度くらい。風もかなりありました」

船木選手は私が1年以上かかったレベルの修行をわずか2か月で達成しました。船木選手の感想を読んでいただくとわかるように、体の温度が高くなっています。これはヨーガの効果で、防衛体力の重要な要素である温度調節をヨーガによってマスターしたということなのです。それまで風邪をひきやすかったのですが、いつの間にか風邪もひかなくなっていました。船木選手の体は内側から大きく変貌《へんぼう》していたのです。

それはヨーガによって温度調節力・免疫力・適応力を強化させたからだと思います。

船木選手の場合は、ヨーガで肉体を制御した実例でもあります。船木選手はスパーリングや試合で、自分の状況が手にとるようにわかるようになっていました。相手の呼吸がハッキリと聞こえてくるといいます。

「自分の呼吸と相手の呼吸が聞こえてきます。しかし、あまり周りの声援とかが聞こえません。耳栓をしながら試合をやっているという感じですね。集中しているからでしょうね」（船木）

体幹を安定させる

競輪の奥泉《おくいずみ》 修司《しゅうじ》選手は船木選手が「火の呼吸」をやって、さまざまな効果を見せていることを雑誌で知り、「火の呼吸」をはじめました。奥泉選手の悩みは漕《こ》いでいるときの体のバランスでした。

「スタミナがつきました。たとえばダッシュのトレーニングですと、これまでだと5本でキツイと思っていたのが7本楽にできるようになりました。会場では走る直前に『火の呼吸』をやれと小山先生に言われたんですが、それをやってから走ると集中できるんです。すごい効果があると思いました。みなさん、競輪というと上半身に力を入れれば前に進むんじゃないかと思われているようですけど、腹筋を固定して、体幹を安定し、上半身をリラックスさせて漕ぐほうがスピードが出るのです。その意味では、クンダリーニ・ヨーガは体幹を鍛えられて、理想的な自転車の漕ぎ方になっているんです」（奥泉）

Breath of FIRE

このようにさまざまな競技で「火の呼吸」の効果が出ています。今、私の道場には格闘家・ボート選手・柔道家・空手家・陸上選手など多くのスポーツ選手がやってきます。みなさんそれぞれ体に感じ、また記録を伸ばし、効果を確認しながら、次のステップに進んでいきます。

ヨーガ式朝食で1日をはじめよう

スポーツ選手の肉体改造にはヨーガ式食事が最適です。肉体を改造しない場合も栄養面などの点で、以下の朝食をおすすめしたいですね。用意するのは「リンゴ（スターキングであれば、なおいい）」「ヨーグルト」「干しブドウ」「小麦胚芽」「アーモンド」「チーズ」「旬の果物」。この7品を使って朝食を摂取します。また私はこの朝食とともにヨーギティーを飲んでいます。

◎小麦胚芽入りフルーツヨーグルト

【つくり方】

①リンゴの皮をむき、食べやすい程度に8つくらいに分割。
②鍋に水を入れて、リンゴを並べて蒸す。
③リンゴが半透明くらいになったら完成。
④蒸されたリンゴを器に乗せて、そこにヨーグルトをかける。
それに旬の果物（キウイ、イチゴ、バナナなど）を加え、
さらに干しブドウと小麦胚芽をパラパラとふりかければできあがり。

ちなみにヨーグルトは市販のものでかまわず、最近ではいろいろなヨーグルトがありますが「LC1」という乳酸菌を使用しているメーカーがいいでしょう（成分表示を確認）。ヨーグルトは免疫細胞を活性化させ、悪玉菌を減少させるだけでなく、胃腸も調える作用があります。ヨーグルトとフルーツのビタミンCをあわせて摂取すれば、抗ストレス効果が期待できます。フルーツを加えるの

ヨーグルト

バジアン師がヨーガ式食事としてとくにすすめていたのがヨーグルト。自宅でヨーグルトをつくるのもいいが、最近は優れた機能性ヨーグルトが市販されており、便利。乳酸菌には2000種類以上あるが、最近のものでは「LC1」が優れもの。菌が生きて腸に届く確率は、ヨーグルトによってさまざま。市販のものでは「LC1」が4億個、「ビフィーナ」が2億個、「LG21」が1億個、「BIO」が1100万個といわれている。

は食物繊維を摂取するためです。ふりかける干しブドウの色は薄い緑色っぽいものがいいとされています。よく見かける黒い色はよくありません。小麦胚芽はパックで市販されているもので大丈夫です。

◎胚芽パンとチーズ

市販されている小麦胚芽入りのパンに軽くバターを塗って、とろけるチーズを乗せてオーブントースターで焼きます。

◎アーモンド

ヨーガの師サトワン・シン先生は、毎朝アーモンドを2粒食べれば、ガンの予防になるとおっしゃっていました。

◎ヨーギティー

これはスパイス入りのミルクティーのことです。ブラック・ペッパーとホワイト・ペッパー、棒シナモン、カルダモン、グローブ（以上はすべて粉末ではなく固形のものを使う）、これらのスパイスは神経を活性化させたりする効果があります。すべて少量ずつ水の入ったポットに入れて5分ほど煮立てます。そこにミルク（牛乳）と紅茶（ティーバッグでもいい）を入れる。もう一度、煮立てたらできあがり。これにハチミツを加えてもおいしい（スパイスは食べないように）。

ヨーグルト／リンゴ／小麦胚芽／胚芽パンとチーズ／ヨーギティー 干しブドウ／アーモンド／旬の果物

毎日だと飽きると思います。全部摂取するのは無理でも、できることから実践していきましょう。フルーツを毎日変えたりして変化をもたせるといいかもしれません。

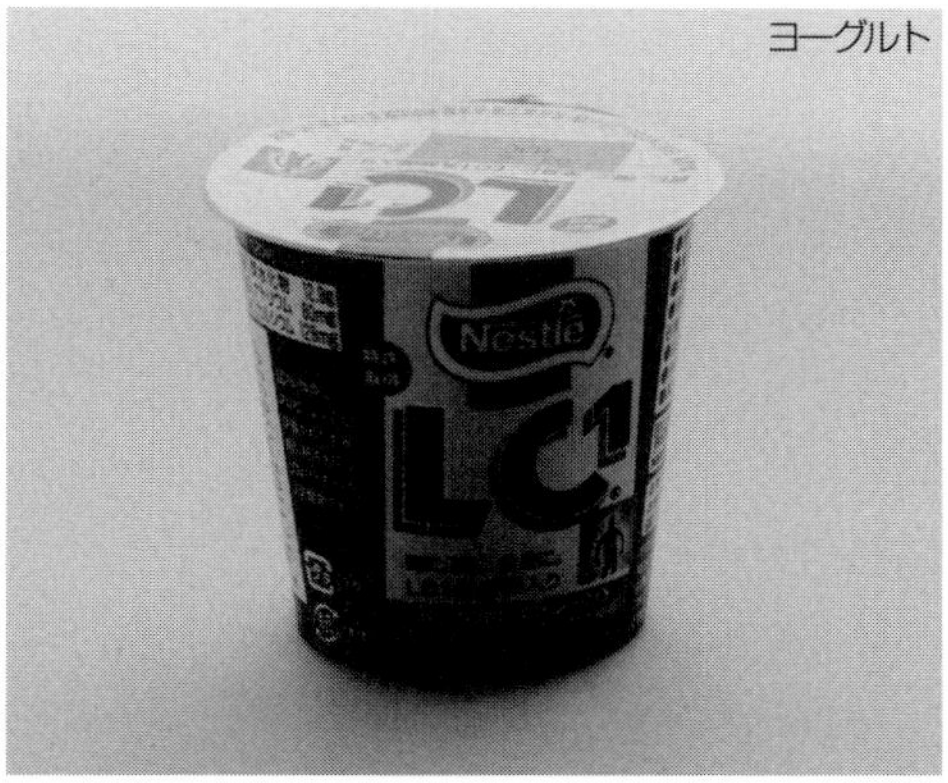

ヨーグルト

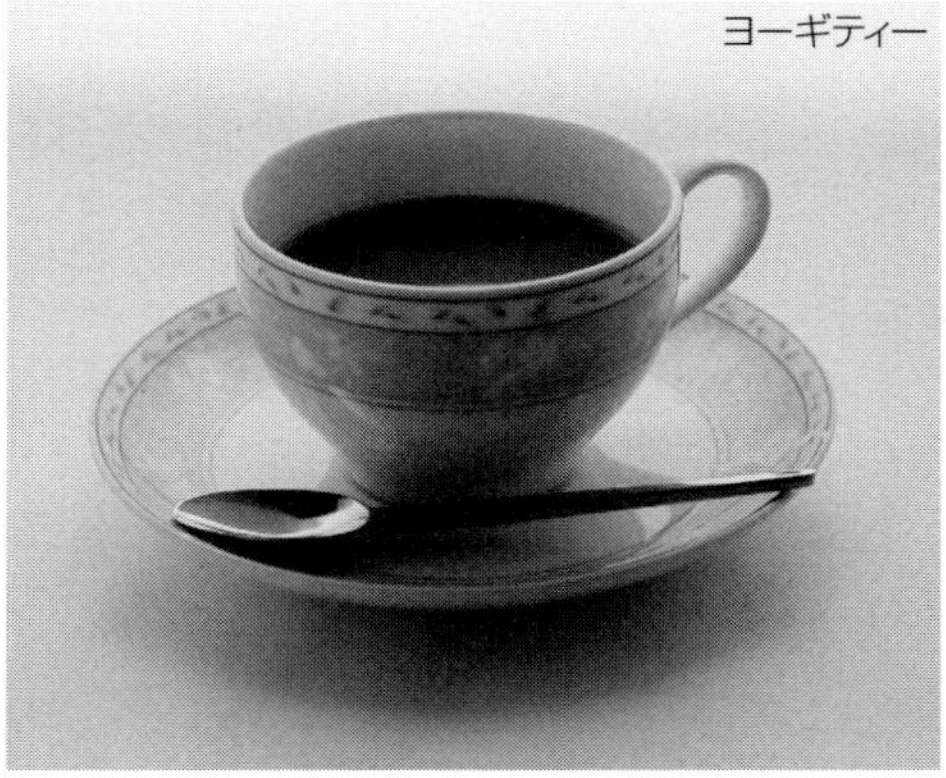
ヨーギティー

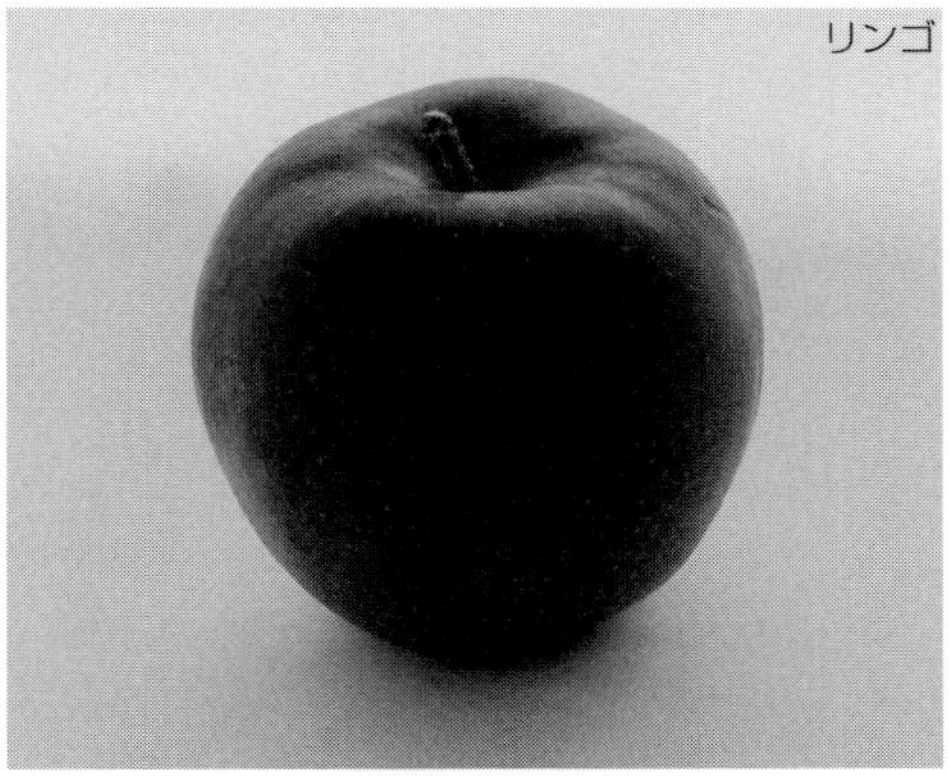
リンゴ

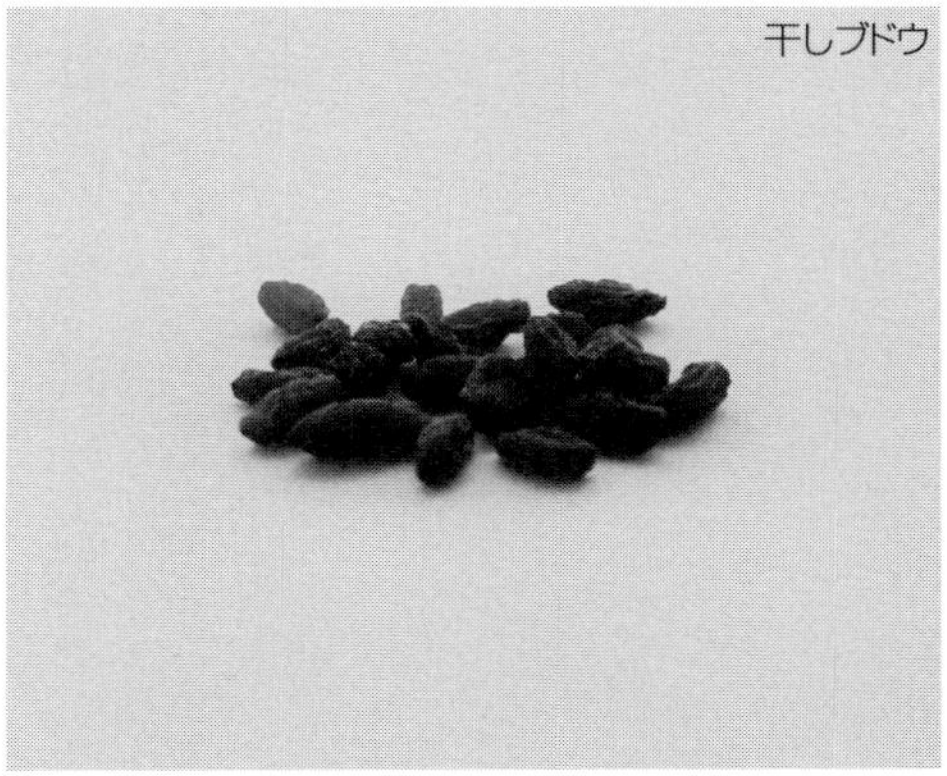
干しブドウ

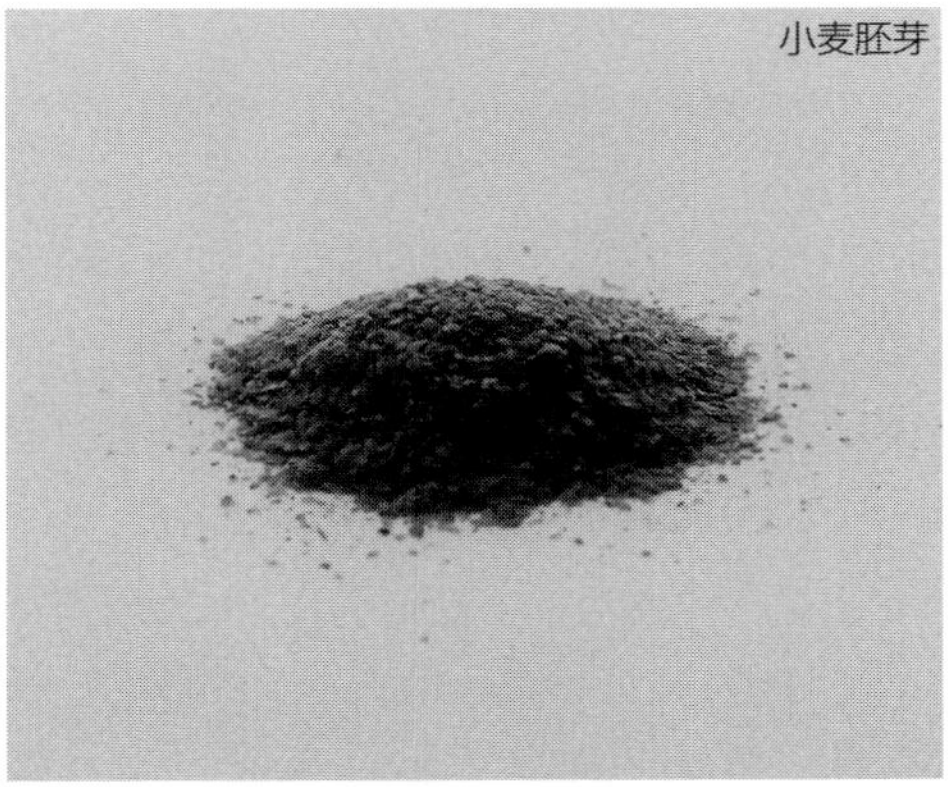
小麦胚芽

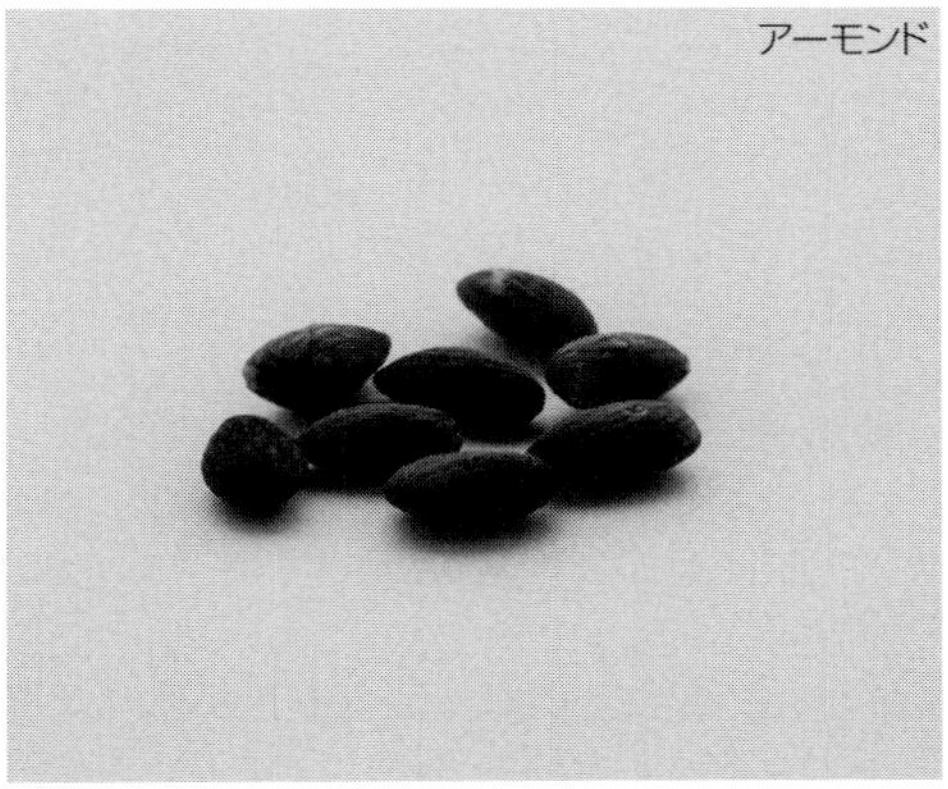
アーモンド

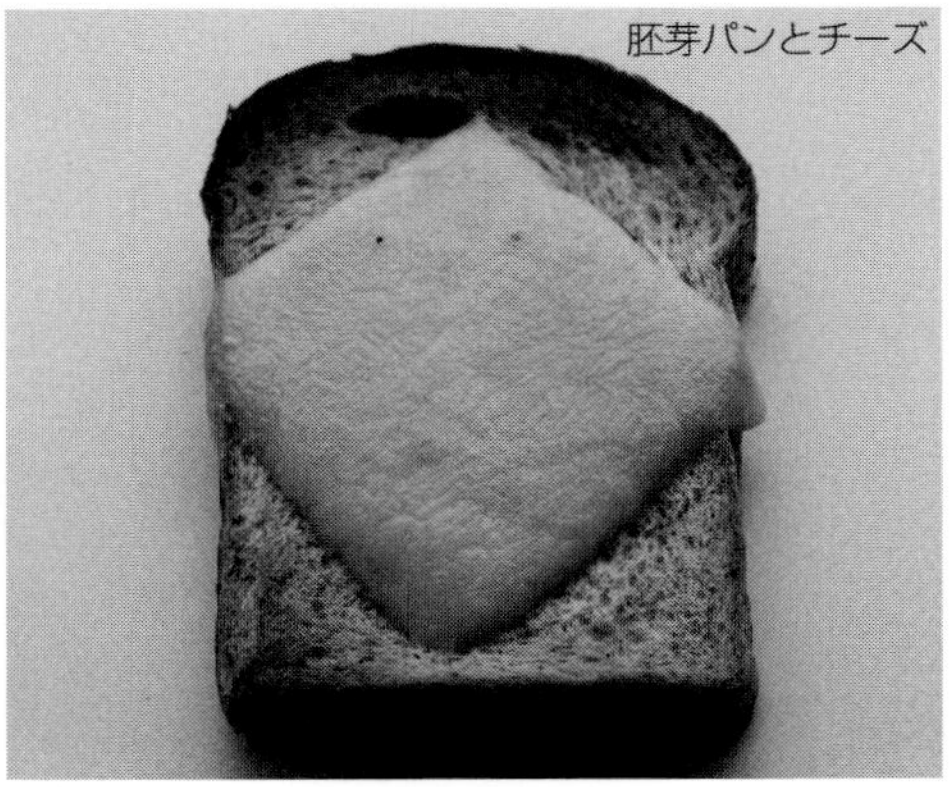
胚芽パンとチーズ

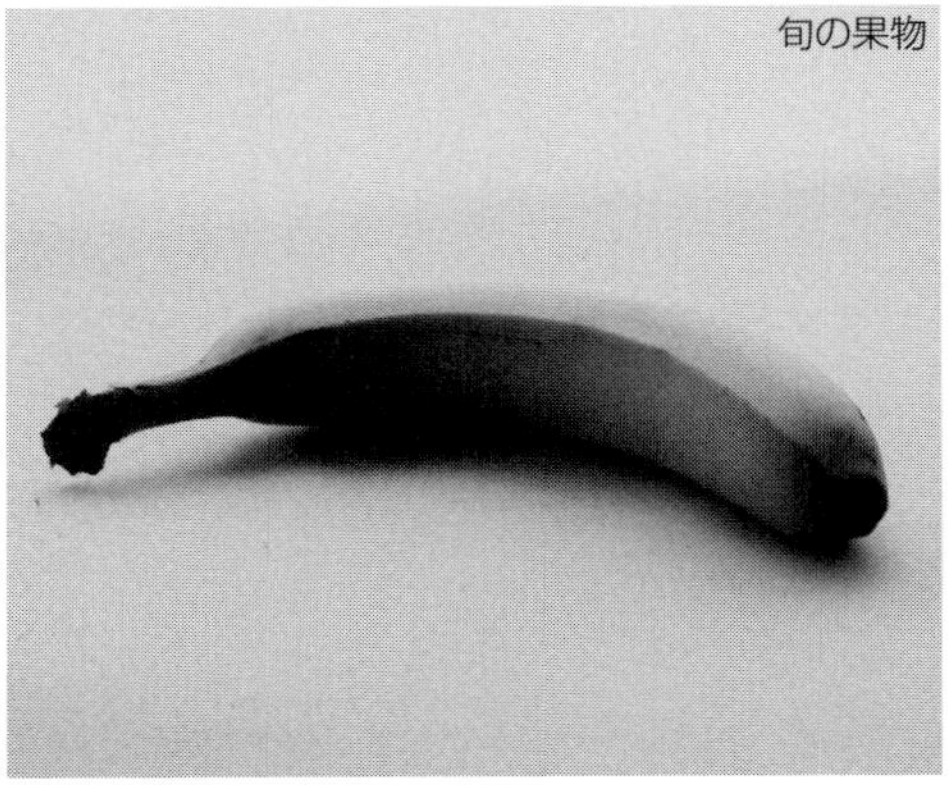
旬の果物

6

さあ、エクササイズを実践しましょう

火の呼吸

クンダリーニ・ヨーガの代表的な呼吸法として知られる「火の呼吸」。1分間に200～250回の速さで腹式呼吸を行う。最初は1分間に30回くらいからはじめ、徐々に早くしていこう。大事なのは、全身をくつろがせることと息を吸うときに力を入れないこと。5分間楽にできたら、きちんとできていると思われる。

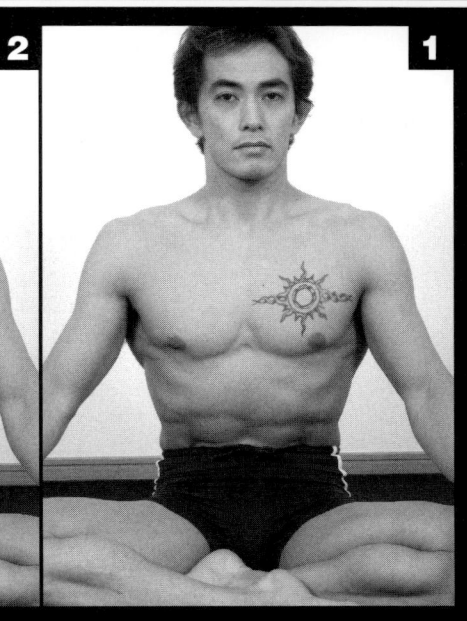

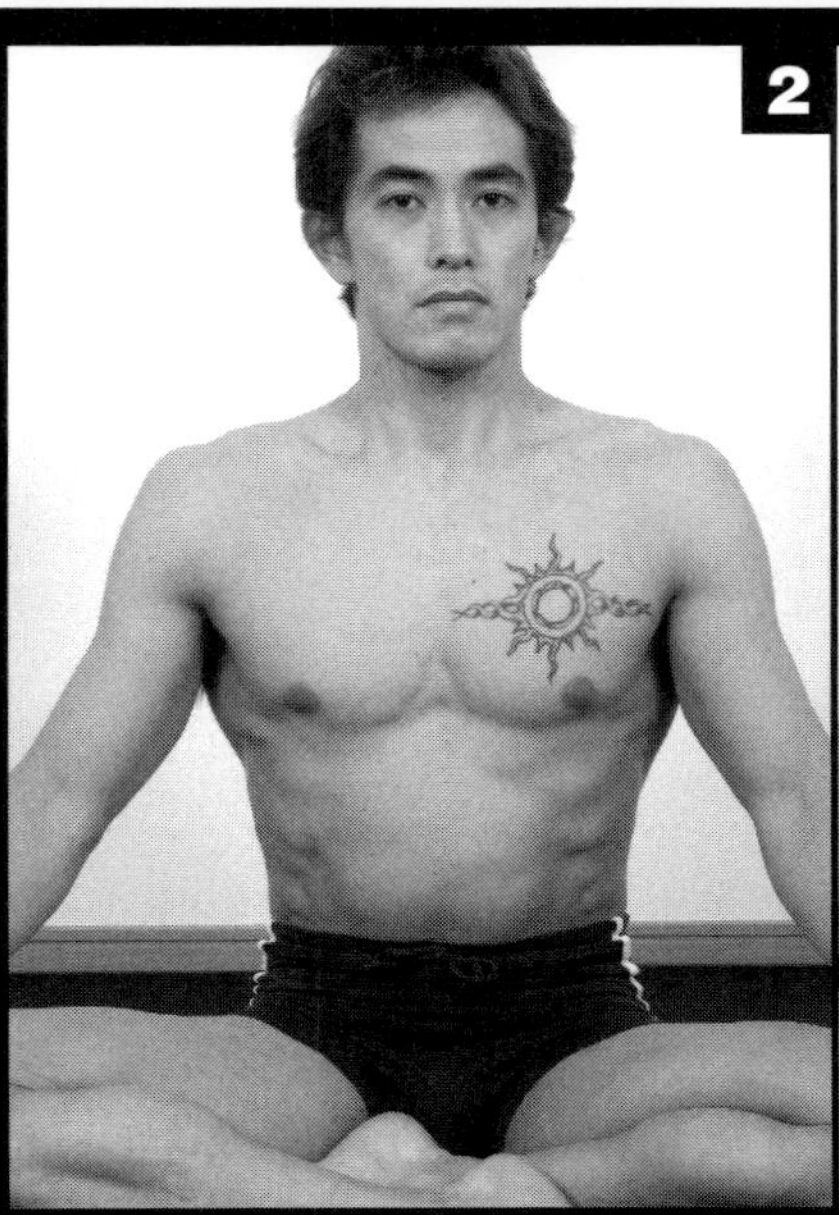

Breath of FIRE

ムルバンドゥ

肛門・性器・ヘソの3か所を背骨の上方に向かって引き上げる体内操作。息を吸いながら腹部を膨らませ、吐くときにあわせて、3か所の締め上げを行う。吐き切ったら3秒間その状態を維持してからリラックス。エクササイズの最後には必ず行うのでよく練習しておくこと。

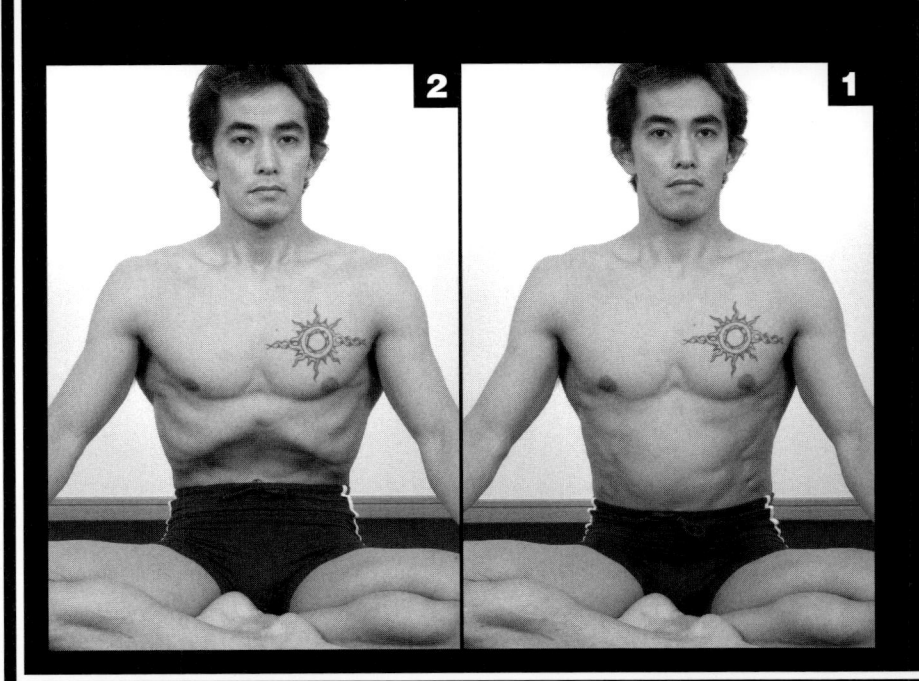

これだけで体内を改善できる（基本編）

普通の人が体力をつけ健康を維持していくための簡単エクササイズ

ヨーガを継続させるために、簡単なものからやりましょう。
本来はステップアップしたほうがいいのですが、
この基本のエクササイズでも、自然治癒力・免疫力がアップし健康を維持するには十分です。

このA～Dの技法は背骨の柔軟性を高めるとともに、背骨と肺のつながりをテーマにしている。つまり肺の形にあった呼吸を自然に身につけるわけだ。

【呼吸はすべて鼻で行う（技法AからIまで）】

技法A（5分間エクササイズは動作を3回）

1―息を吸いながら天井を見上げる。（**a**）

2―胸を広げながらできるだけたくさんの息を吸い、次に息を吐きながら前屈していく。（**b**）ちょうど腰を起点としてふいごのように全身を使っていく。この動作を3～6回（3回で20秒ほど）。

3―**a**の姿勢で「ムルバンドゥ」をして終了。

◎呼吸に集中しながら柔らかくゆっくり行うこと。体が硬い人は無理をしない。つづけていくうちに徐々に柔らかくなっていくことだろう。（c）

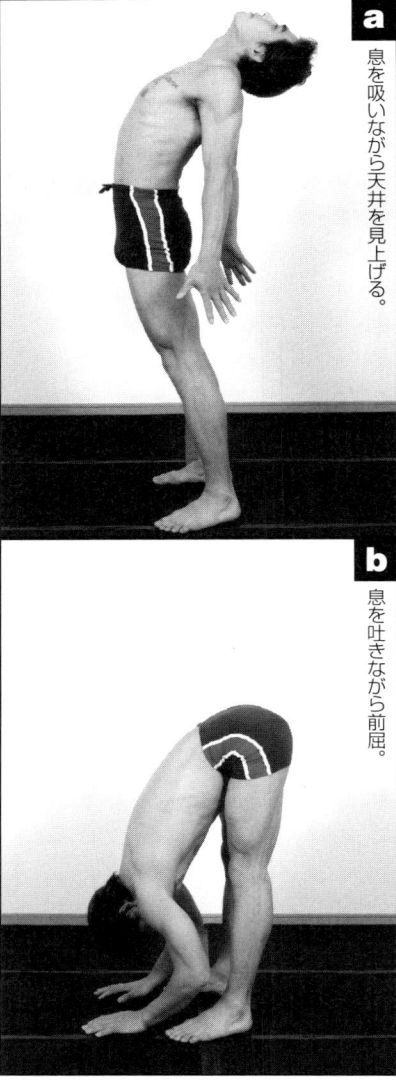

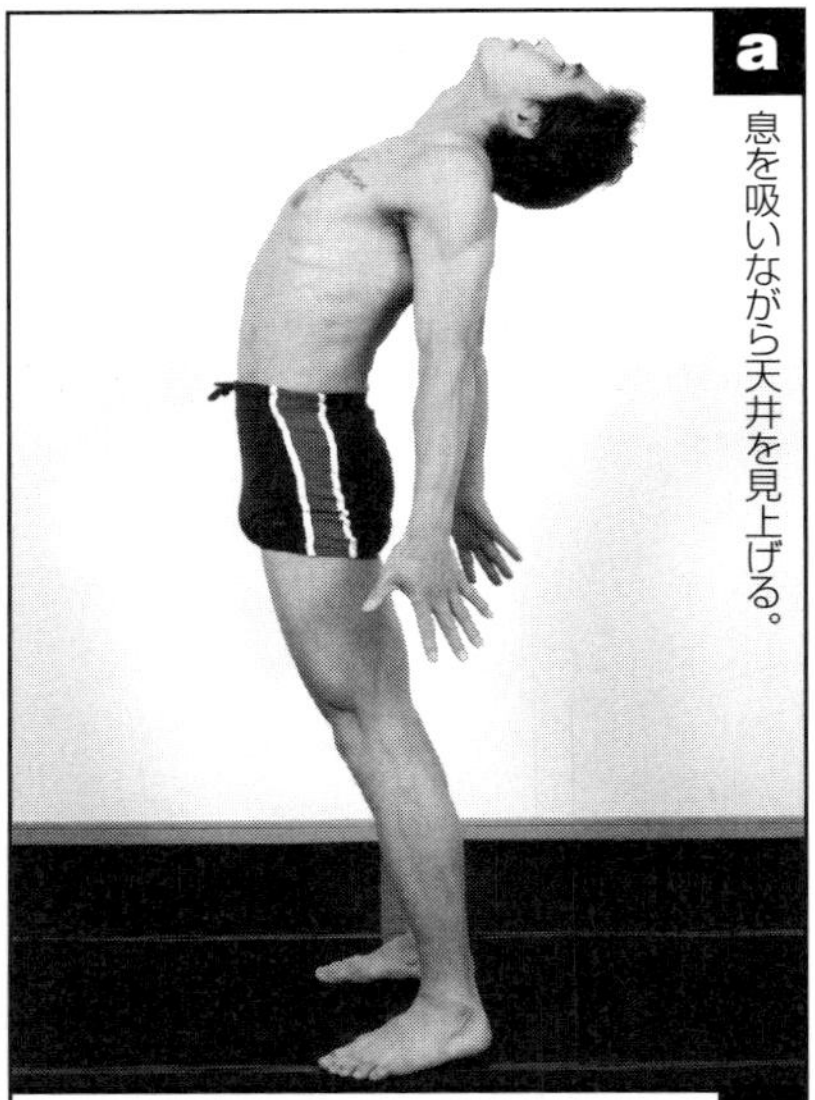

a 息を吸いながら天井を見上げる。

b 息を吐きながら前屈。

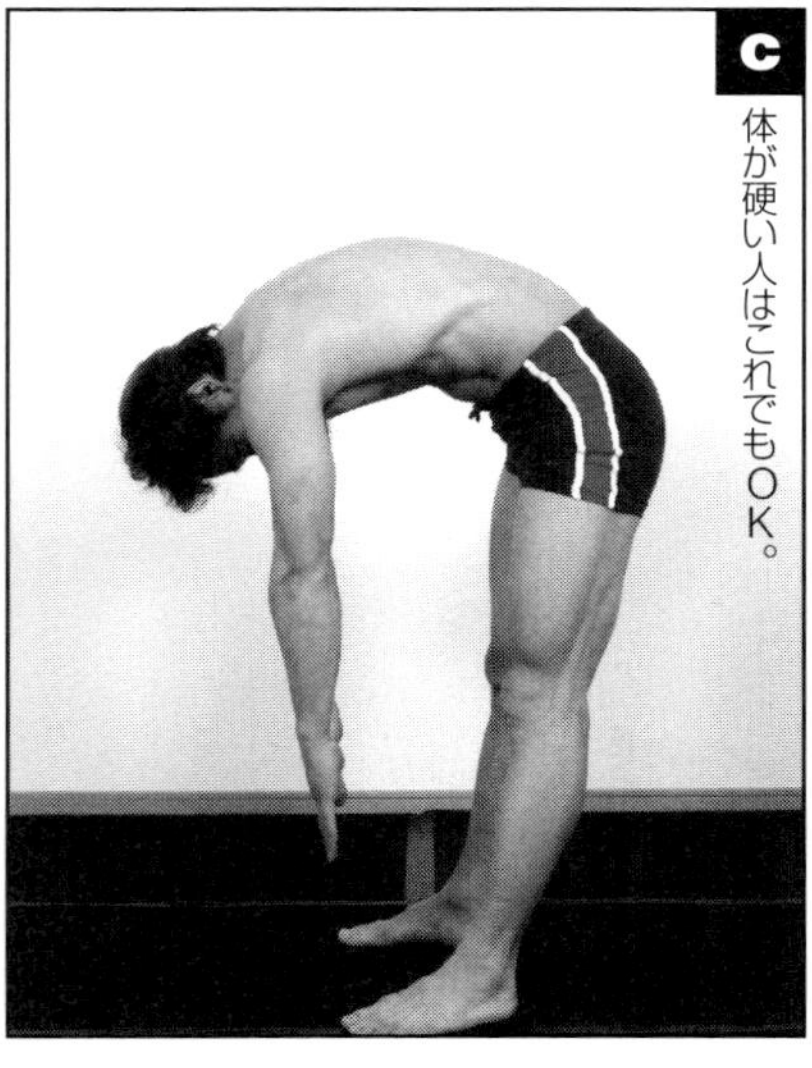

c 体が硬い人はこれでもＯＫ。

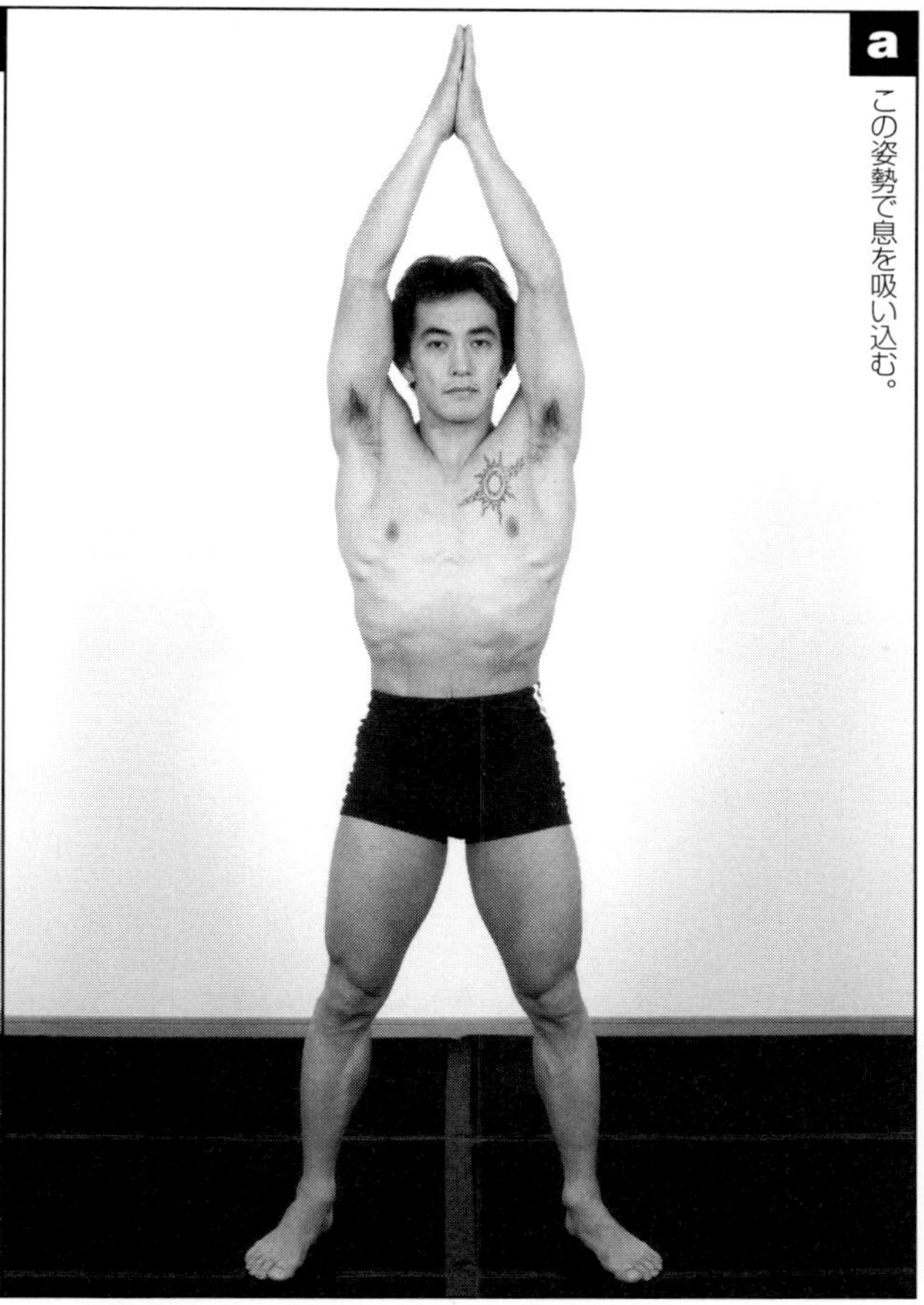

a

この姿勢で息を吸い込む。

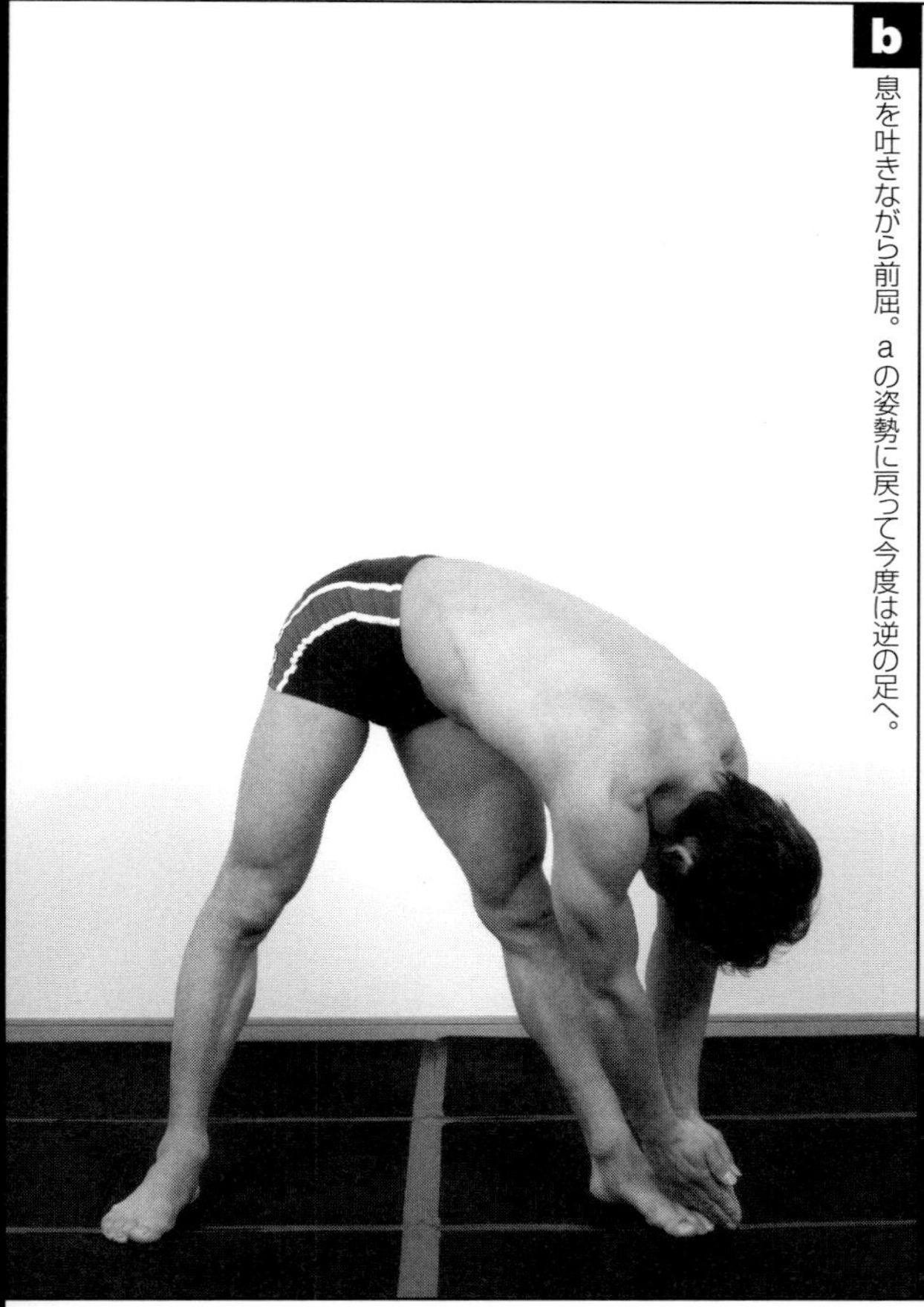

b

息を吐きながら前屈。aの姿勢に戻って今度は逆の足へ。

技法B（5分間エクササイズは動作を3回）

1―まず合掌した手を上に伸ばし、息を吸い込む。（**a**）
2―吐きながら指先を足につけるぐあいで前屈する。（**b**）
3―息を吸いながら**a**の姿勢に戻り、
　吐きながら今度は反対側へ前屈する。
4―この動作を左右各3～6回ずつ行う（3回で20秒ほど）。
5―最後に**a**の姿勢で息を吐きながら「ムルバンドゥ」をして終了。
◎呼吸に集中しながら柔らかくゆっくり行うこと。

技法C（5分間エクササイズは動作を6回）

1—手と足を肩幅に開き四つん這いになる。

2—息を吐きながら背中を丸くして頭を下へ垂らす。（**a**）

3—息を吸いながら**b**のような姿勢になり、次に吐きながら**a**に戻る。

4—この動作を6～26回繰り返す（6回で20秒ほど）。

5—最後に**a**の姿勢で息を吐きながら「ムルバンドゥ」をして終了。

◎呼吸に集中しながら柔らかくゆっくり行うこと。

とくに最初と最後の3回ずつはできるだけゆっくりめに行うとよい。

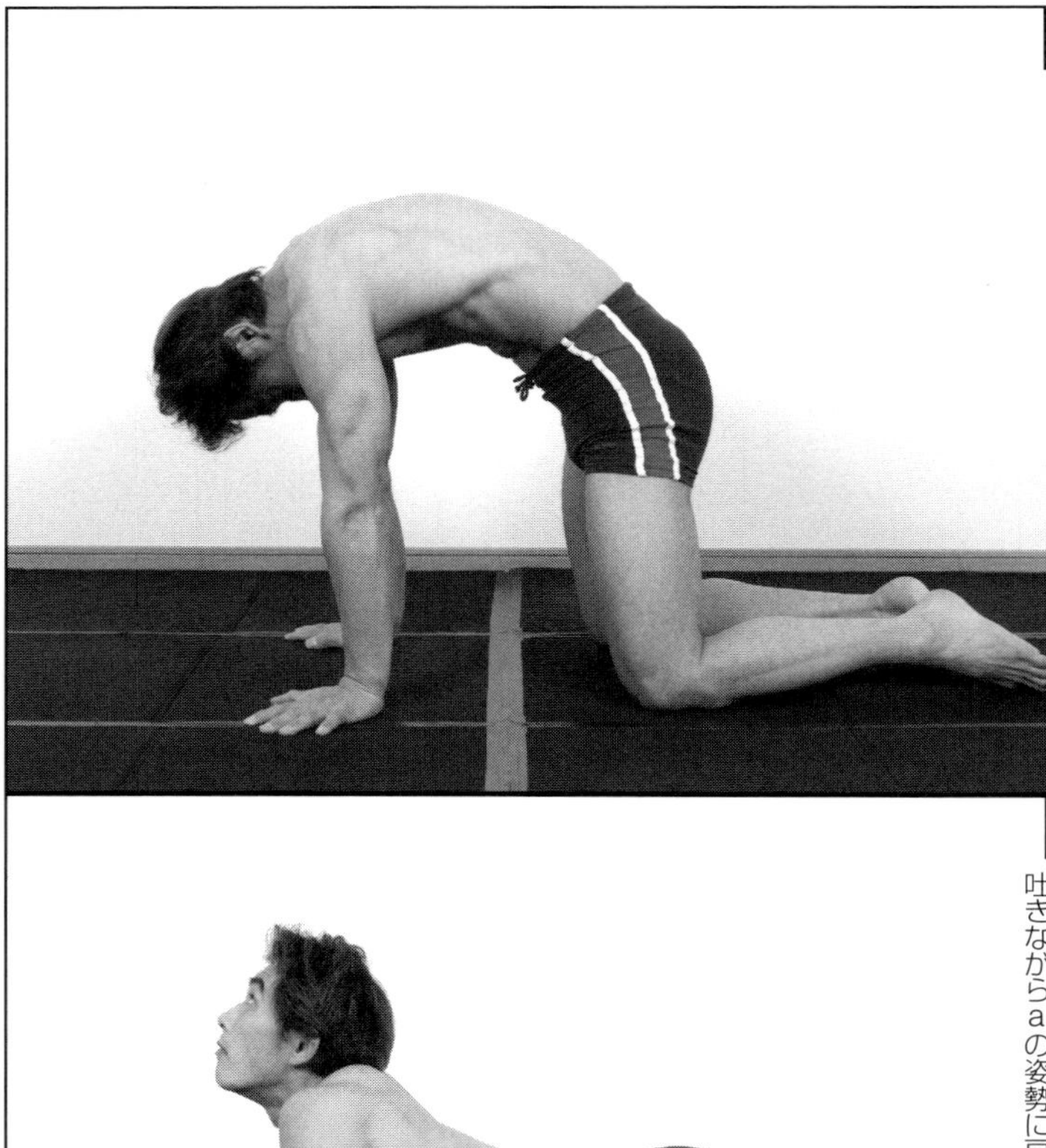

a 息を吐きながら背中を丸め頭を垂らす。

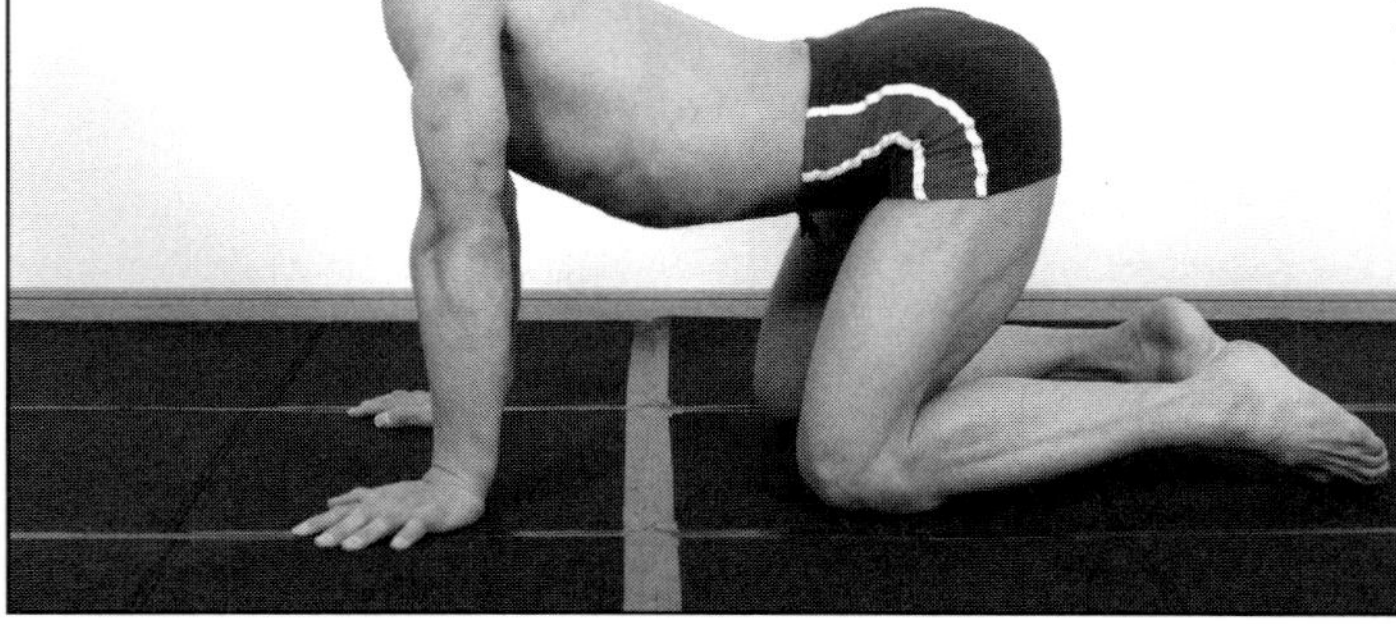

b 息を吸いながらこの姿勢をとり、吐きながらaの姿勢に戻る。

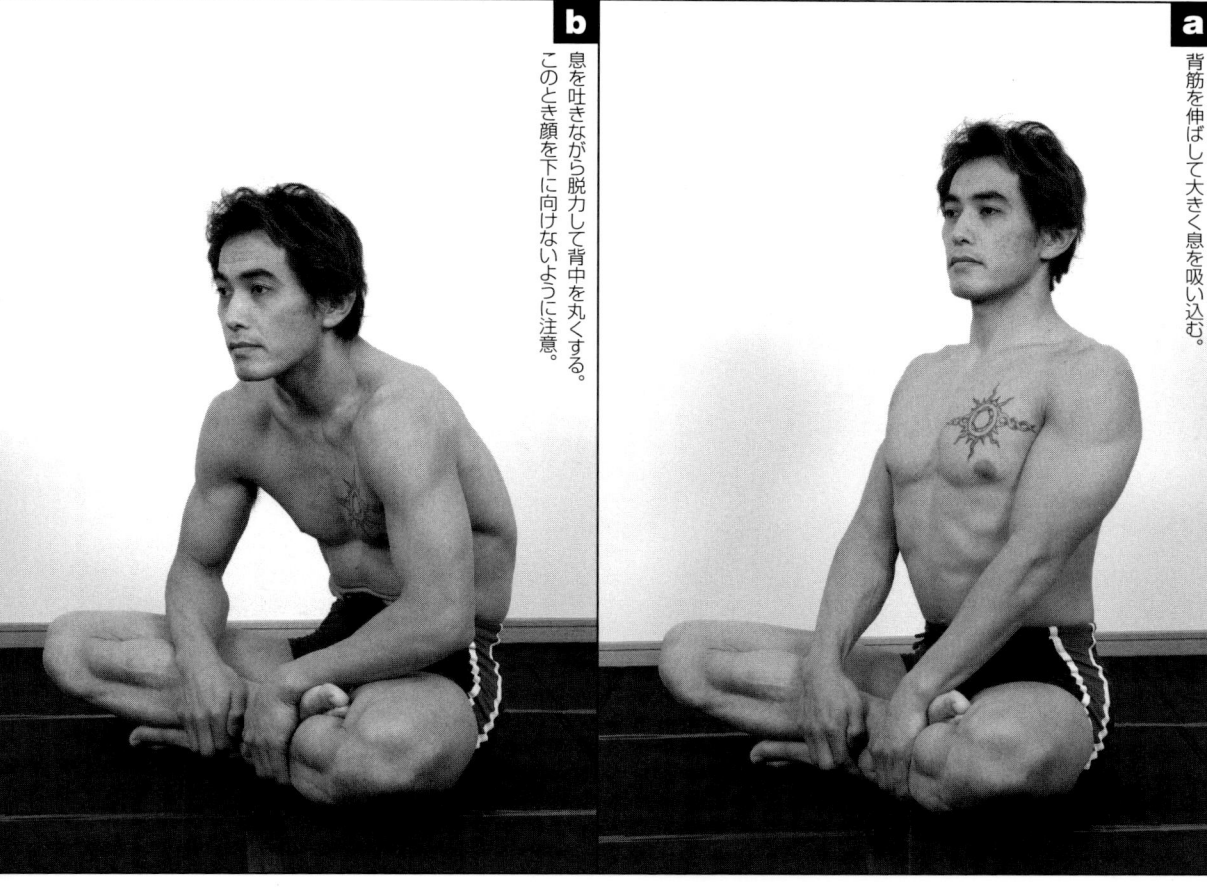

a 背筋を伸ばして大きく息を吸い込む。

b 息を吐きながら脱力して背中を丸くする。このとき顔を下に向けないように注意。

技法D（5分間エクササイズは動作を6回）

1―背筋を伸ばして座り、大きく息を吸い込む。（**a**）

2―次に息を吐きながら力を抜き背中を丸くする。

このときに顔を下に向けてはならない。

顔はずっと正面に向けておくこと。（**b**）

3―これを6～26回繰り返す（6回で20秒ほど）。

4―最後に**a**の姿勢に戻り息を吐きながら「ムルバンドゥ」をして終了。

◎呼吸に集中しながら柔らかくゆっくり行うこと。

とくに最初と最後の3回ずつは、

できるだけゆっくりめに行うとよい。

技法E（5分間エクササイズは「火の呼吸」20秒）

1―開脚し、両足の親指を人差し指と中指の2本の指で引っ掛けるように持つ。ひざが曲がらないようにすること。（a）
「火の呼吸」20秒～1分。最後に「ムルバンドゥ」をする。
2―右足の親指だけを持ち「火の呼吸」20秒～1分。最後に「ムルバンドゥ」をする。（b）
3―左足の親指だけを持ち「火の呼吸」20秒～1分。最後に「ムルバンドゥ」をする。（c）
4―仰向けに寝て1分間リラックスして終了。

a
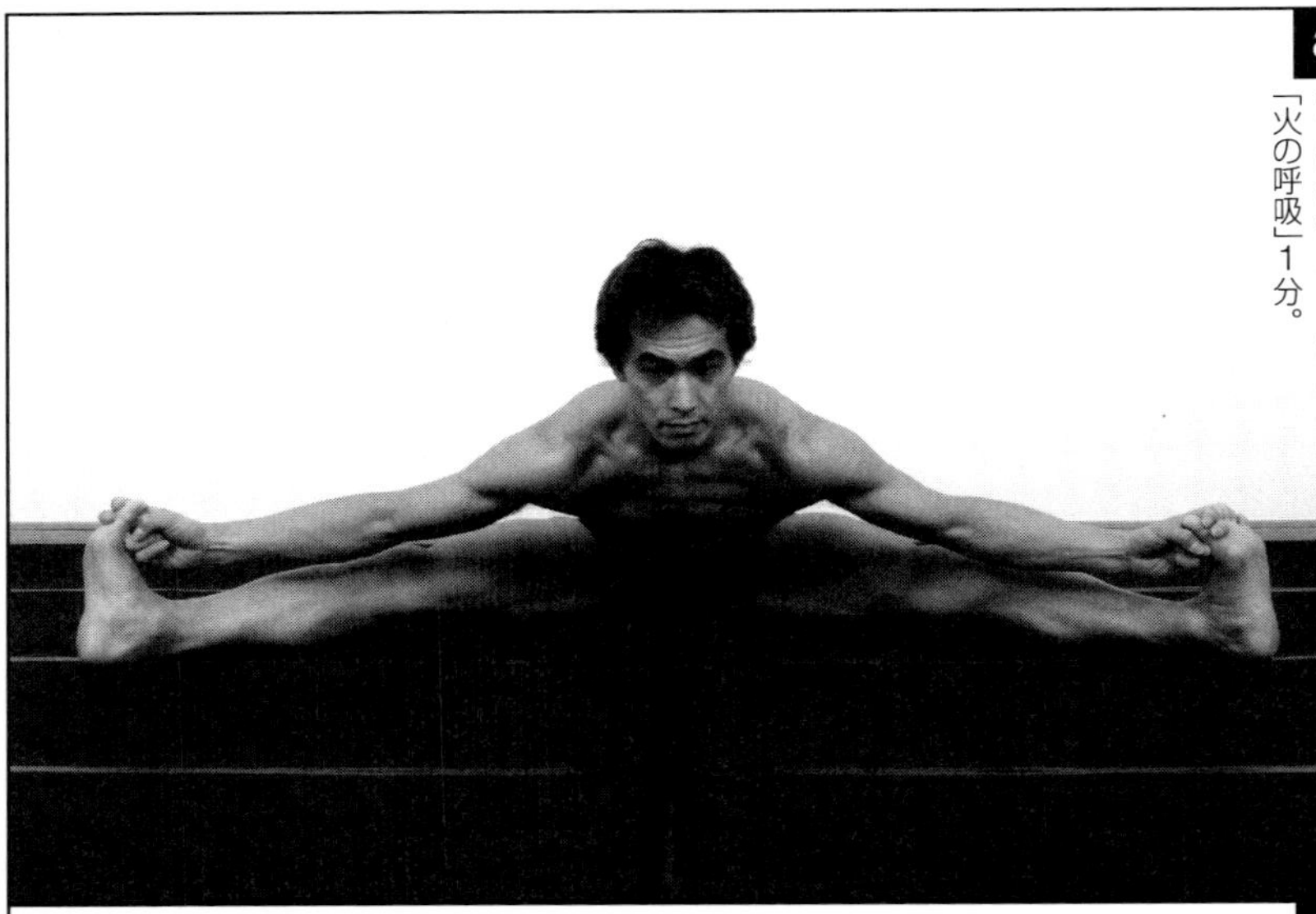
両足の親指だけを持って「火の呼吸」1分。

b
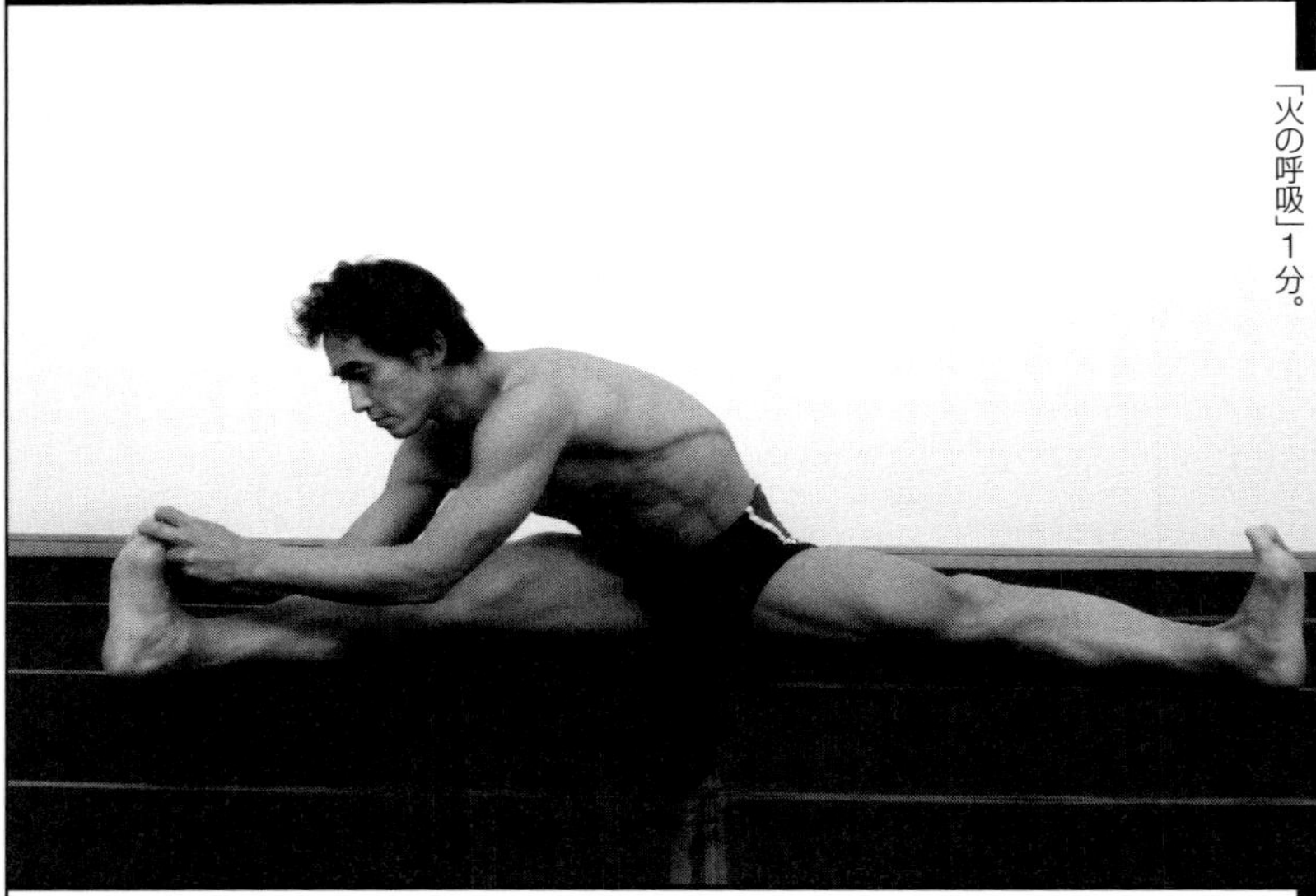
右足の親指だけを持って「火の呼吸」1分。

c
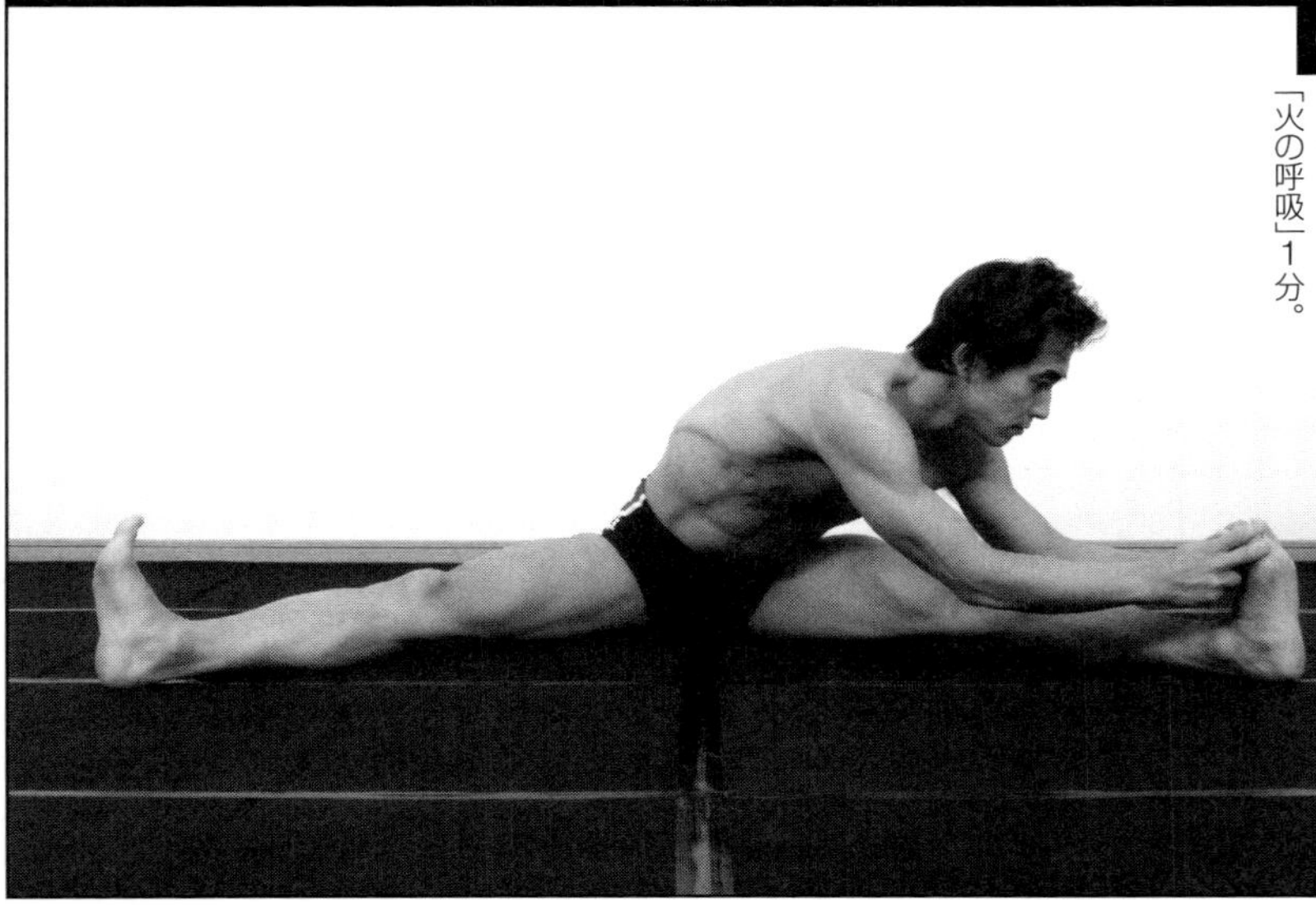
左足の親指だけを持って「火の呼吸」1分。

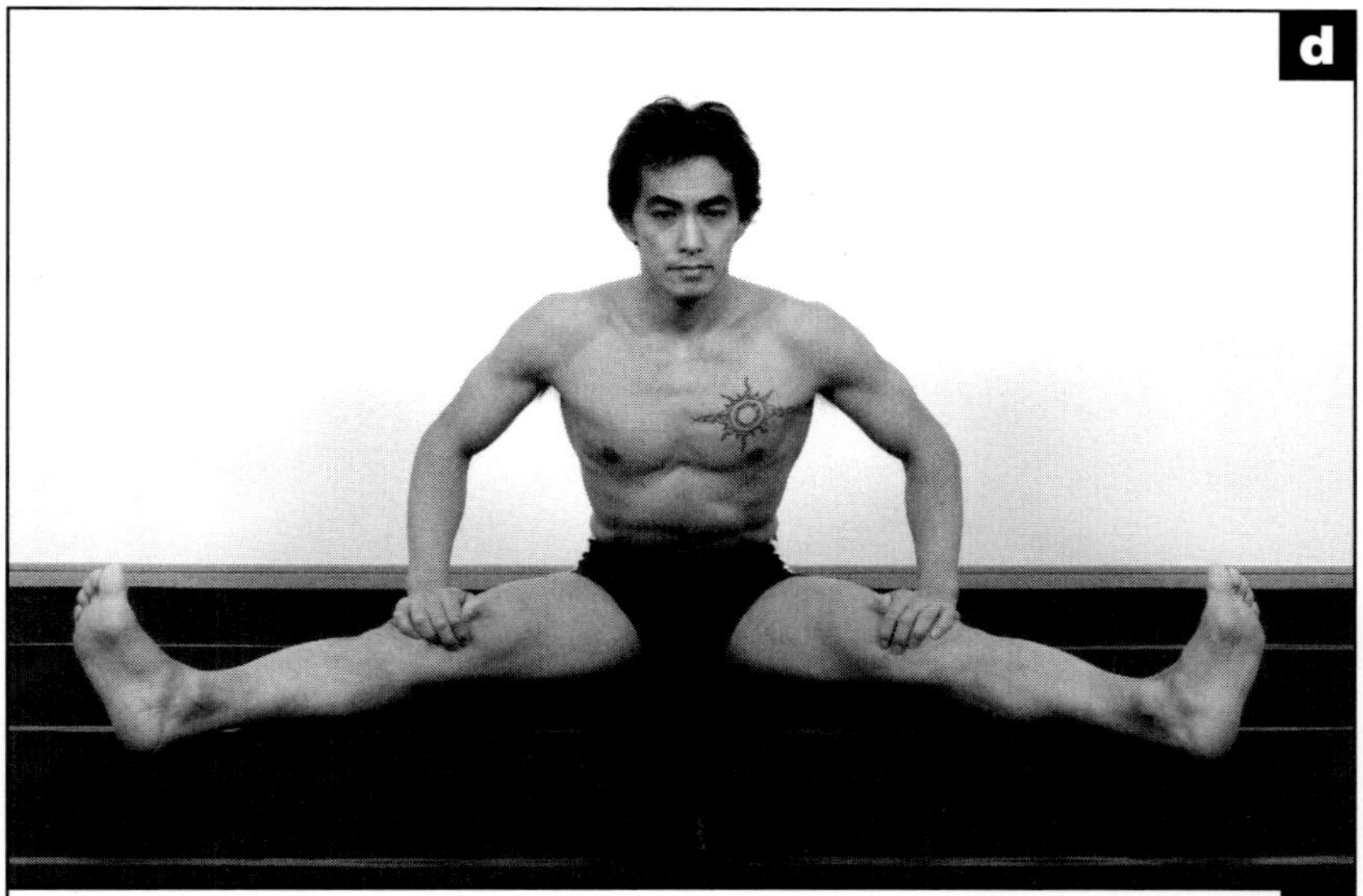

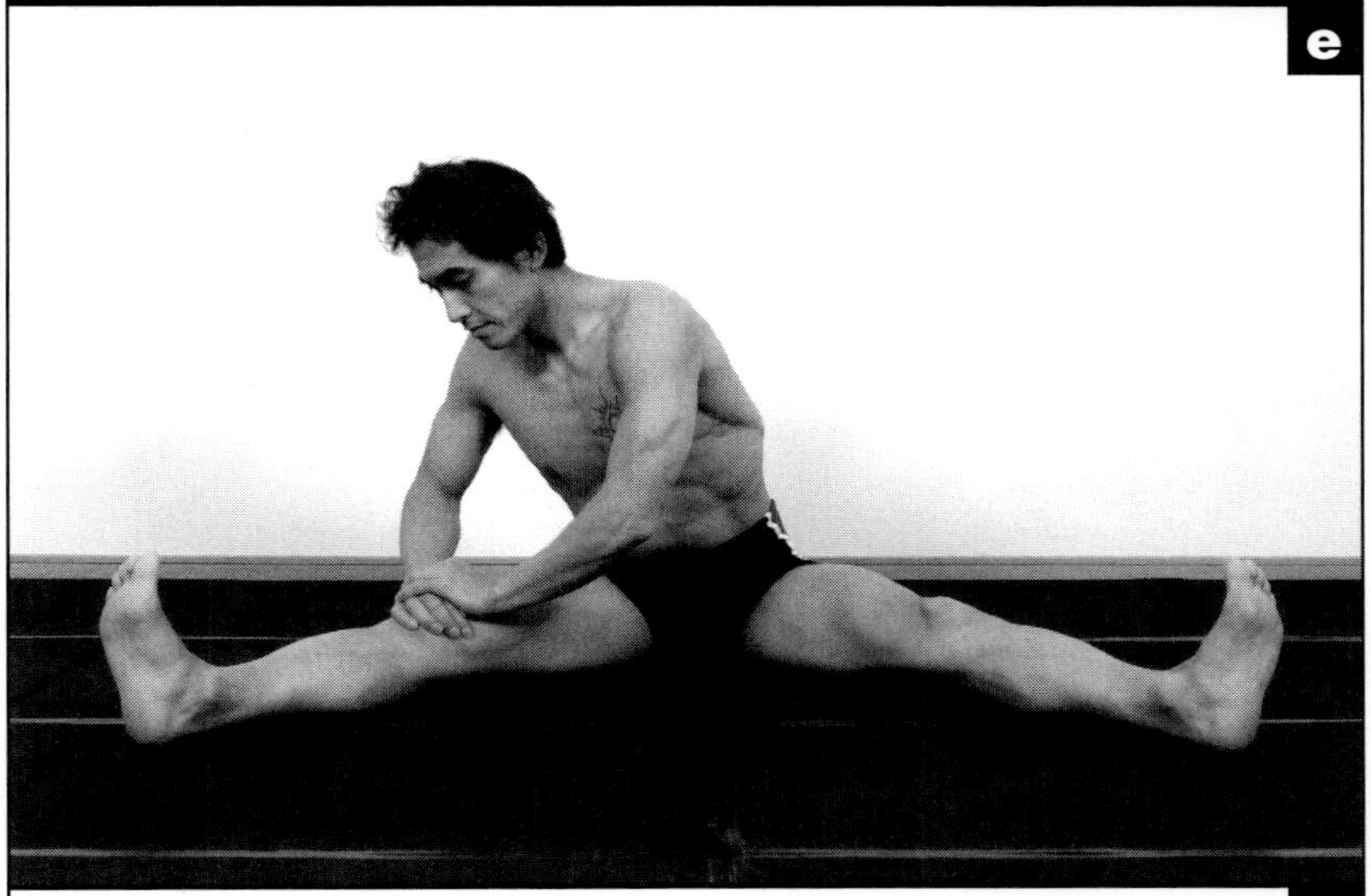

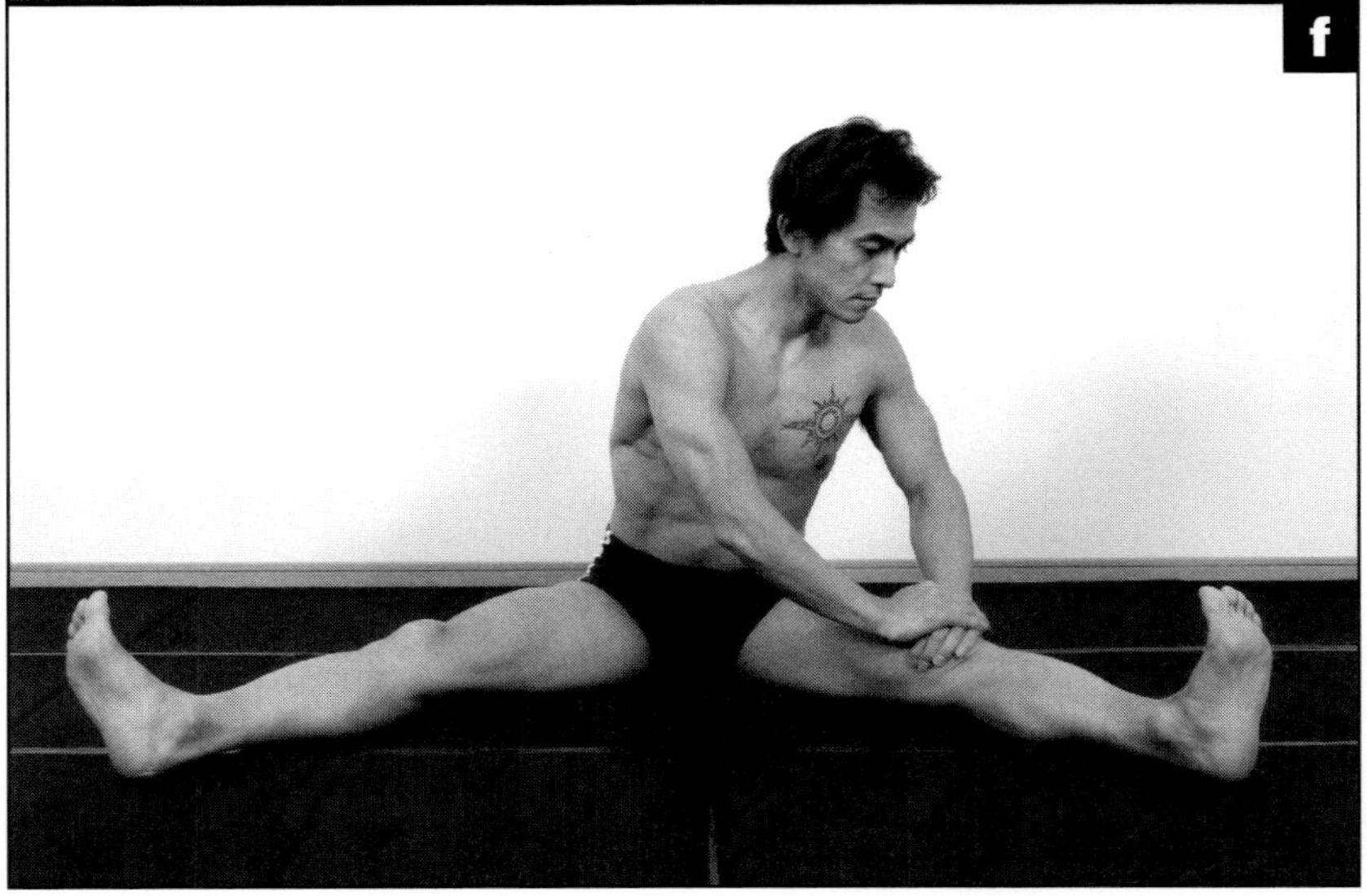

体が硬い人は無理をせずに、足指を持つよりも、ひざを曲げないことを優先させる。（d・e・f）

技法F（5分間エクササイズは「火の呼吸」20秒）

1―両足を揃えて座り、ひざを曲げずにアキレス腱と足の裏の筋を伸ばすように足の親指を持つ。（a）
このときあまり前屈する必要はない。むしろ背中をまっすぐに保つとよい。
この姿勢で「火の呼吸」20秒～1分。（b）

2―そのままの姿勢で「ムルバンドゥ」をし、終わったら仰向けに寝て1分間リラックスして終了。

◎体が硬いようならcのようにひざを押さえて「火の呼吸」を行うとよい。

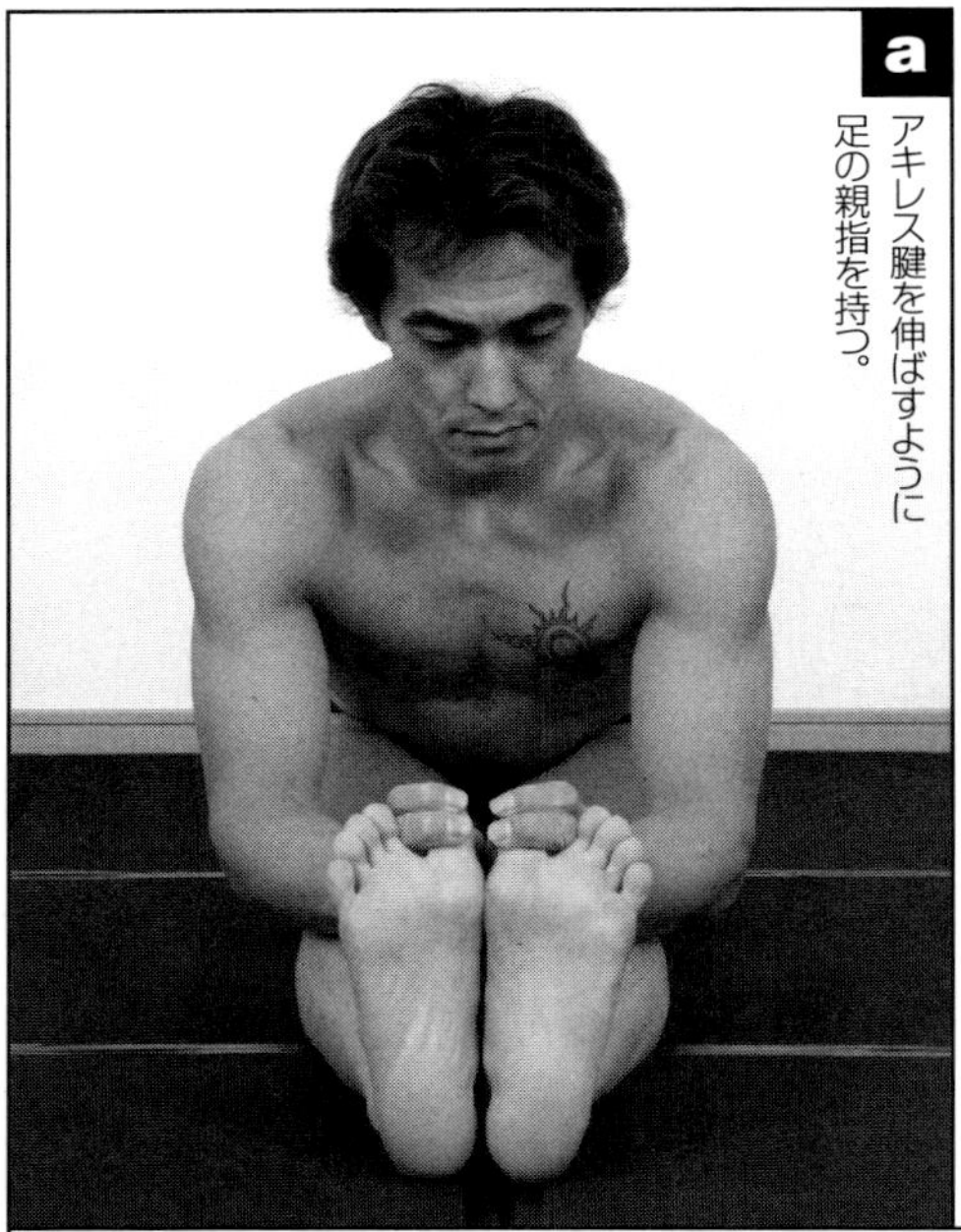

a アキレス腱を伸ばすように足の親指を持つ。

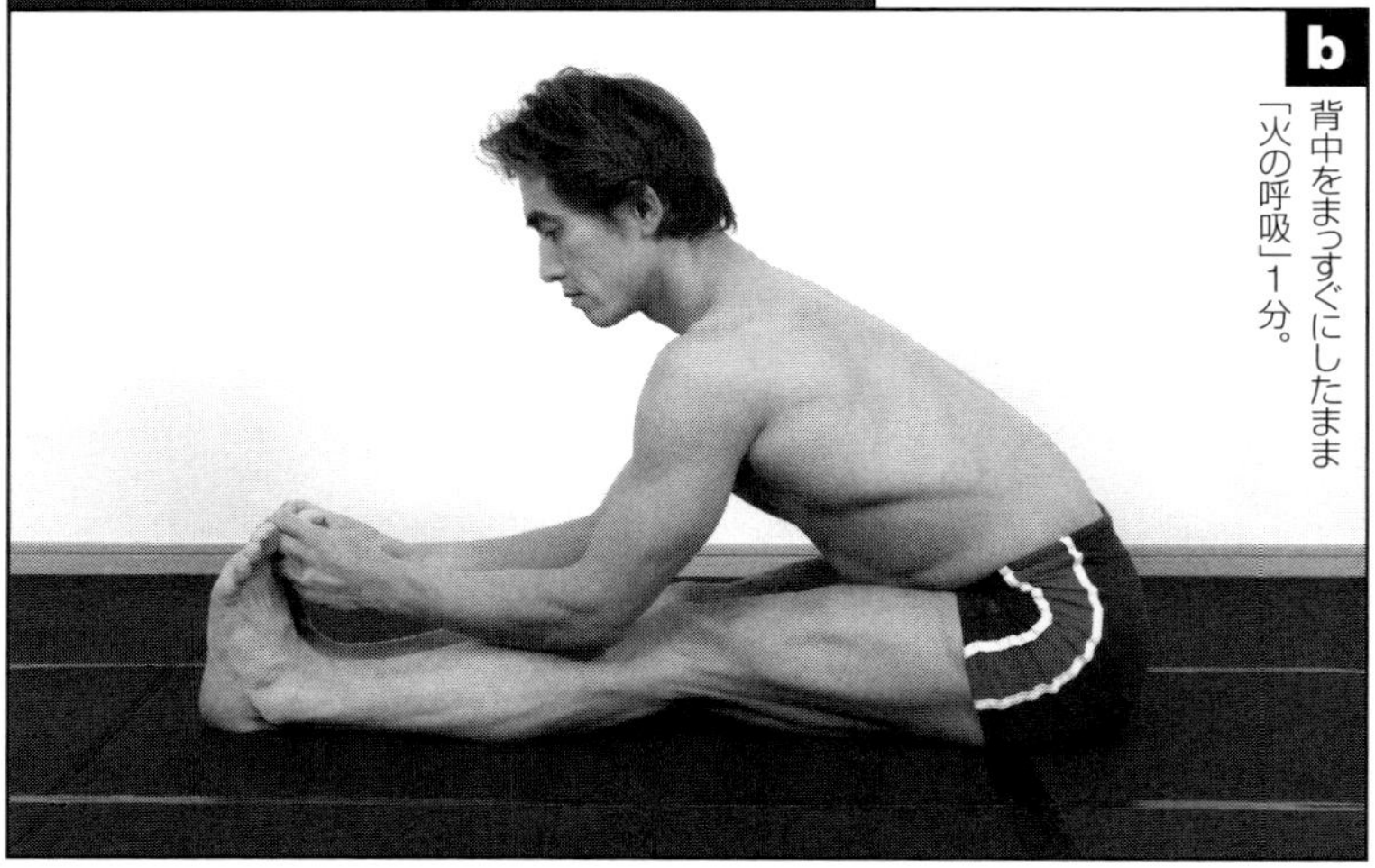

b 背中をまっすぐにしたまま「火の呼吸」1分。

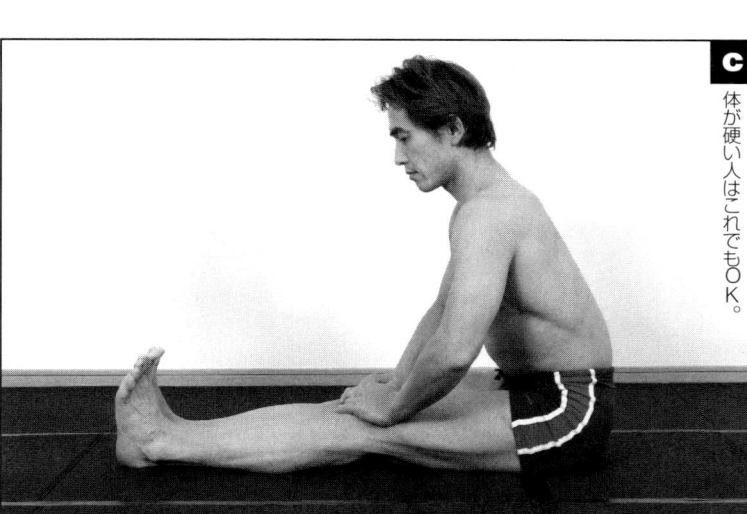

c 体が硬い人はこれでもOK。

技法G～Iは動きと呼吸の調和関係を確立する。
一定の姿勢を保ったままの呼吸法とは異なり、
呼吸筋周辺に運動を与えるなかでの腹式呼吸は、横隔膜周辺を強化する。

技法G（5分間エクササイズはやらなくてもよい。時間のあるときにやってみよう）

1—足を揃えたまま体をくつろがせ息を吐く。（a）
2—息を吸いながら足を45度まで持ち上げる。（b）
3—息を吐きながらひざを抱え込む。（c）

TO NEXT PAGE

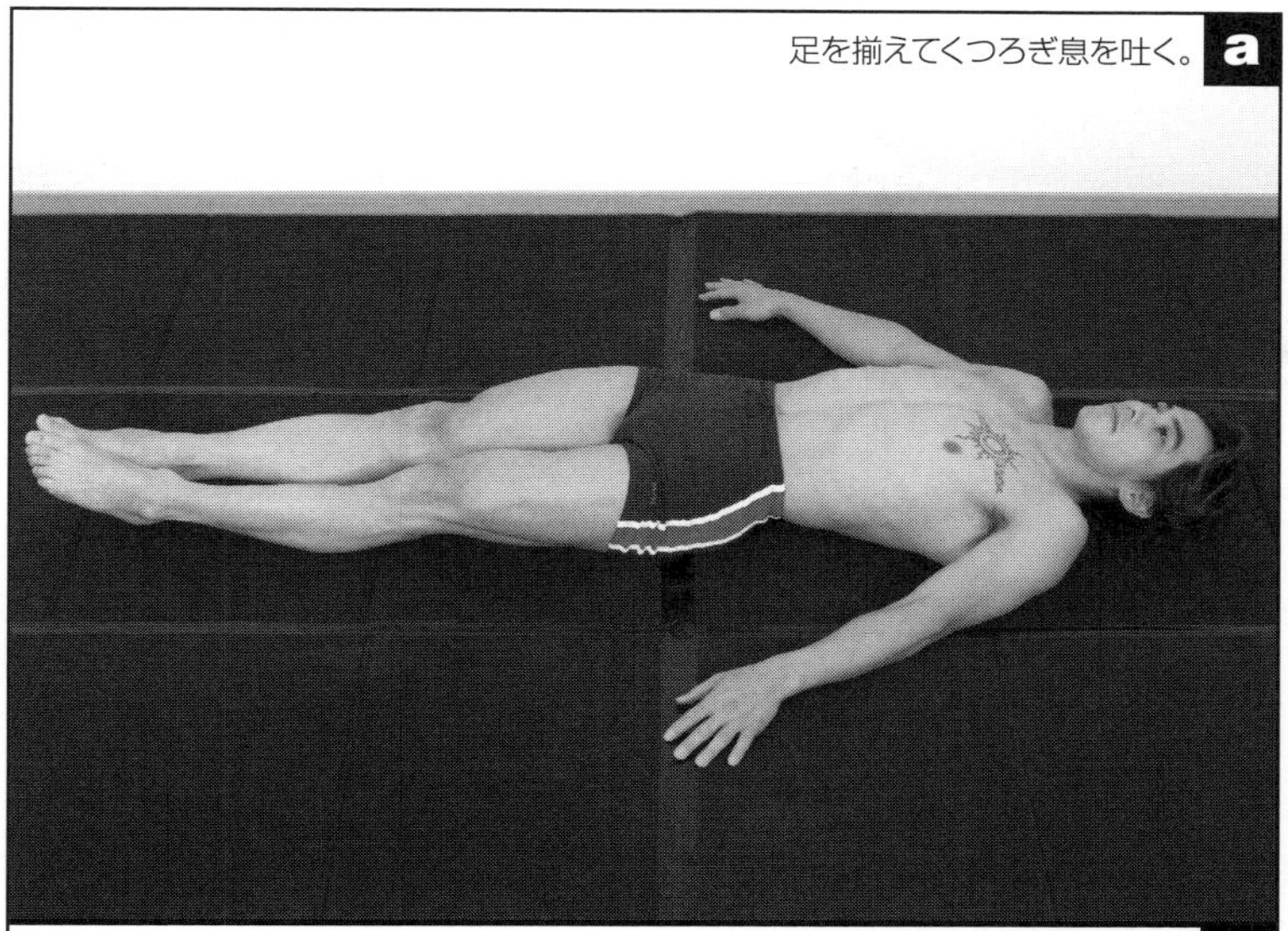
a 足を揃えてくつろぎ息を吐く。

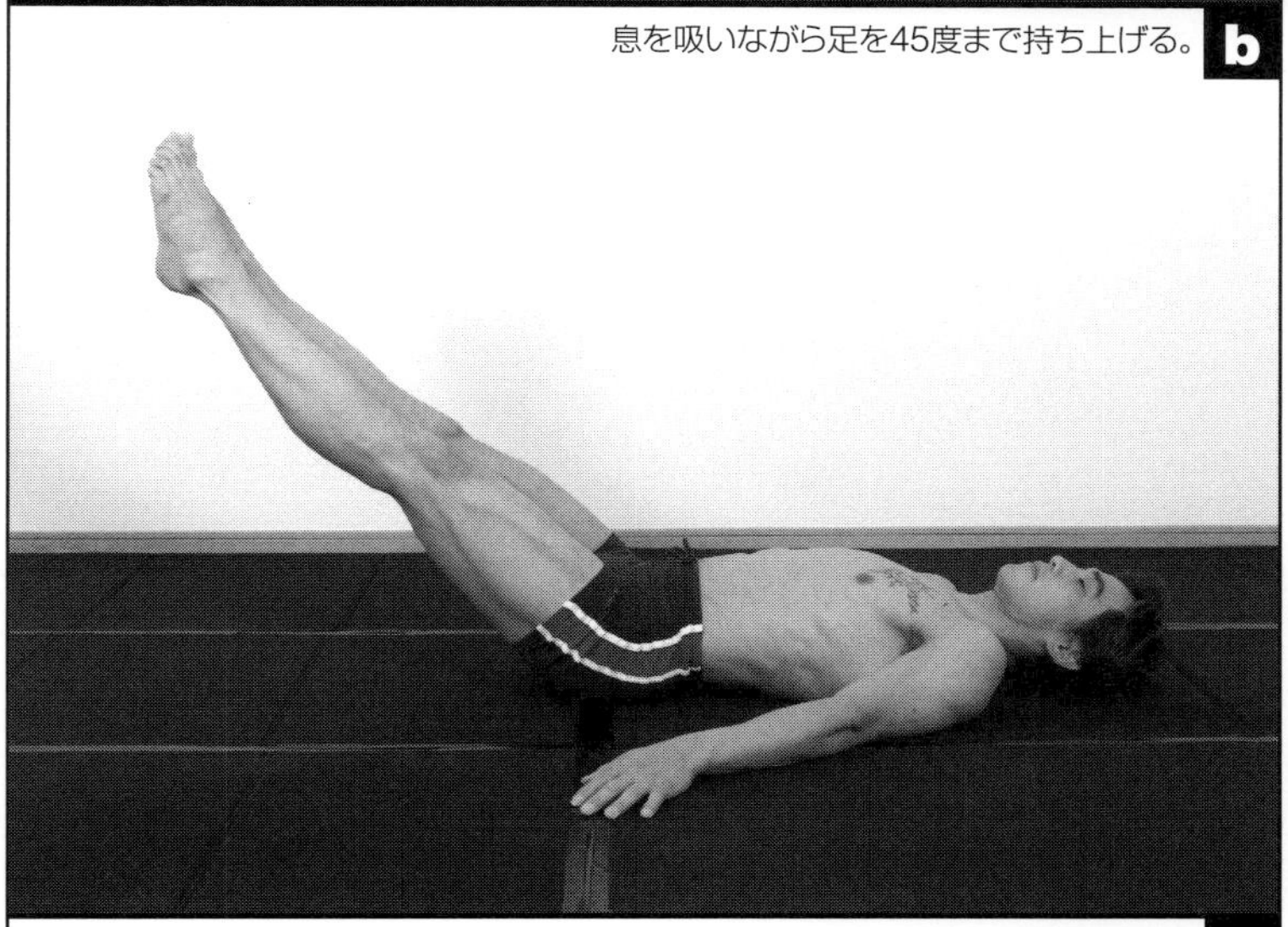
b 息を吸いながら足を45度まで持ち上げる。

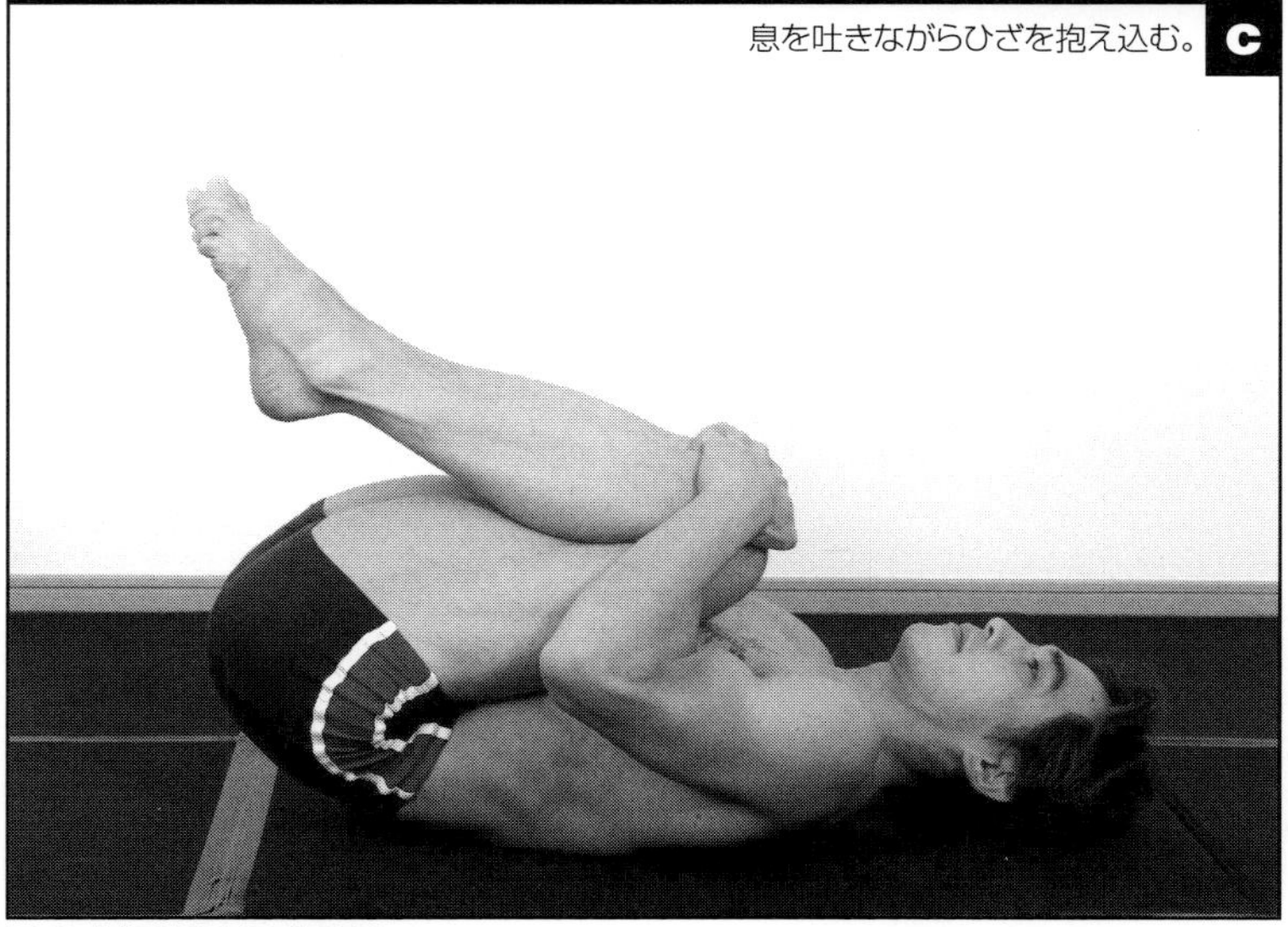
c 息を吐きながらひざを抱え込む。

TO NEXT PAGE

技法Gのつづき

4—息を吸いながら再び足を45度に伸ばす。（**d**）

5—息を吐きながら足を床まで下ろす。（**e**）

6—**2**から**5**までの動作をひとつにつき15秒。

一連の動作で1分間を使うようにできるだけゆっくりと呼吸に集中してやることが大事。できれば6回繰り返す。

7—最後に**a**の姿勢で「ムルバンドゥ」してから1分間リラックスして終了。

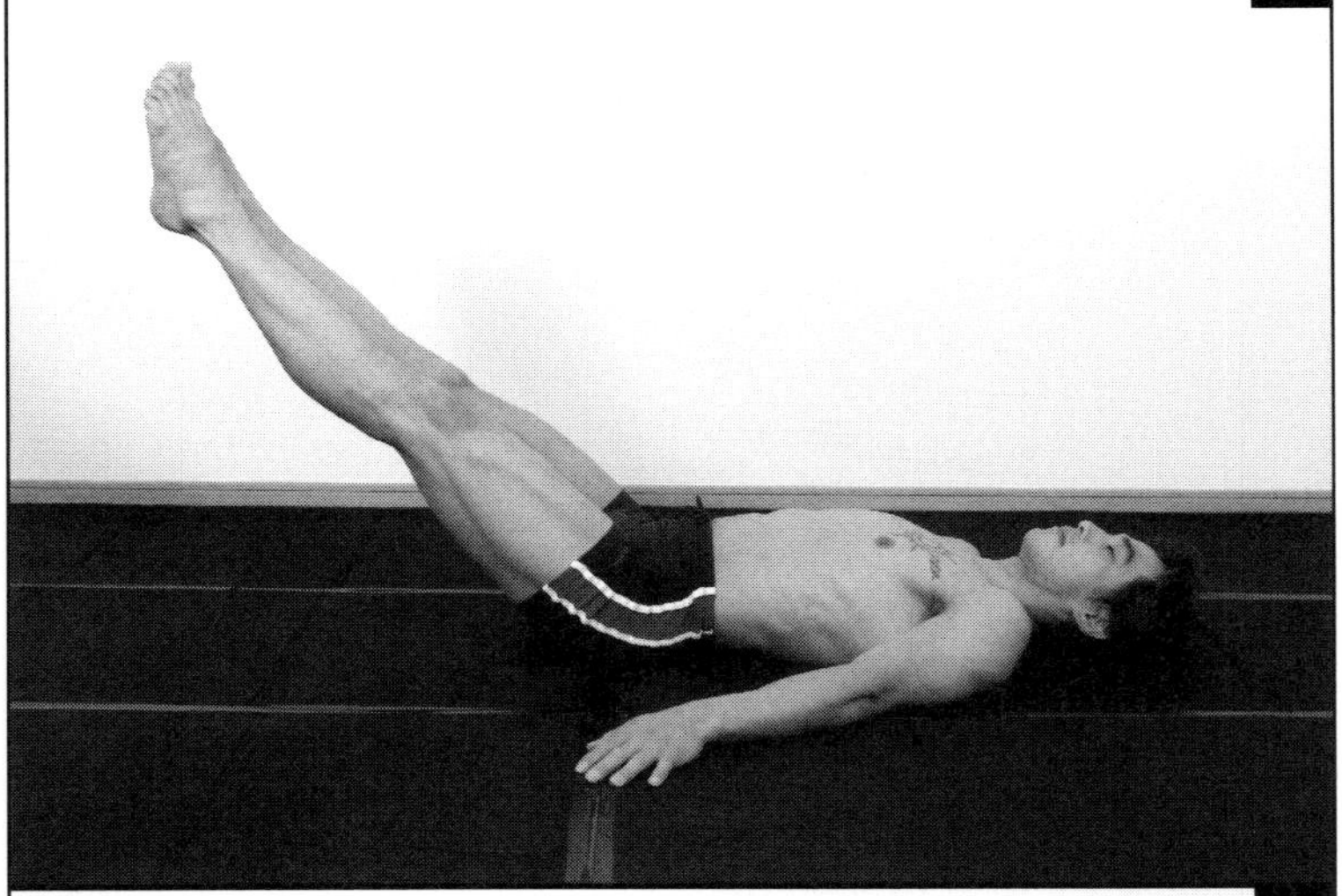

息を吸いながら再び足を45度に伸ばす。 **d**

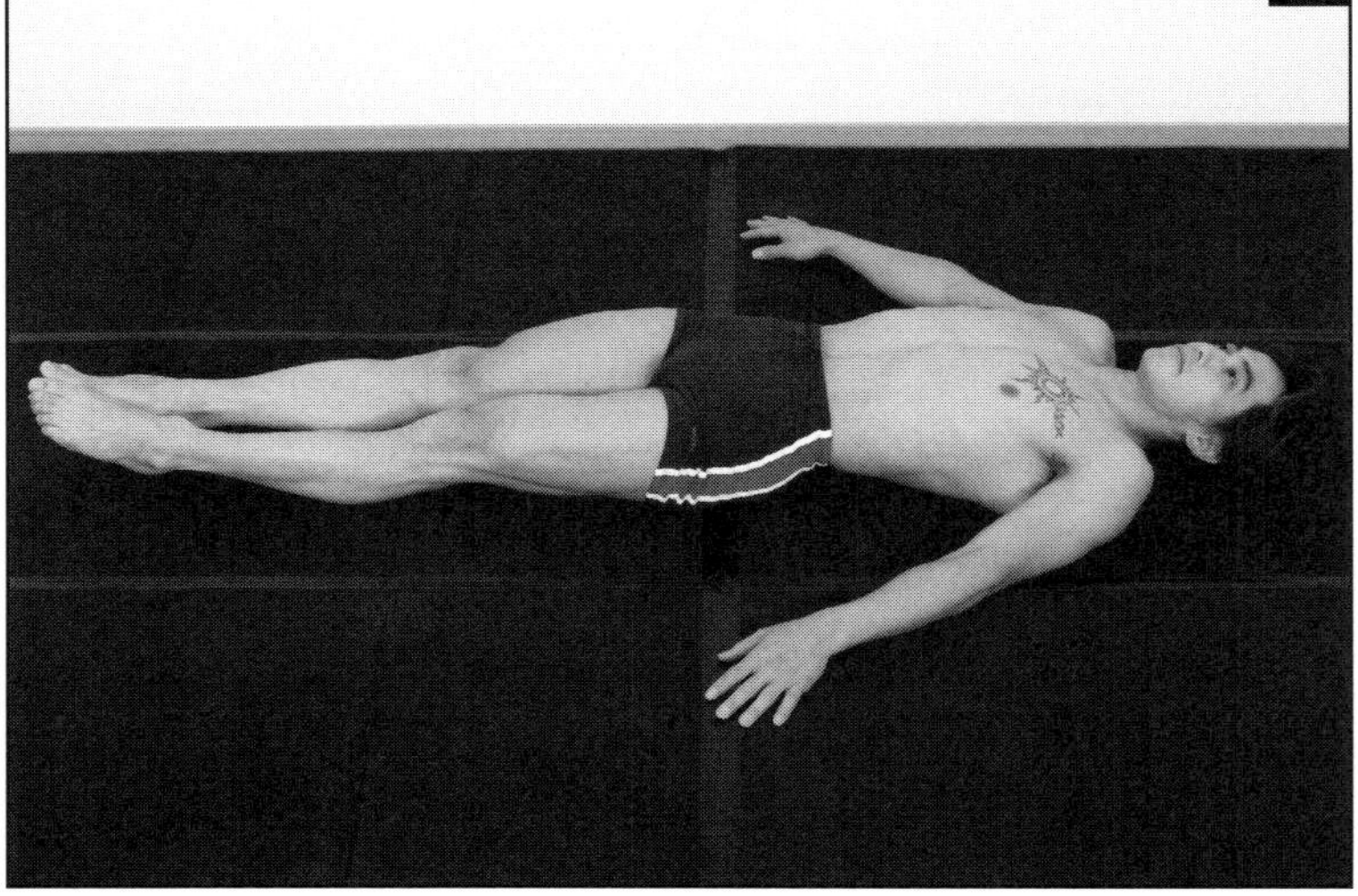

息を吐きながら足を床まで下ろす。 **e**

技法H（5分間エクササイズは動作

1—両足を揃えて座り、息を吸いながら両足

2—息を吐きながら後ろに倒れていき鋤《すき》のポ

3—ここまでを1回として数え、3～6回行

◎反動をつけずに、内筋を意識しながらでき

体が硬いひとはcのように足先が床につ

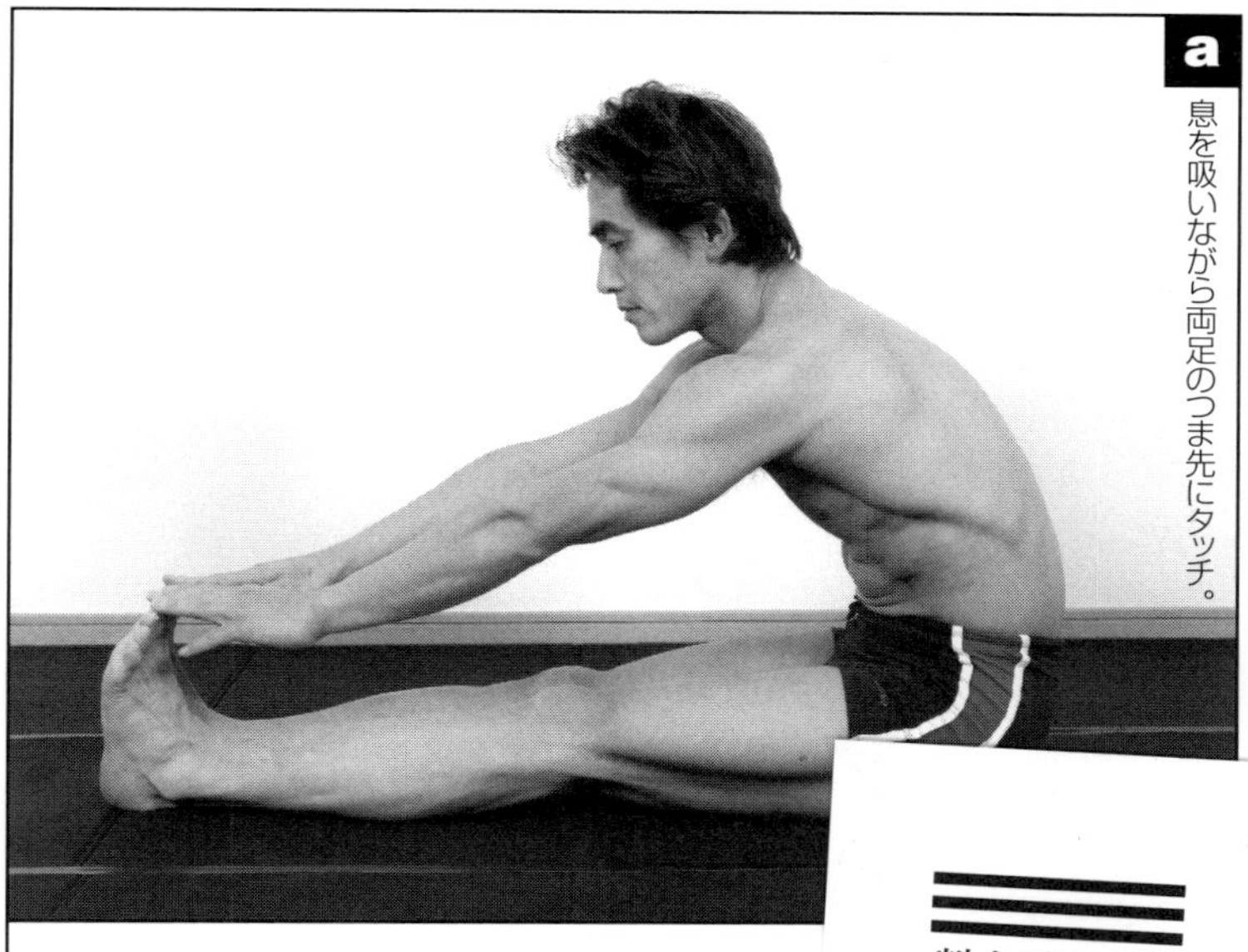

a 息を吸いながら両足のつま先にタッチ。

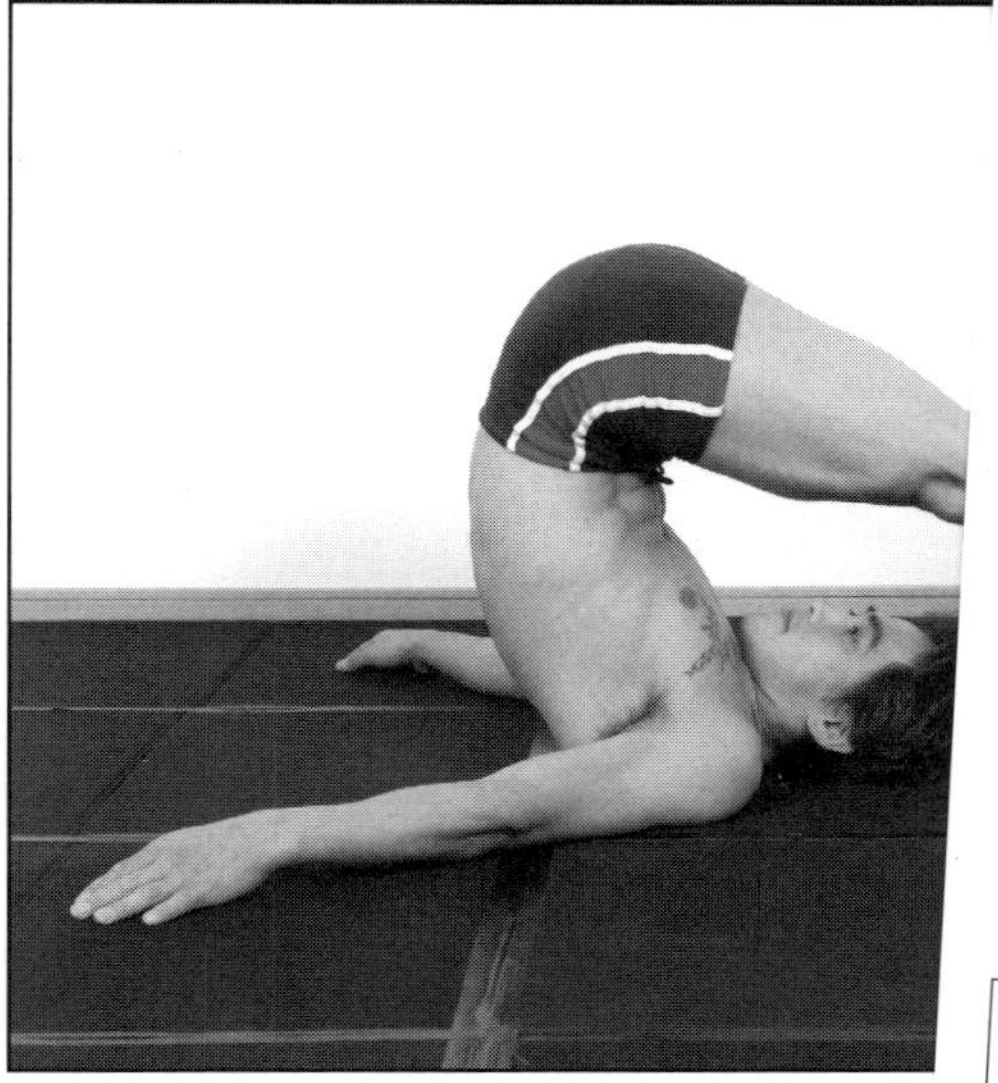

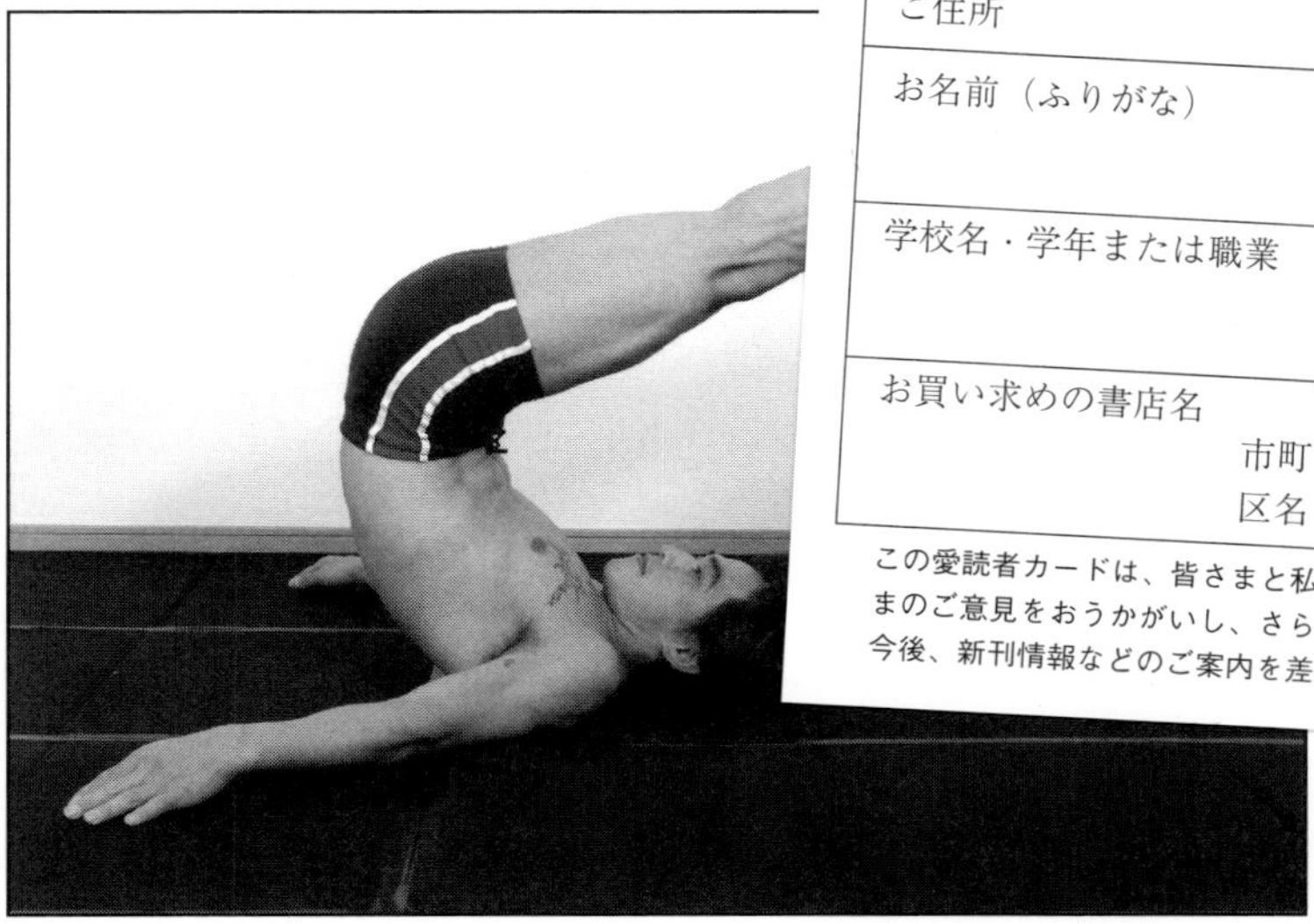

郵便はがき

料金受取人払

赤坂局承認

8959

差出有効期間
平成20年
3月31日まで

107－8790

126

（受取人）

港区南青山6-1-6
パレス青山201
KTC中央出版
愛読者カード係行

〒

ご住所

TEL(　　)　　-

お名前（ふりがな）	年齢
学校名・学年または職業	男 ・ 女
お買い求めの書店名　市町　区名　書店	小社から直接

この愛読者カードは、皆さまと私どもを結ぶものとして保存させていただきます。皆さまのご意見をおうかがいし、さらに良書の出版に努めたいと思います。皆さ
今後、新刊情報などのご案内を差し上げてもよろしいでしょうか？　可 ・ 不可

技法Ⅰ（5分間エクササイズは動作を3回）

1―正座の姿勢から前屈し両手を伸ばして息を吸い込む。（**a**）

2―息を吐きながら胸で床をなぞるように（触れないこと）ゆっくりと柔らかく背中を反り返り、天井を見る。
このときちょうど息を吐き切ること。（**b・c**）

3―息を吸いながら今の動きをそのまま逆に行い最初の**a**の形に戻る。
ここまでを1回として数え、3～6回行う（3回で30秒ほど）。

4―最後に仰向けに寝て1分間リラックスして終了。

◎両ひざと踵《かかと》は最初から最後まで離さないこと。

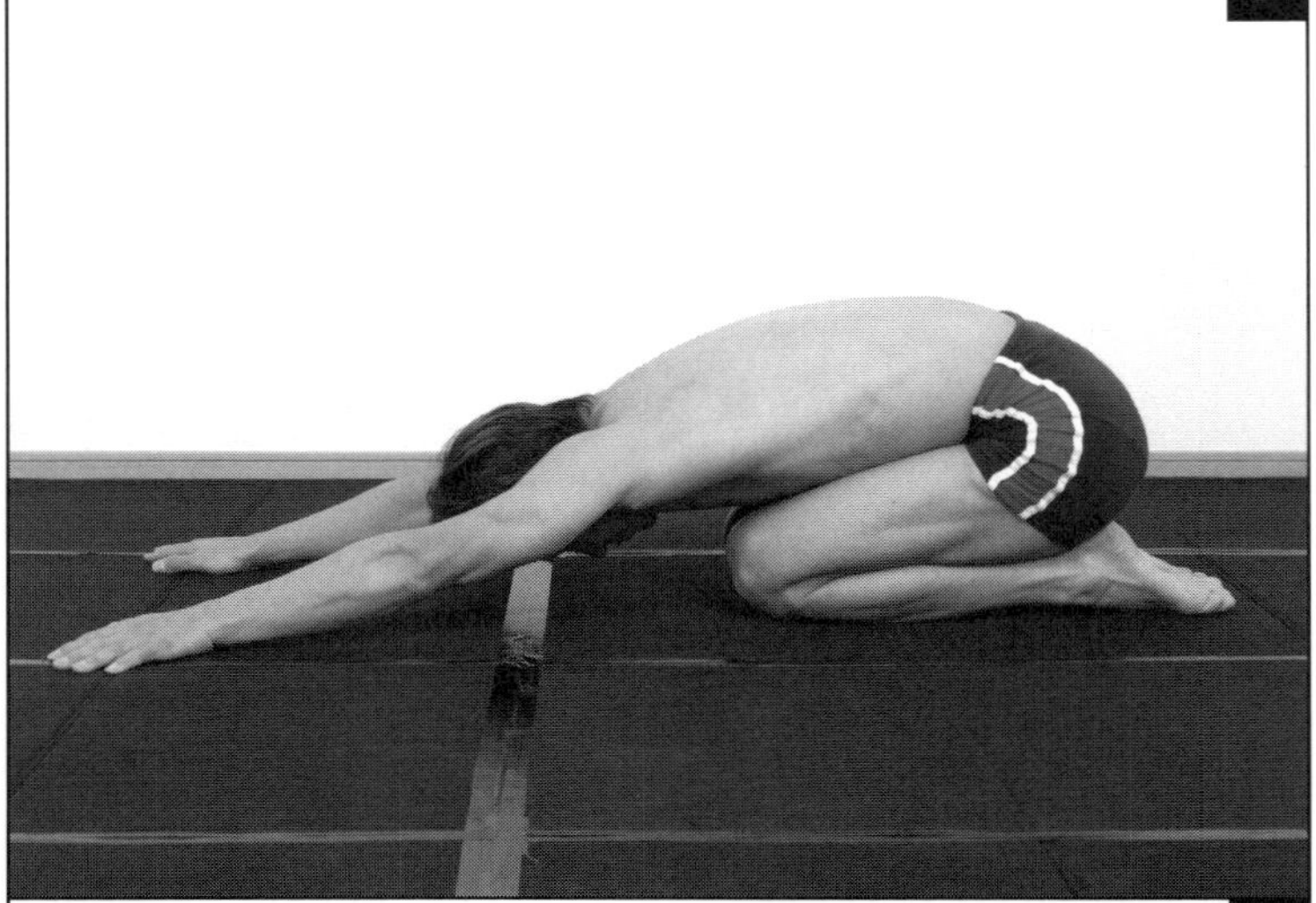

a この姿勢で息を吸い込む。

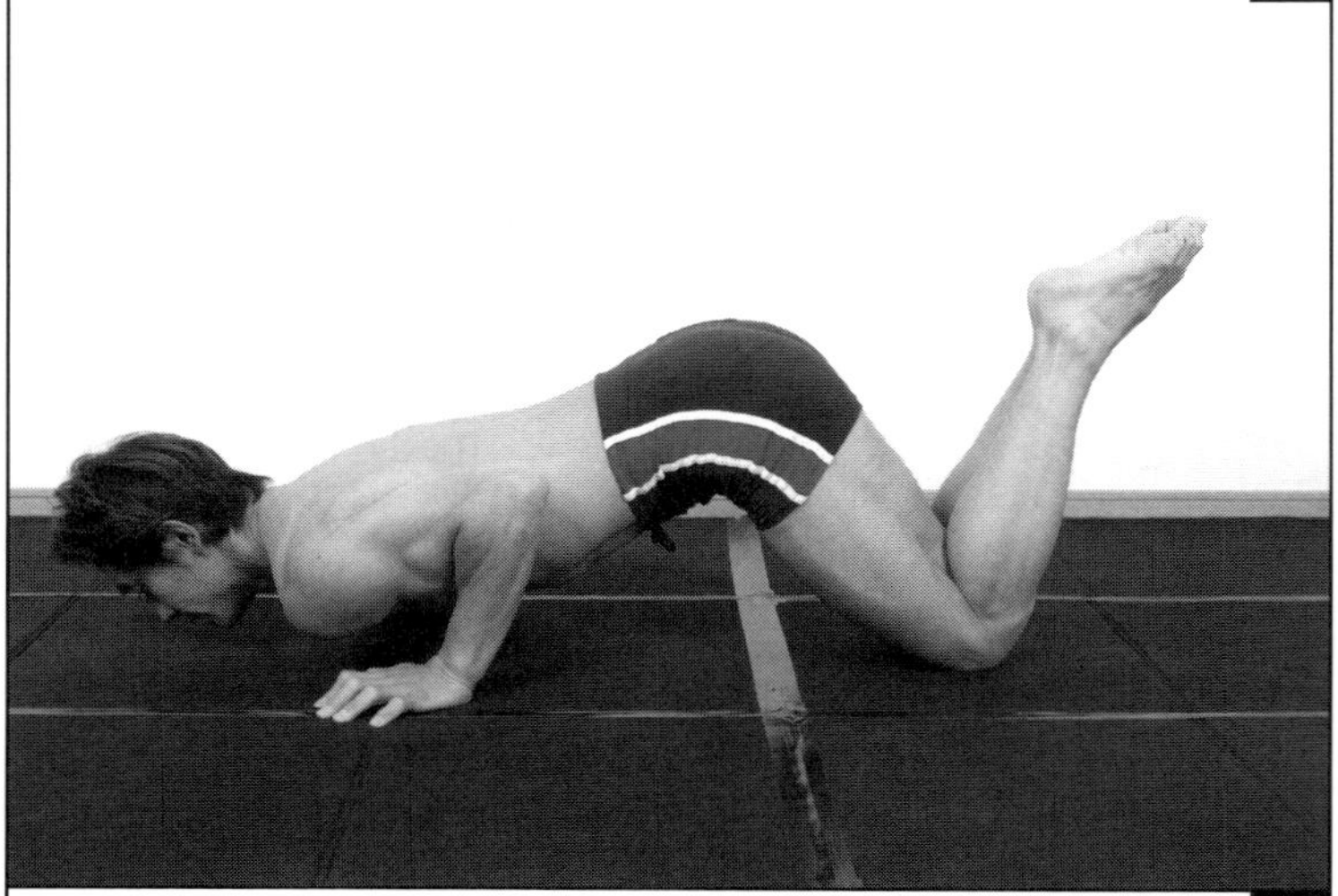

b 息を吐きながら胸で床をなぞるようにゆっくりと。

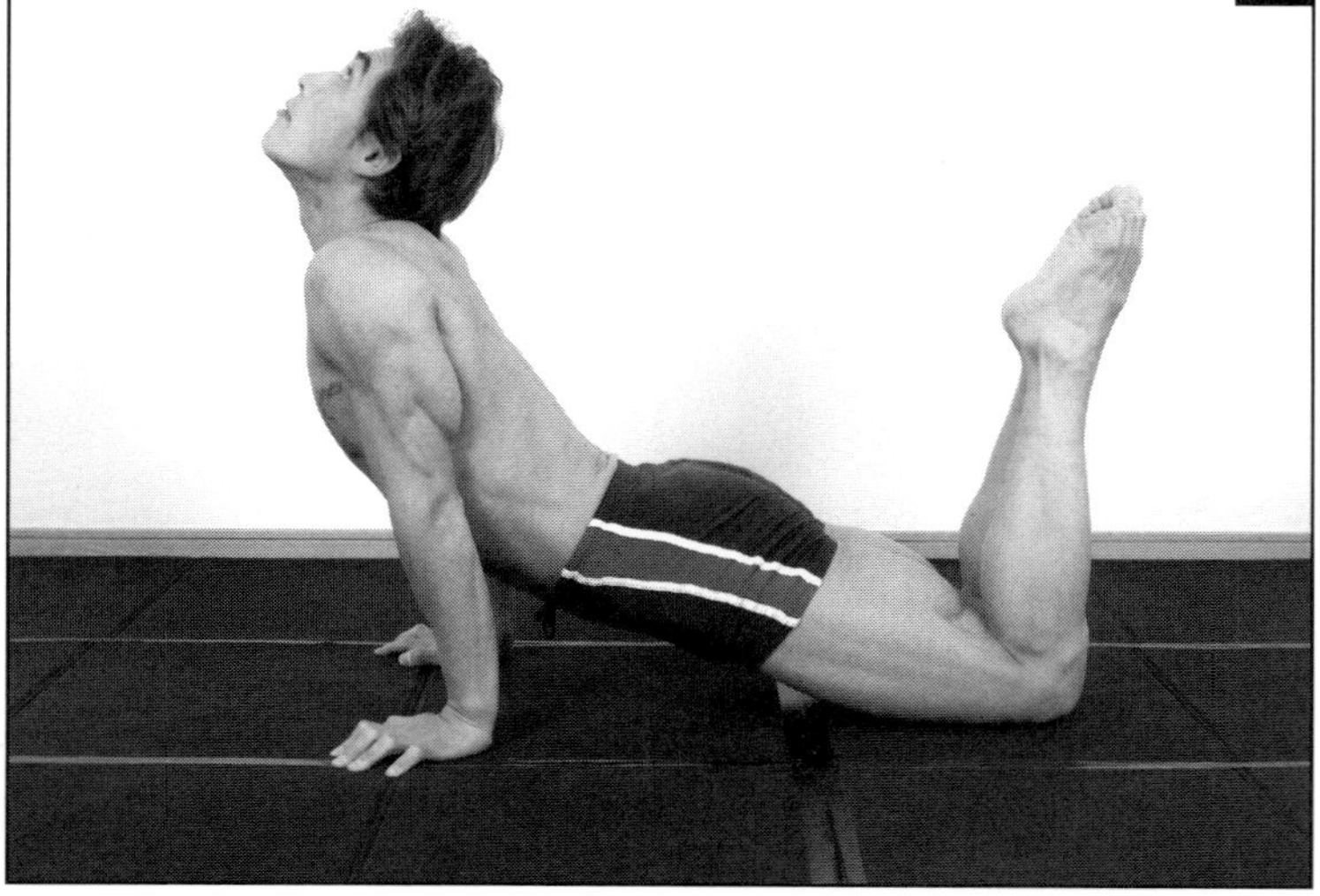

c 背中を反り返り、天井を見る。

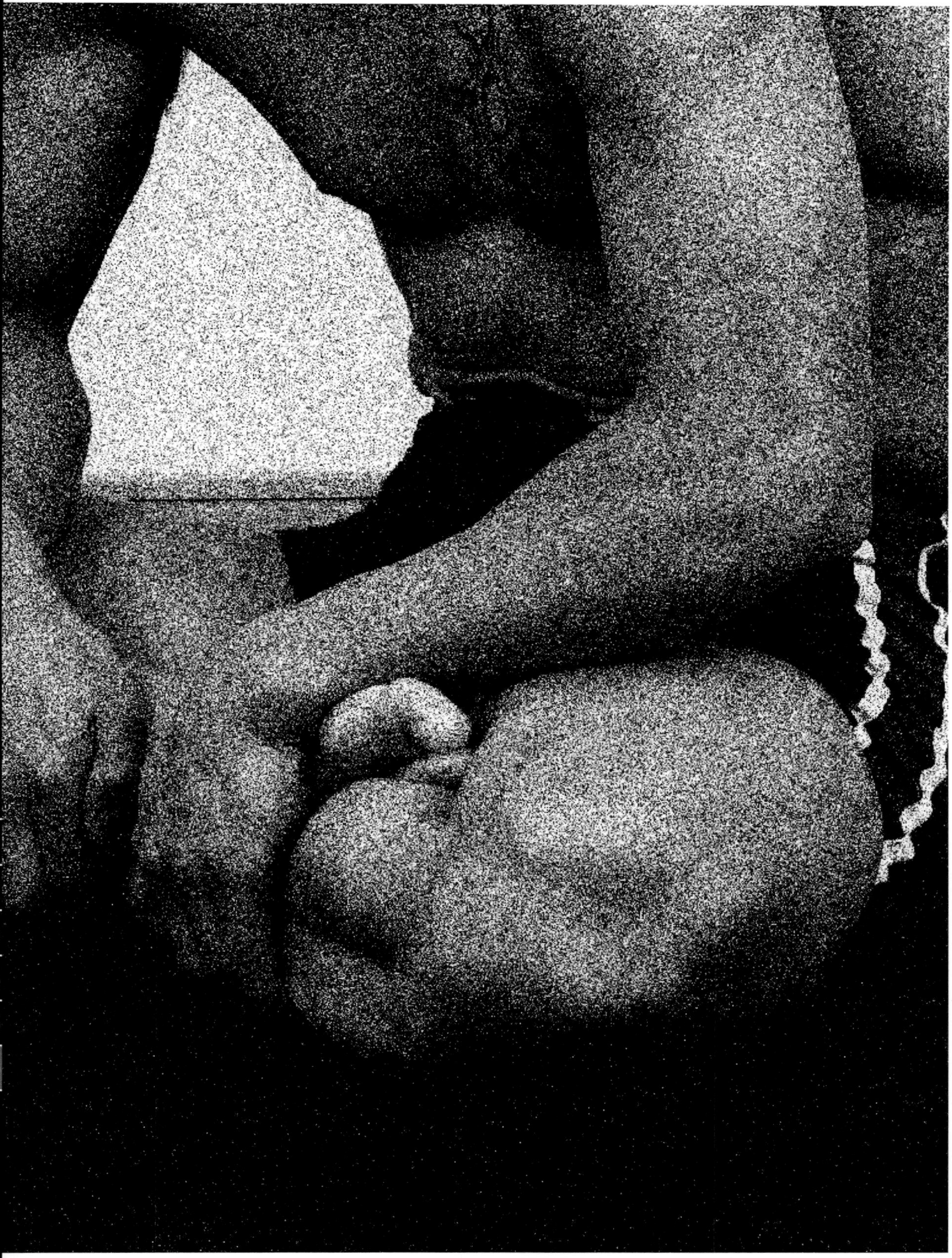

寝ていると血液の循環が悪くなるために、余計に症状が悪化していきます。
それを改善することによって全身の細胞を活発にさせるのです。

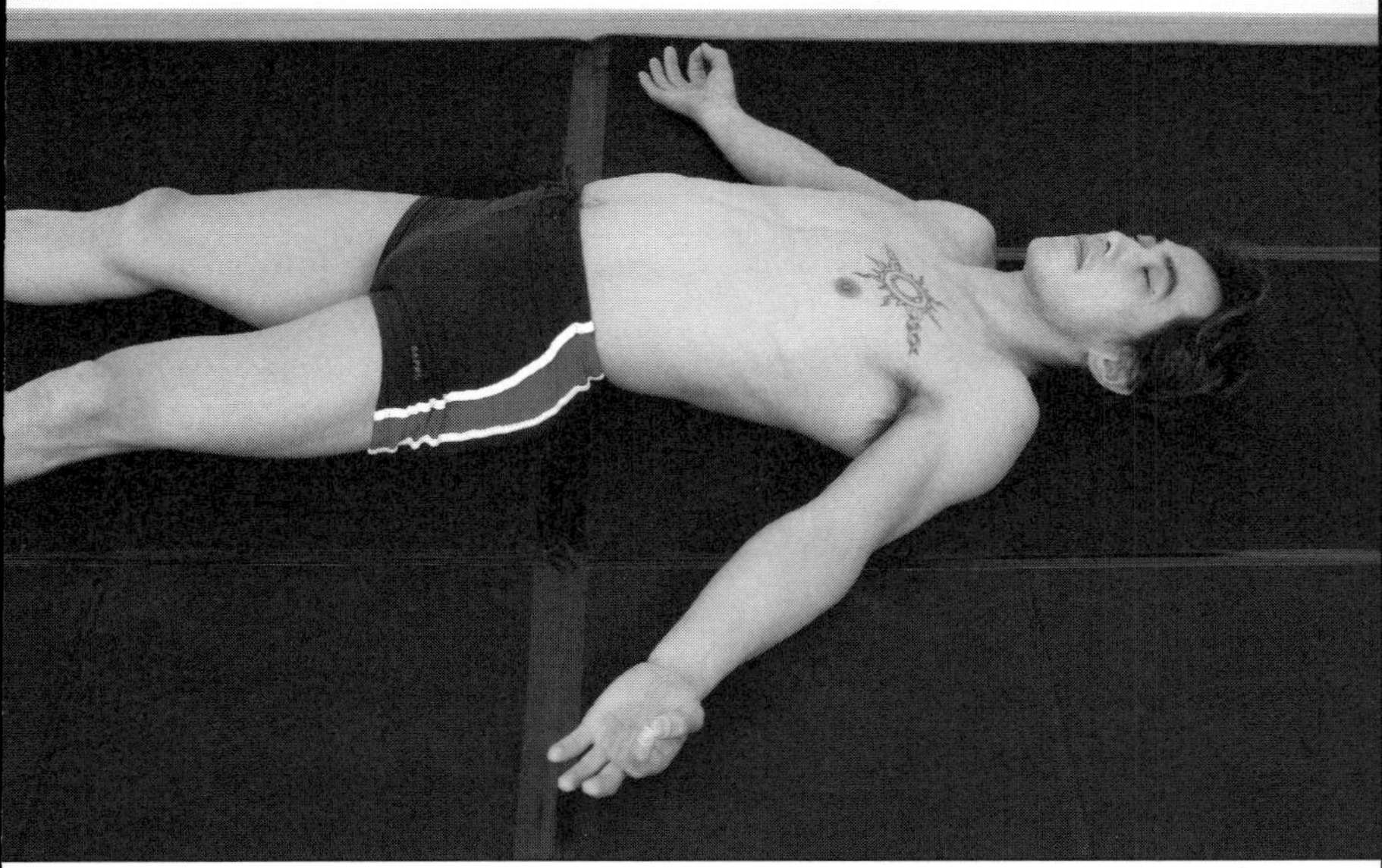

準備

仰向けに横になり、ゆっくりと腹式呼吸。
全身の力を抜き、呼吸に集中する。
吐くときに「ムルバンドゥ」をする。

5分間エクササイズ

朝のいそがしいときなどには、たった5分でできる技法。
A～JまでをやればOK。
時間のある人はK～Tまでやろう。

病気の種類・症状によってメニューは変わります。
ここでは予防と機能改善を目的としたセットメニューの一例をご紹介します。

【呼吸はすべて鼻で行う（技法AからDまで）】

血液の循環をよくするためのヨーガ

技法A（下半身の血行促進）

1―呼吸に合わせて一方の足首をそらせる。
もう一方はこのとき指先を伸ばすようにする。（**a**・**b**）

2―両足が揃うときに息を吸い、反らすときに吐く。

3―交互に12回繰り返す。

◎足首をポンプのように動かすことで下半身の血行が改善される。

両足が揃うときに息を吸い、反らすときに息を吐く。

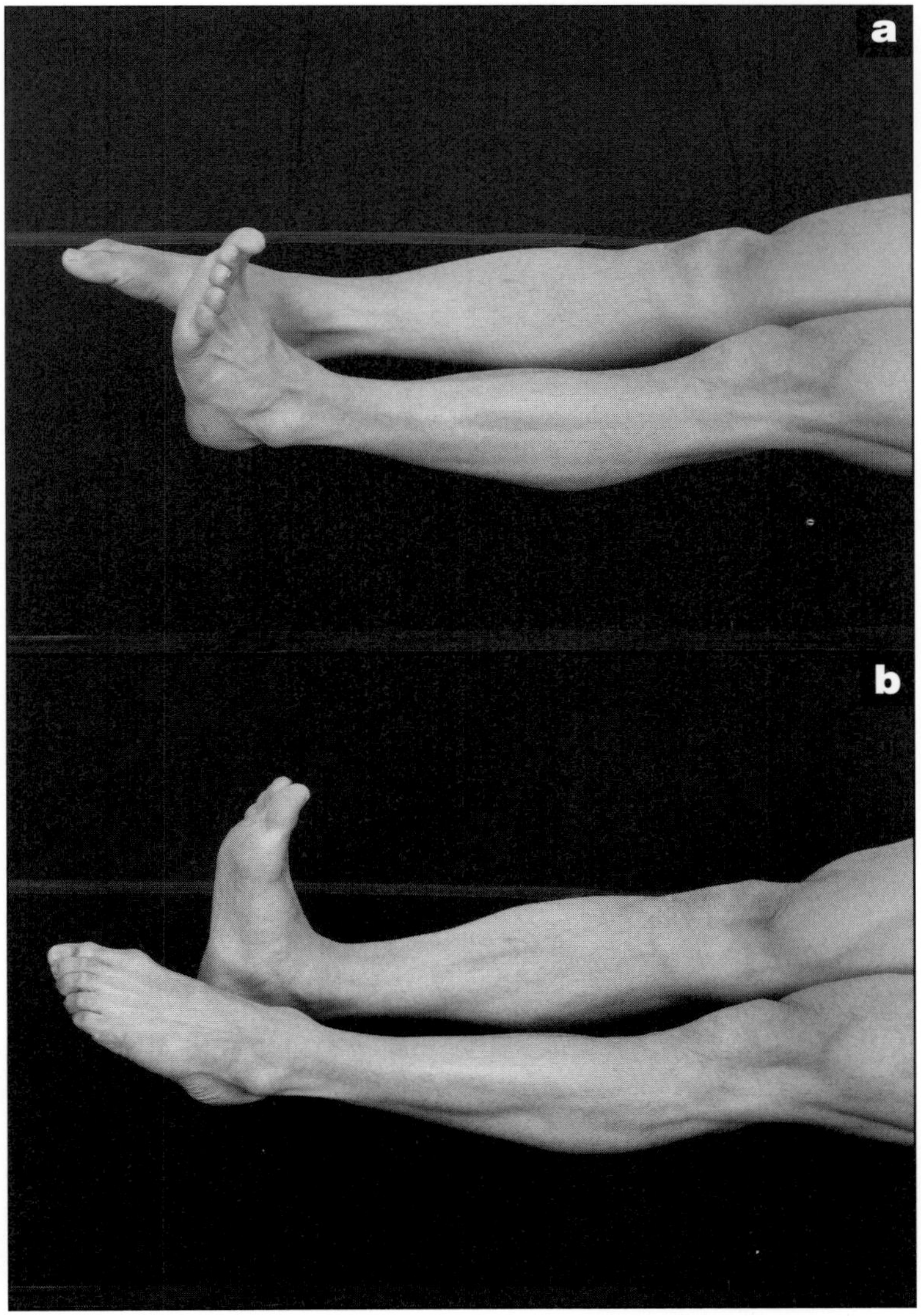

技法B（足の末端の血行促進）

1―足の親指と人指し指を30～100回（5分間エクササイズは30回）擦り合わせる。（a・b）

◎この動作は末端の血行を改善する。

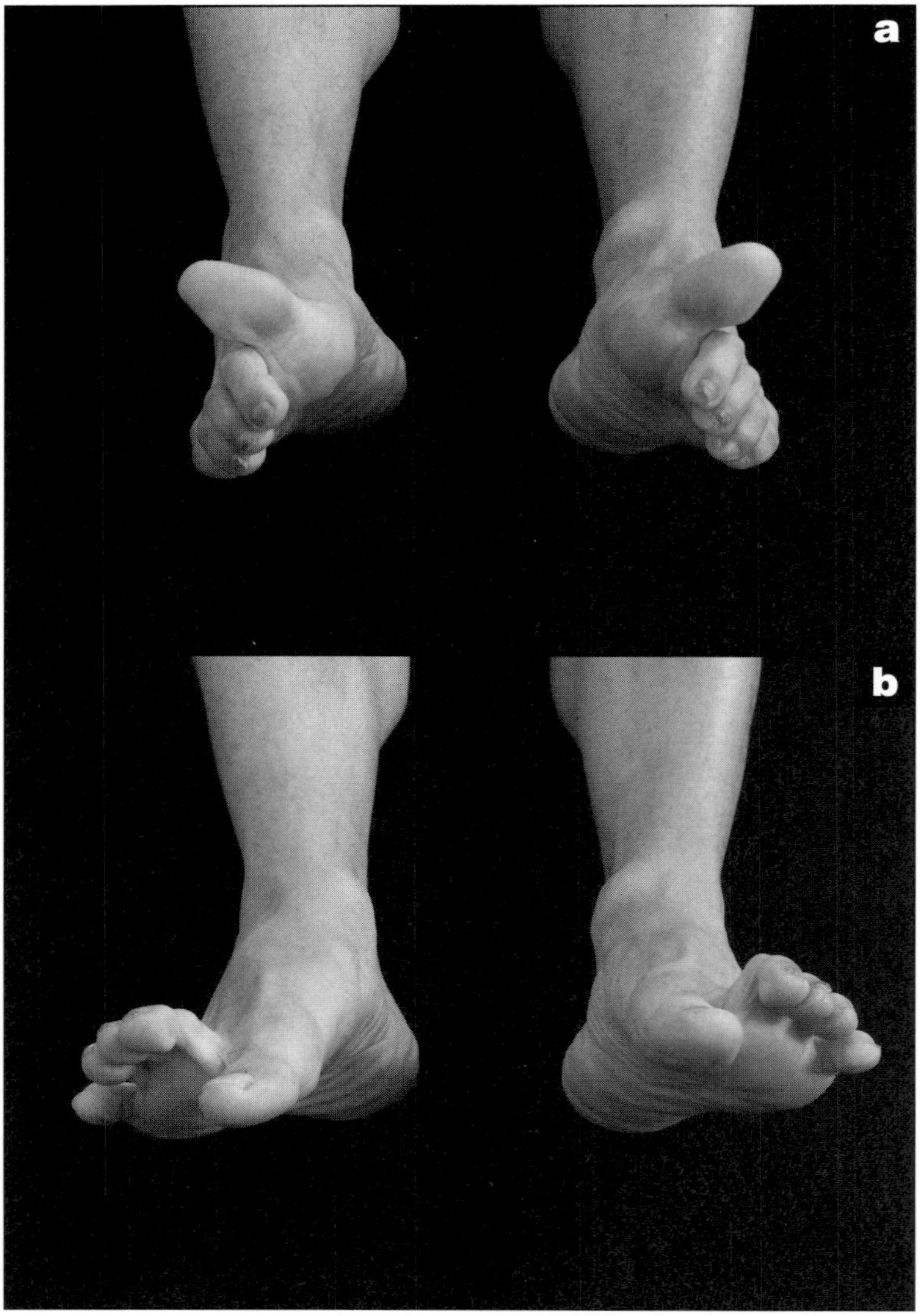

技法C（大腿部・股関節・脊《せき》髄《ずい》・首筋の血行促進）

1—仰向けに寝たまま全身をリラックスさせ、両掌を重ねて首の下におく。

2—右足の裏を左足のひざ横にあてがい、そのまま鼻で深い腹式呼吸を3〜6回行う（5分間エクササイズは3回）。（**a**）
伸ばしているほうの足は体の正中線に沿ってまっすぐに伸ばすこと。

3—そして足を変えて同様に行う。（**b**）

◎この動作は大腿部から股関節、脊髄、首筋のあいだの血流を促し、また股関節も柔軟になる。

足の裏を逆の足のひざ横にあて、鼻で深い複式呼吸。

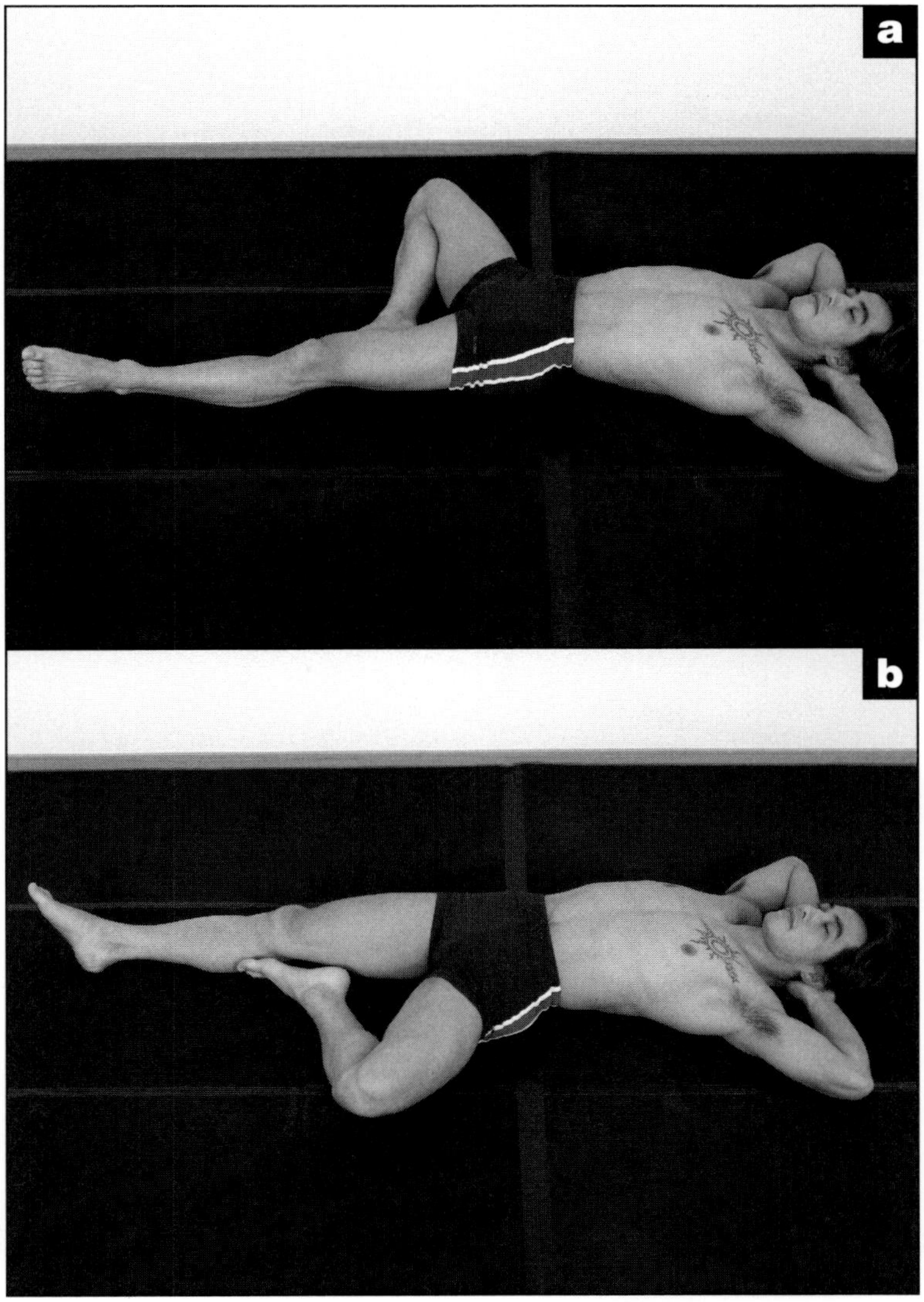

技法D（大腿部・股関節・脊髄・首筋の血行促進）

1―うつ伏せに寝たまま全身をリラックスさせ、両掌を枕のように顔の下におく。

右足を直角に引き上げ、ひざも直角に曲げる。

顔は足を曲げたほうへ向け、そのまま鼻で深い腹式呼吸を3～6回行う（5分間エクササイズは3回）。（**a**）

伸ばしているほうの足は体の正中線に沿ってまっすぐに伸ばすこと。

2―足を変えて同様に行う。（**b**）

◎技法Cのエクササイズにつづけて行うことで、体の血液循環が促進される。

朝起き抜けであれば、体温がゆるやかに上昇するとともに血圧が安定する。

足・ひざを直角に曲げ、鼻で深い複式呼吸。

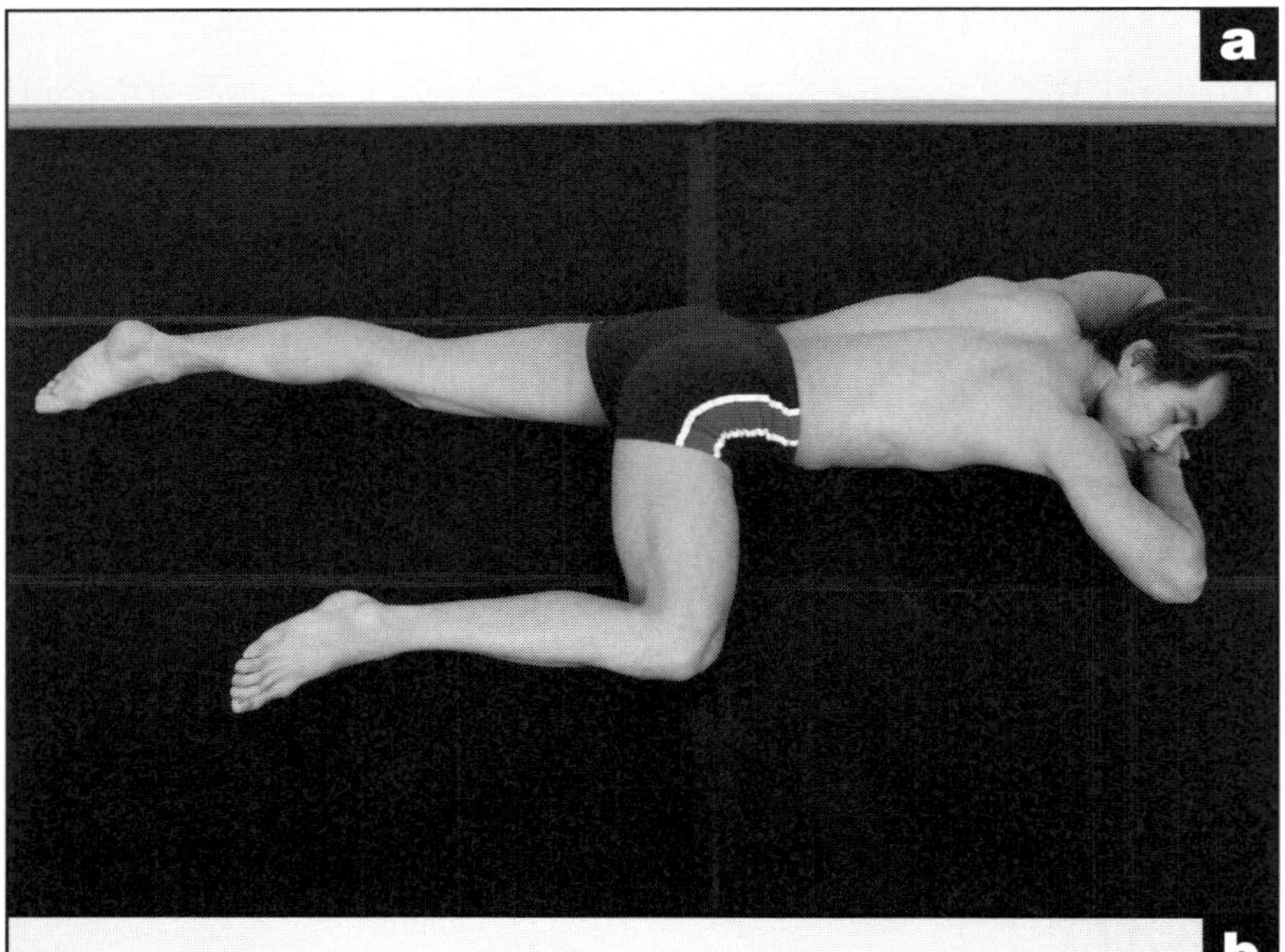

a

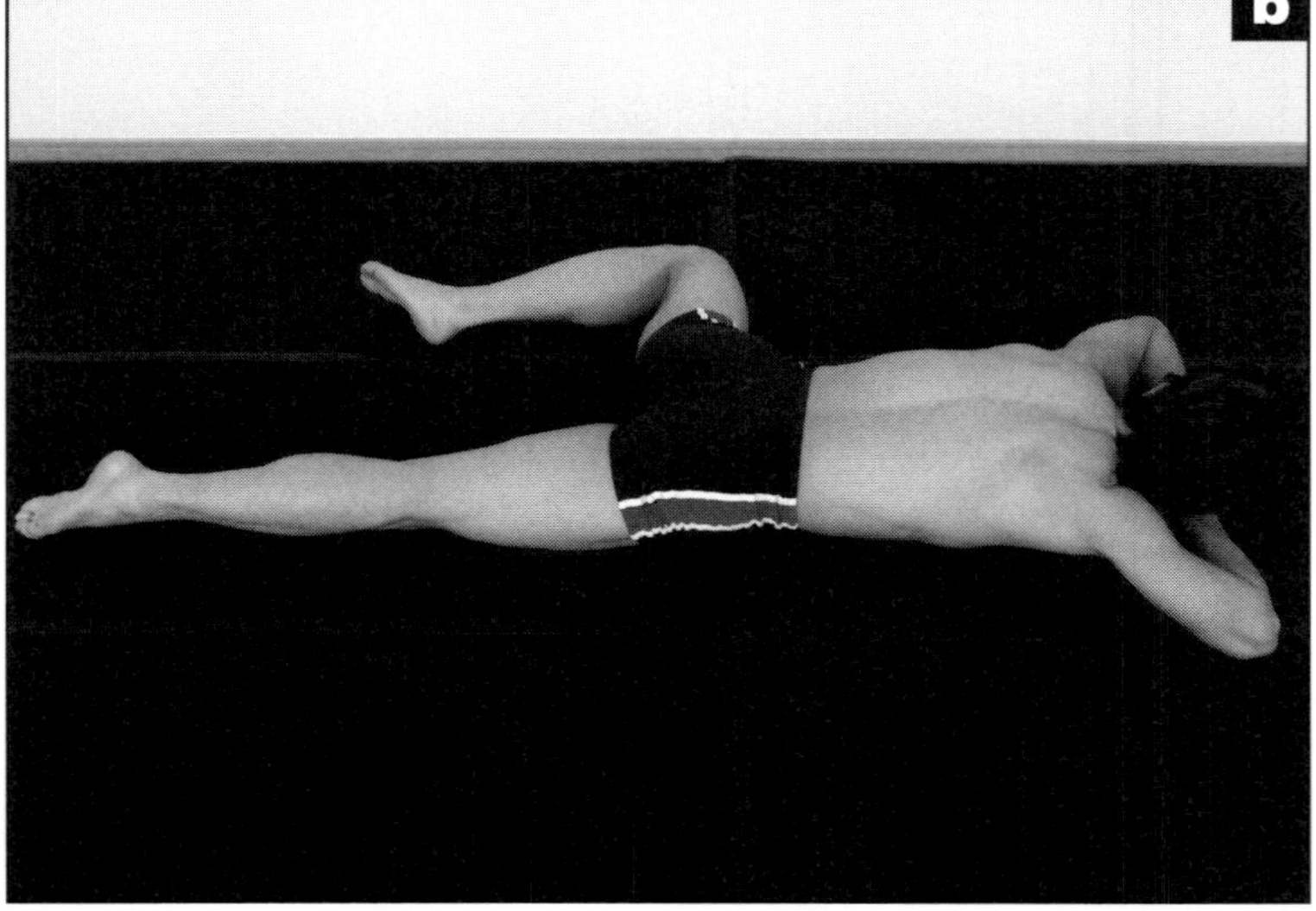

b

技法E（脊髄のゆがみ矯正）

1―仰向けに寝て、左足を立て、右足をその上にのせる。（a）

2―そこで鼻から息を吸い、口から吐きながら足の重みを使って右側に両足を倒していく。（b）

3―鼻から息を吸いながら足を戻し、3回繰り返す。

4―足を変えて同様に行う。（c・d）

鼻から息を吸う。 a

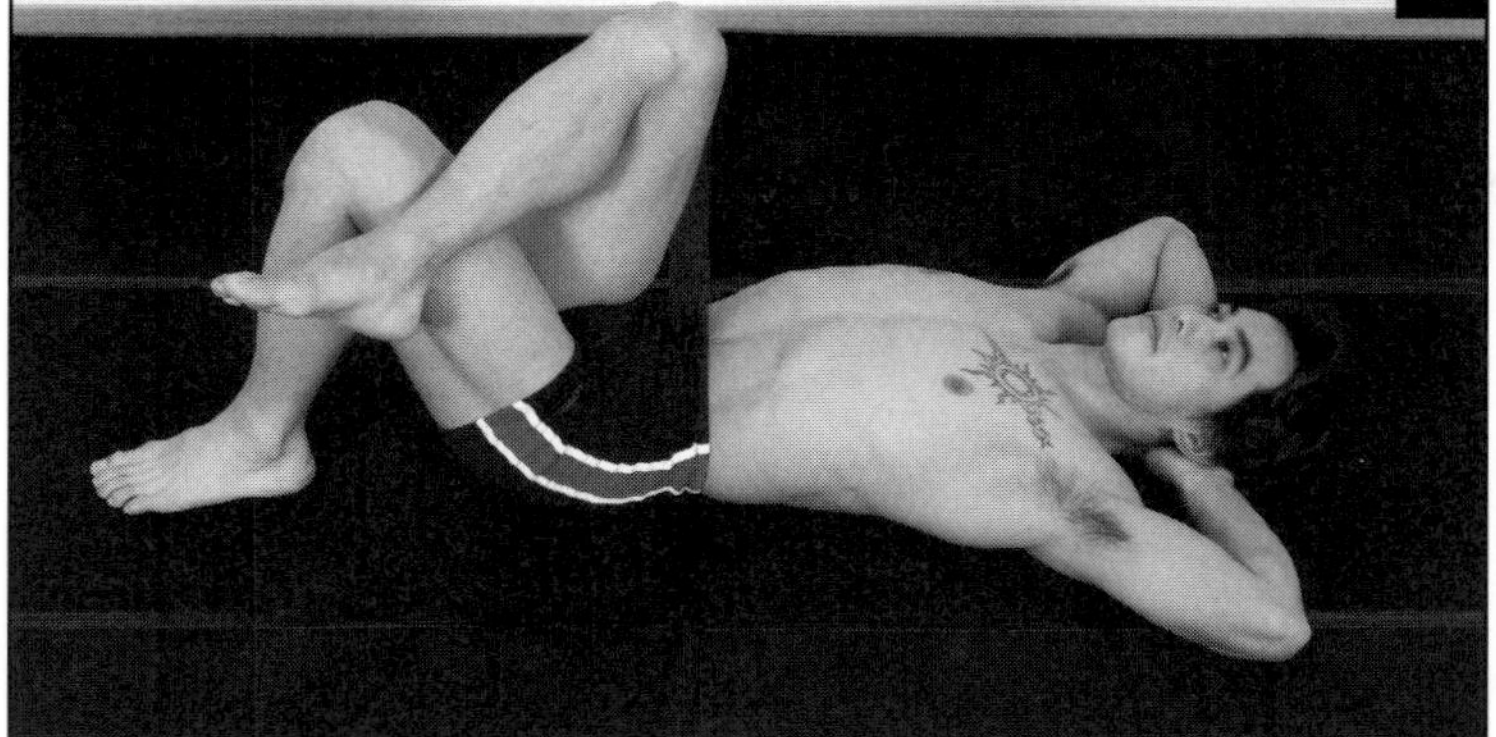

口から息を吐きながら足を倒していく。 b

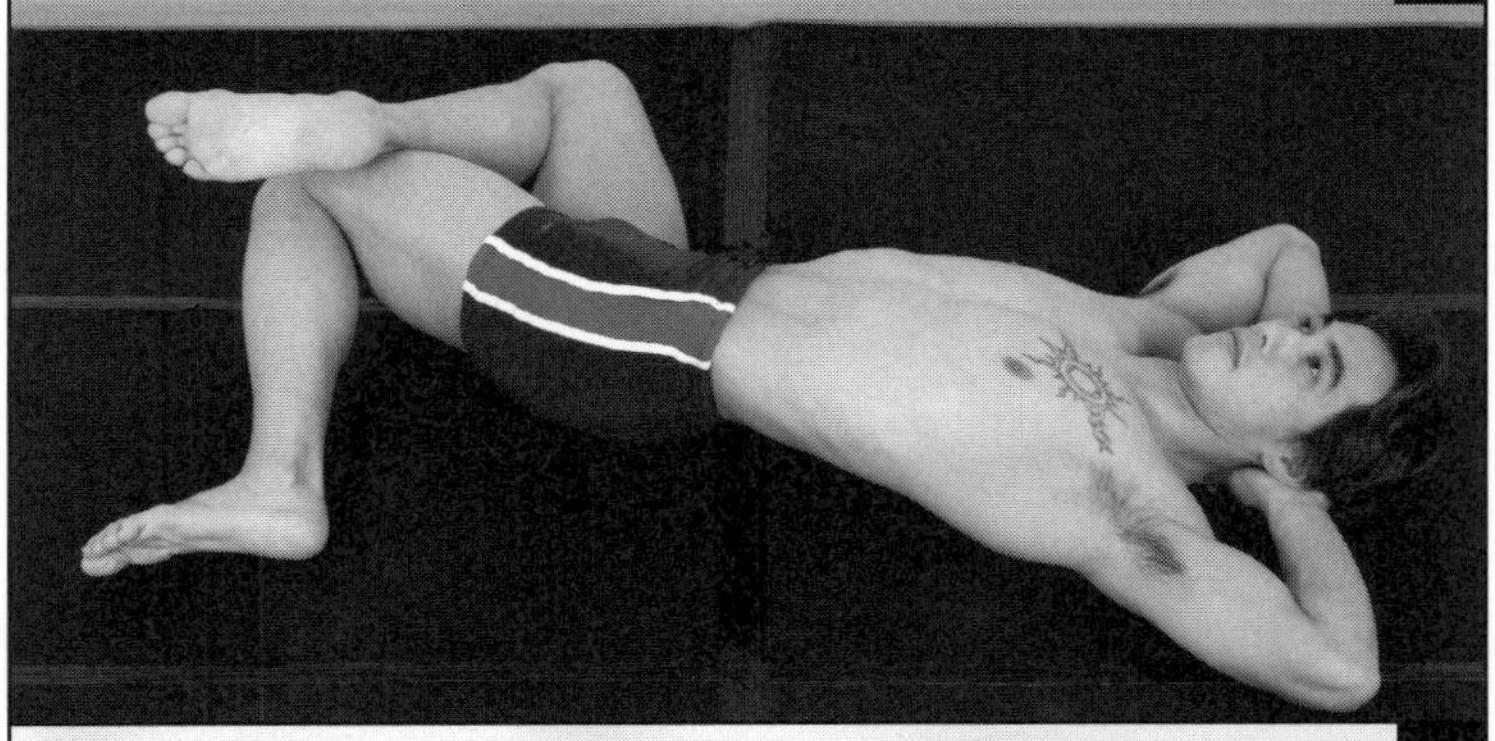

3回繰り返したら足を変える。 c

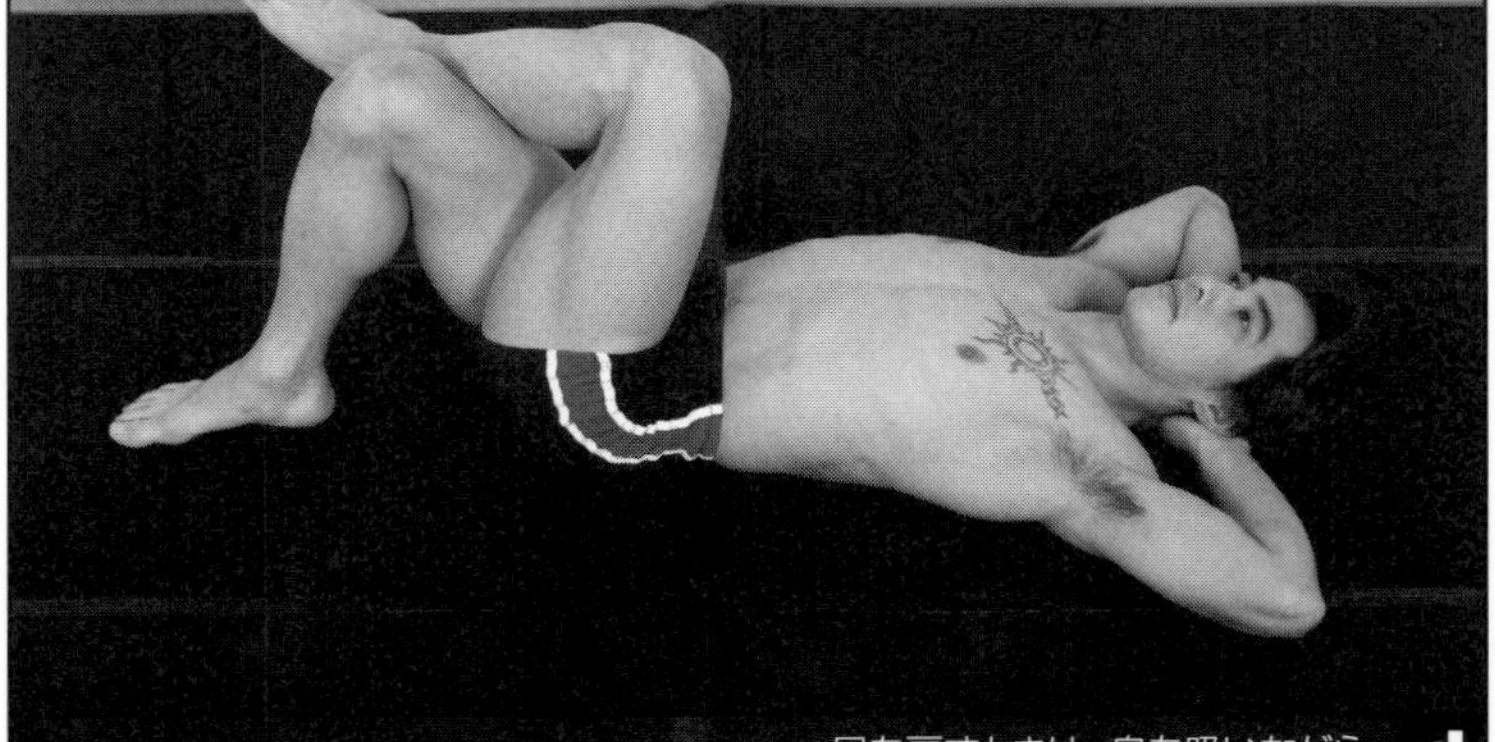

足を戻すときは、息を吸いながら。 d

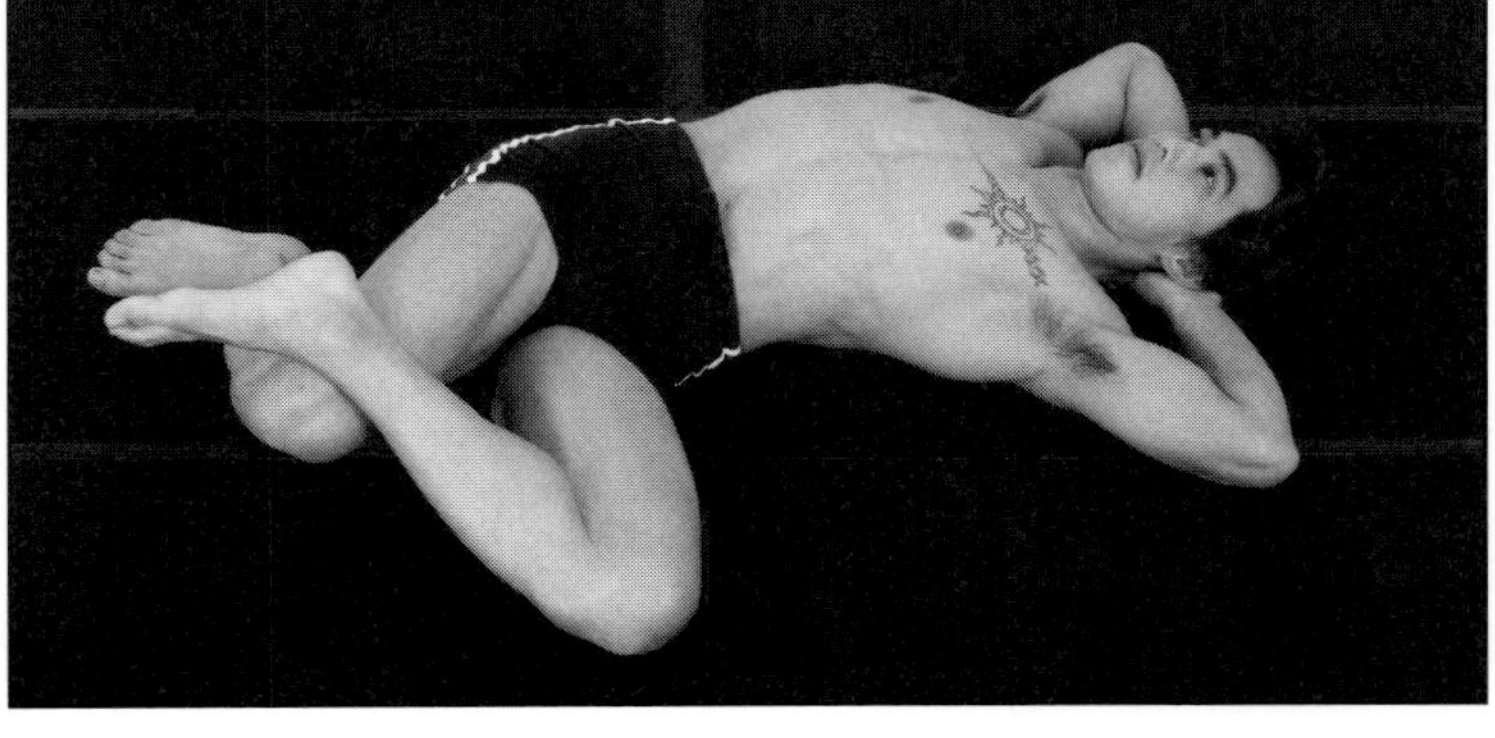

足を刺激して全身を調整するヨーガ（技法Fから**J**まで）

技法F

1—写真のように座り、右足の親指から順にひねる。（**a**～**e**）

このとき指の付け根から先端に向けてひねっていくこと。

◎通常生まれてから死ぬまで足の五指がこのような動きをすることはない。

足には全身の経絡が集まっているのは周知のとおり。

技法**F**から**J**によって足の反射系を刺激し全身の調整を行う。

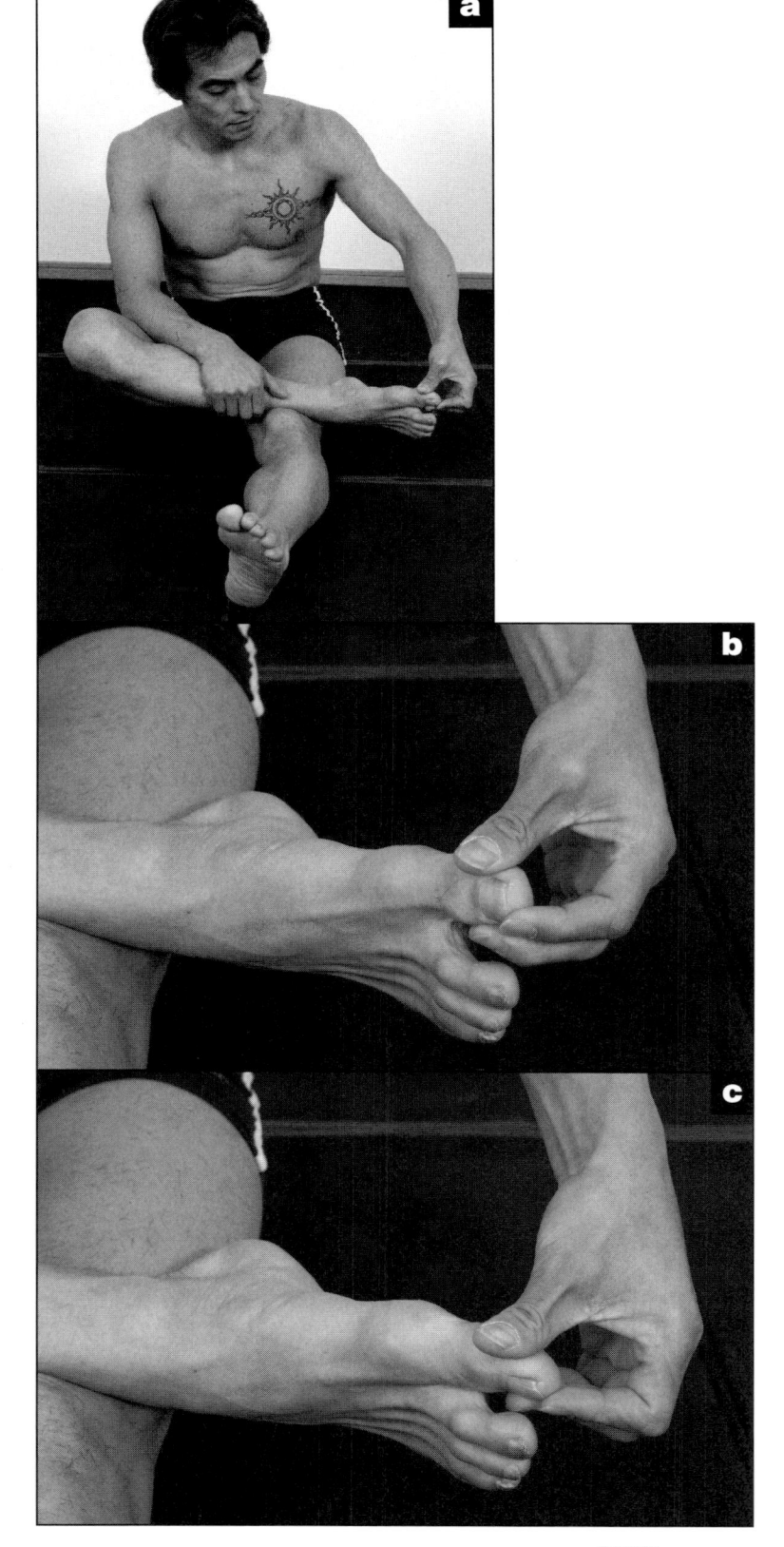

a

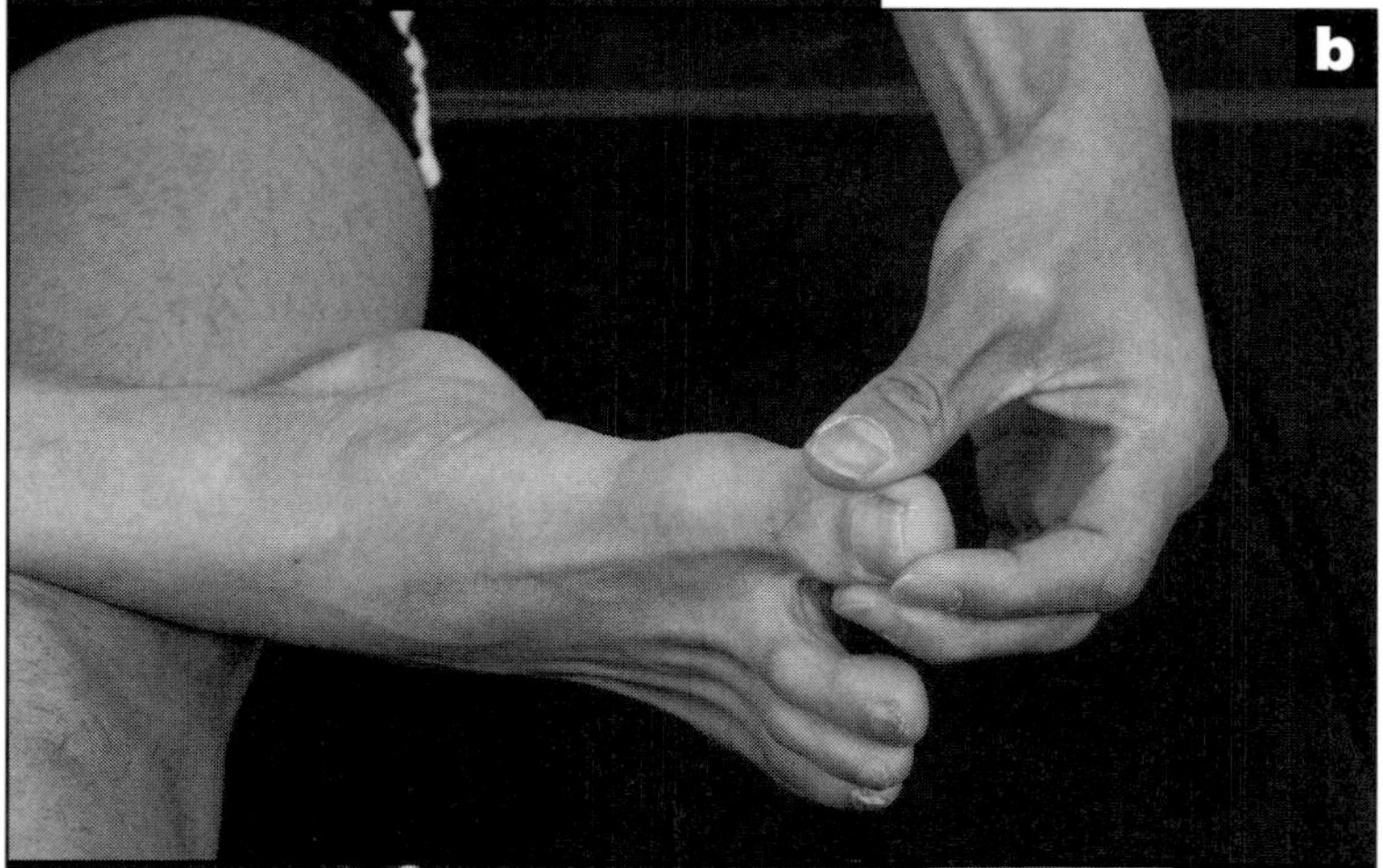

b

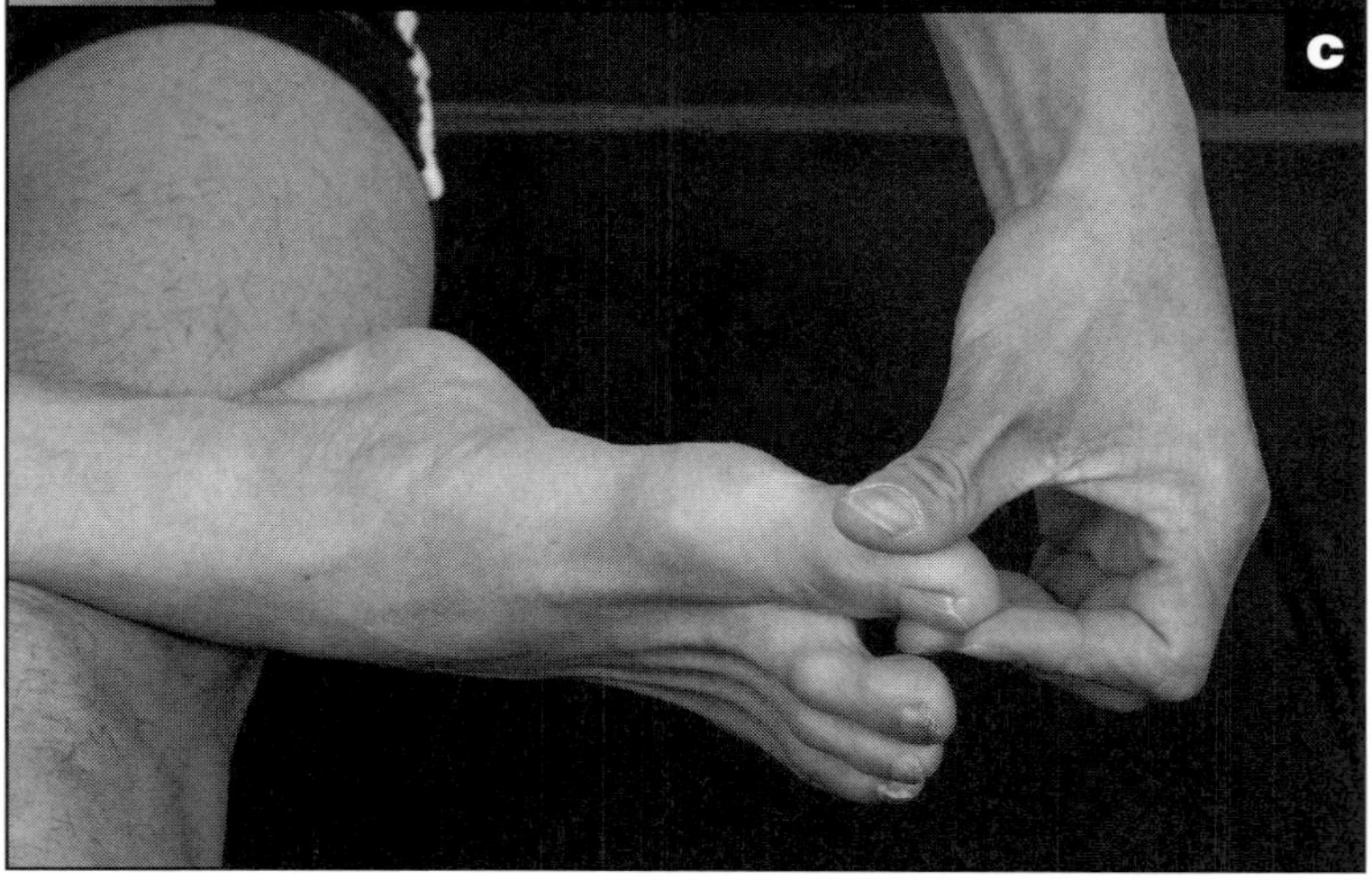

c

左足へいかずに、右足のまま技法Jまで行う。

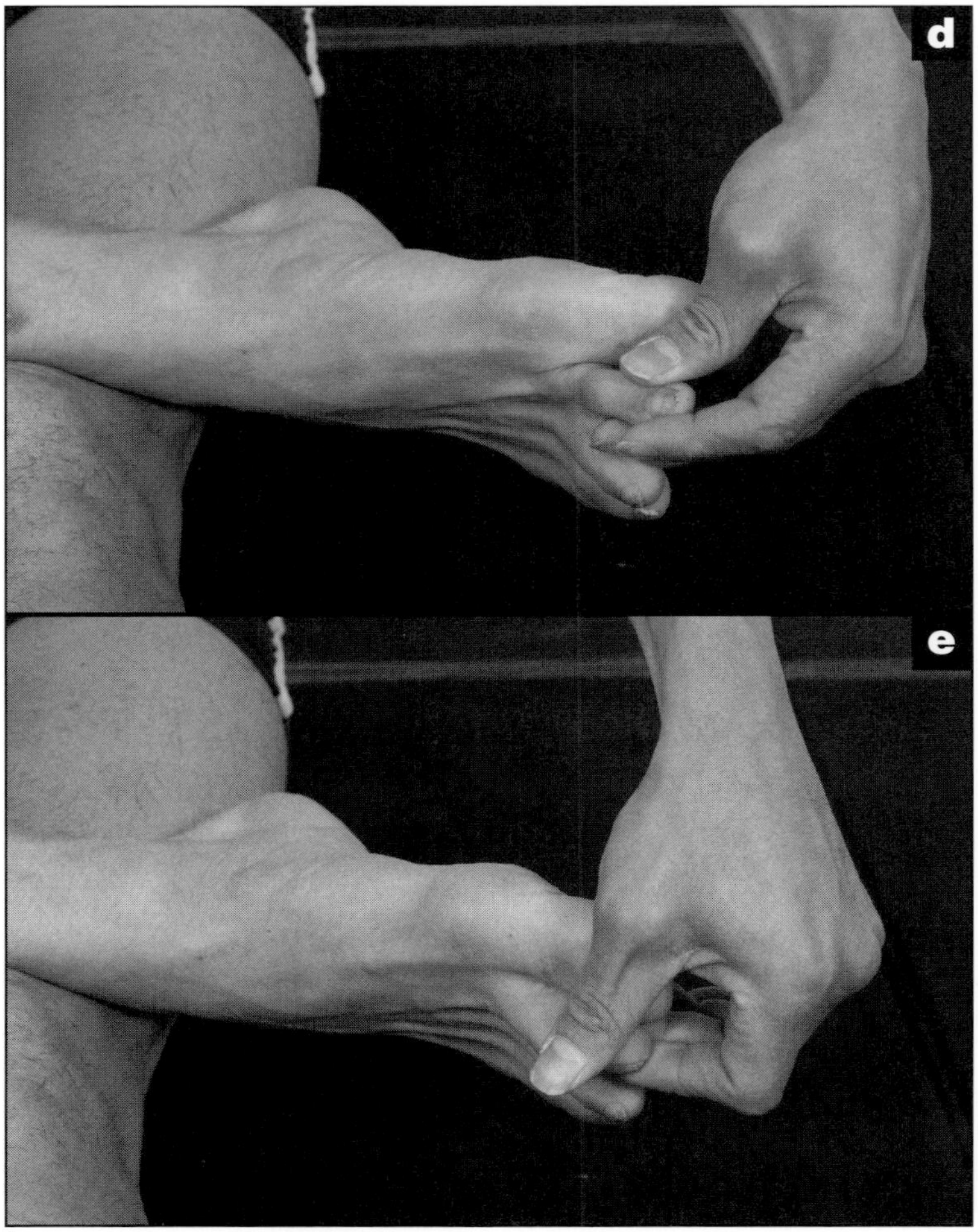

技法G

1—足の裏を両手の親指を使ってよく揉《も》む。
ただし指に近いほうから踵に向かって揉むこと。（**a**・**b**）
逆の方向ではいけない。

2—この動作を何回か繰り返す。

指に近いほうから踵に向かって揉む。

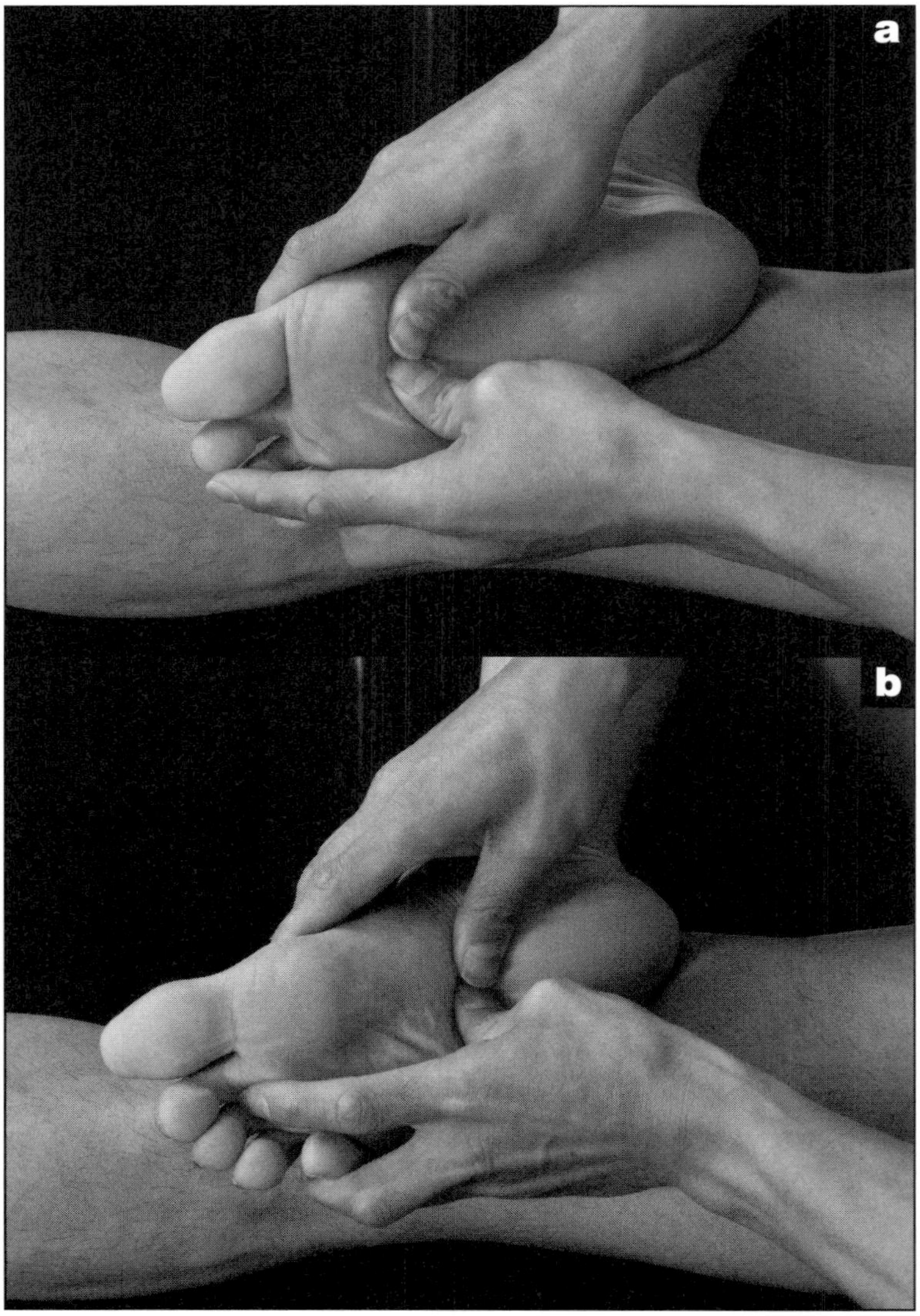

技法H

1―足の親指をにぎり、足の裏全体を反らす。

2―掌《てのひら》を使って足の裏を摩擦する。（a・b）
この場合の方向はどこからでもよい。

3―この動作を足裏が熱くなるまで行う。

摩擦する場合はどの方向からでもよい。

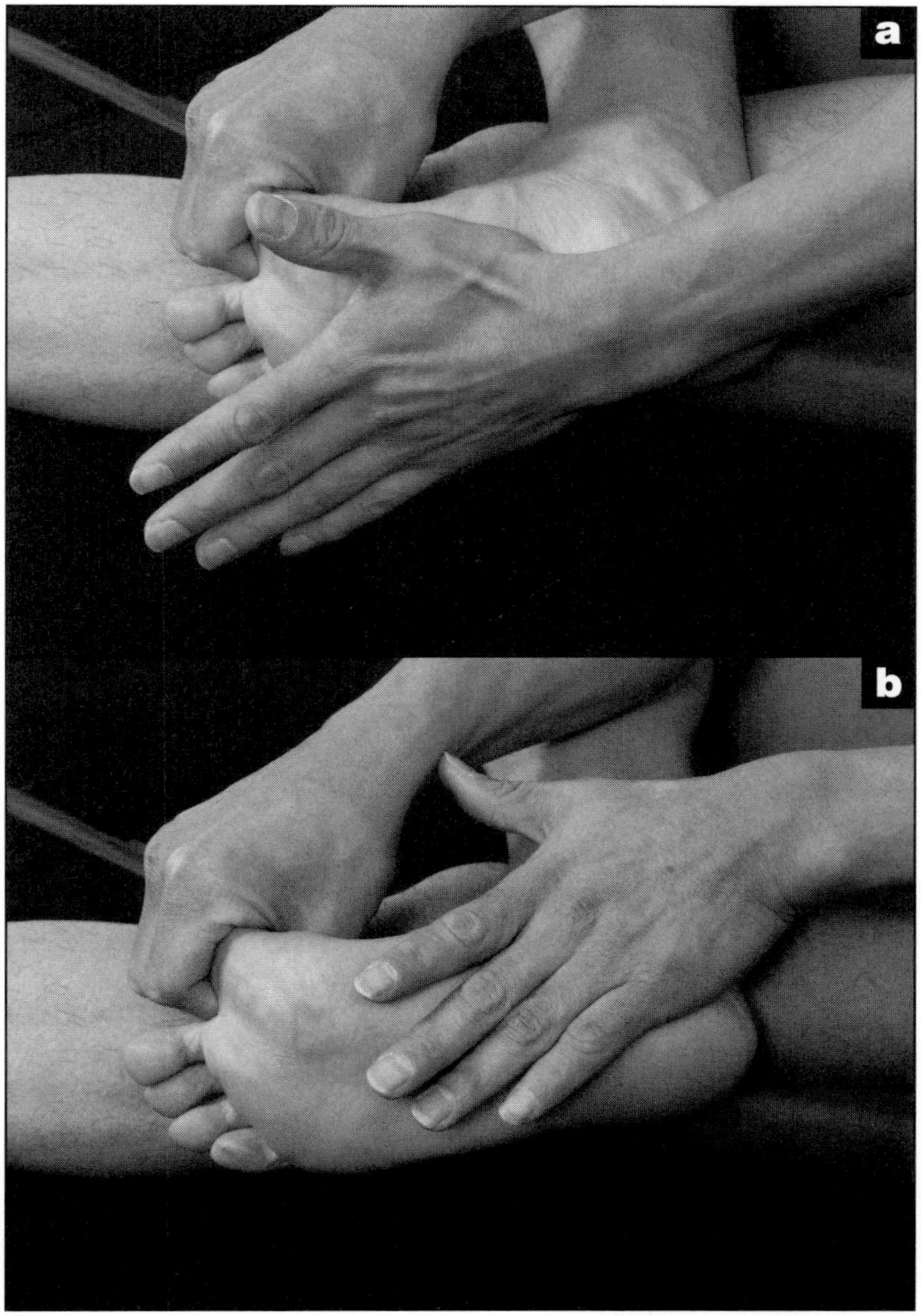

技法Ⅰ

1―足首を押さえながら、つま先を持って何度か両方向に回す。（a・b）

◎この動作は、足首を柔らかくし、アキレス腱の付け根を柔軟にする。

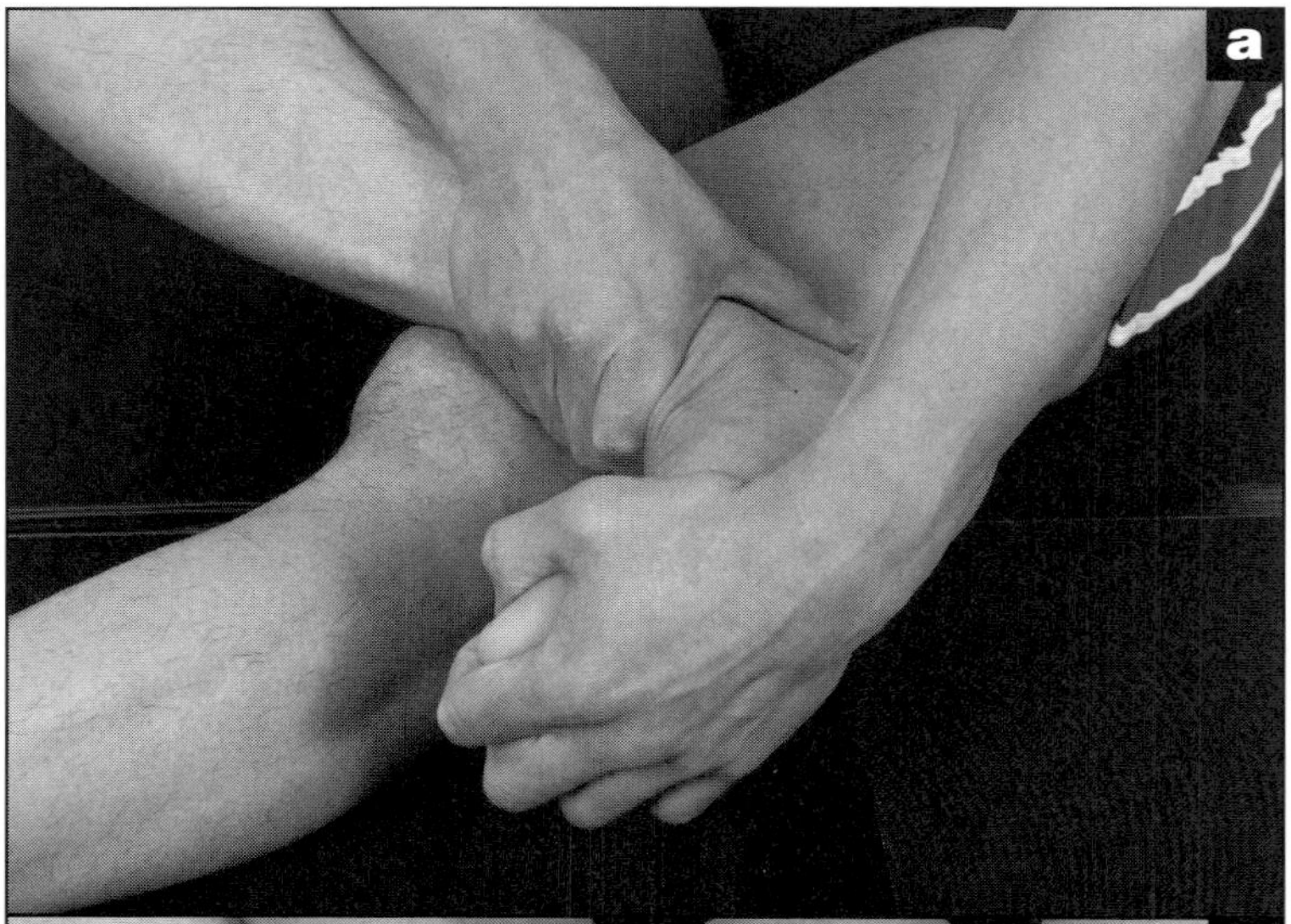

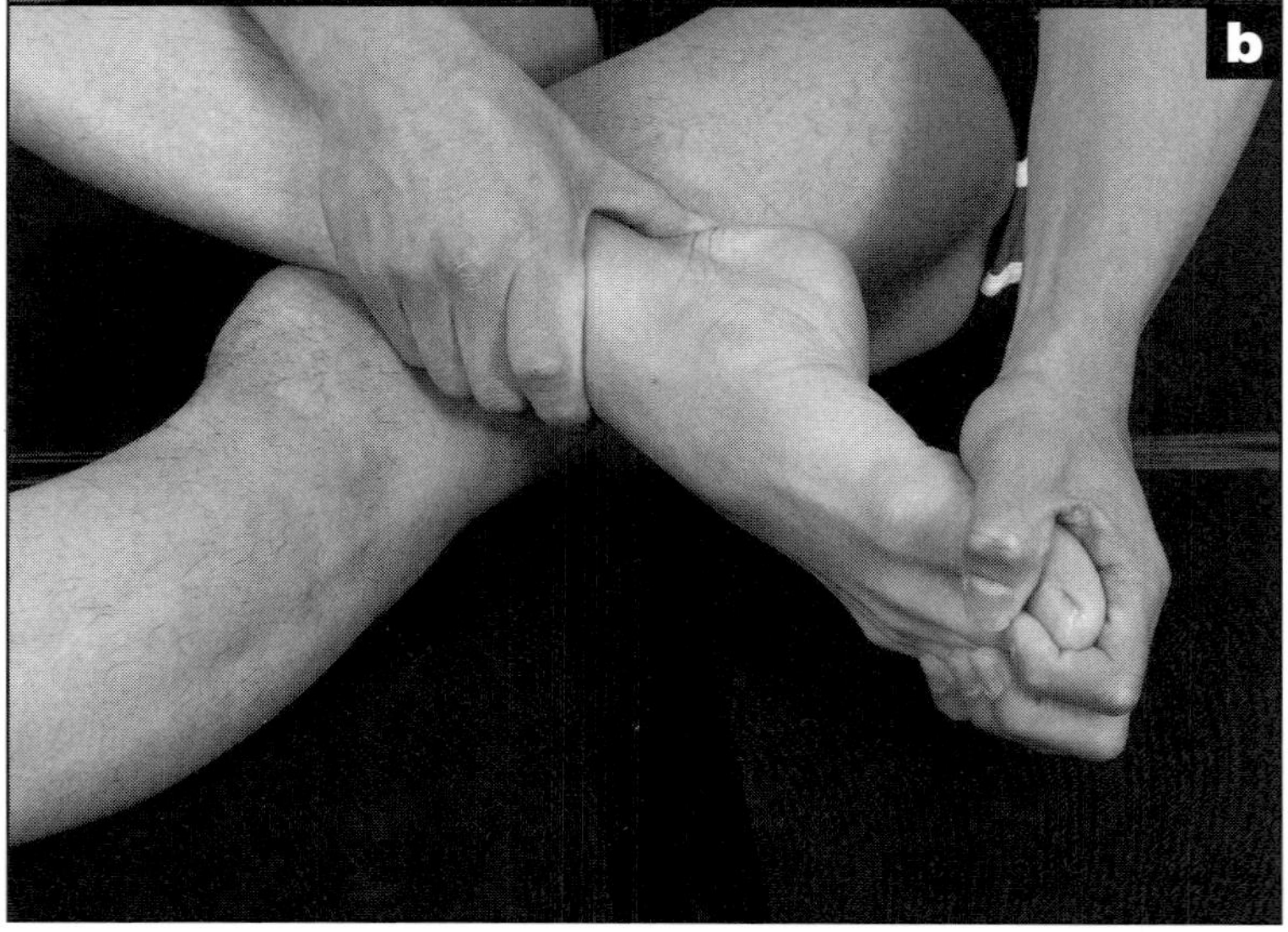

技法J

1—踵《かかと》あたりからアキレス腱までを軽くマッサージする。(**a**・**b**)

◎あまり強くしないように。

ここまで終わったら足を変え技法FからJを繰り返す。

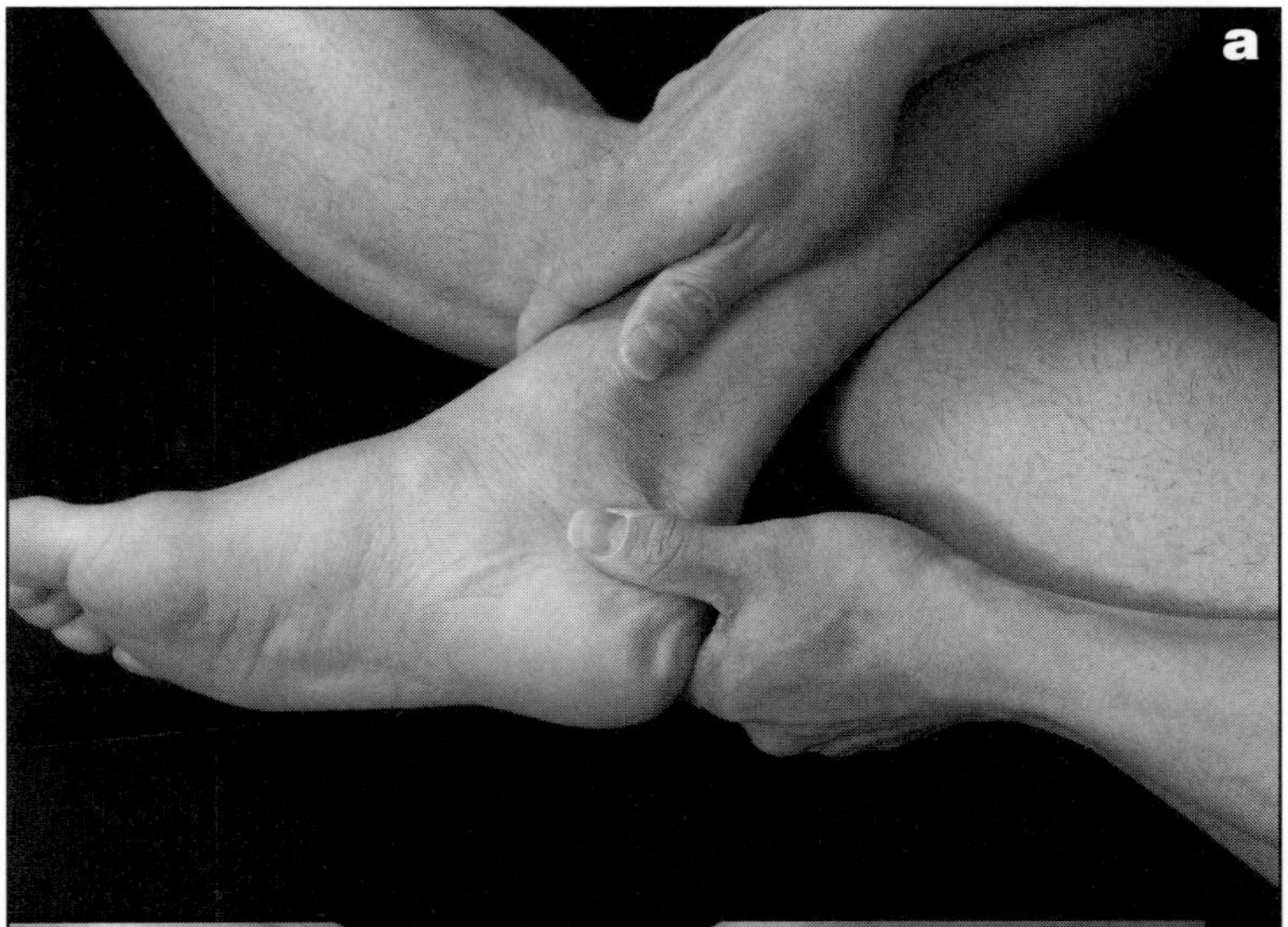

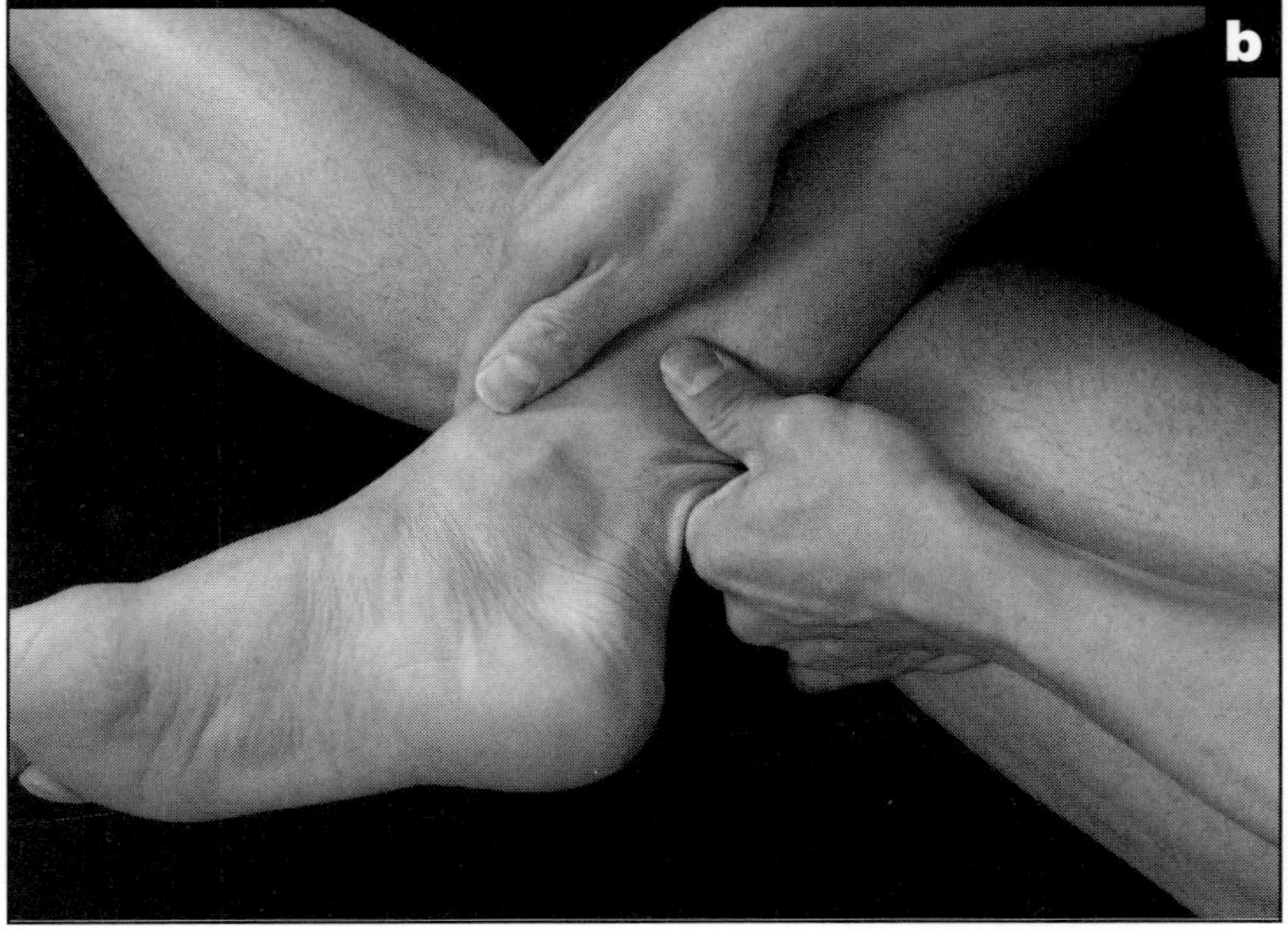

内臓や体内組織の機能を高めるヨーガ

技法K（胃腸の機能改善）

1―写真**a**のように座り、両手の指を組んでみぞおち（胸の中央部で腹に接するくぼんだところ。人体の急所のひとつ）の上におく。（**a**）

2―深く鼻で息を吸い、口から吐きながら、組んだ両手で左の脇腹まで体を摩擦。顔は水平に保ち、手と逆方向の右側に向ける。（**b**）

3―鼻から息を吸いながら最初の状態に戻し、逆方向に行う。（**c**）

4―この動作を左右各6回ずつ繰り返す。

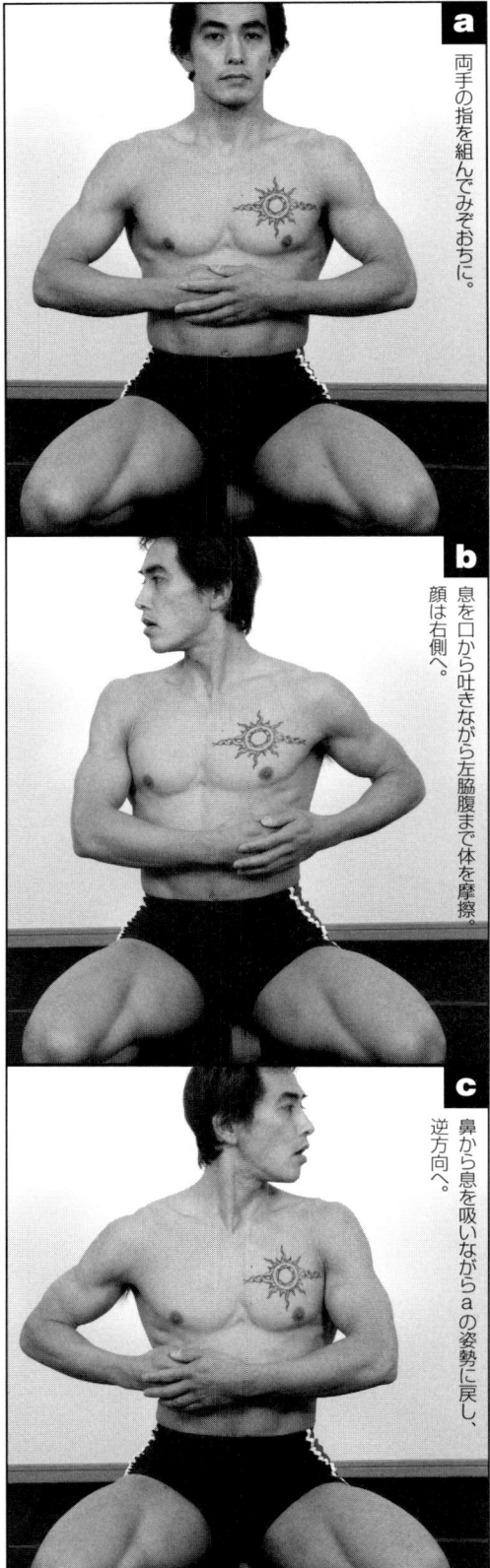

a 両手の指を組んでみぞおちに。

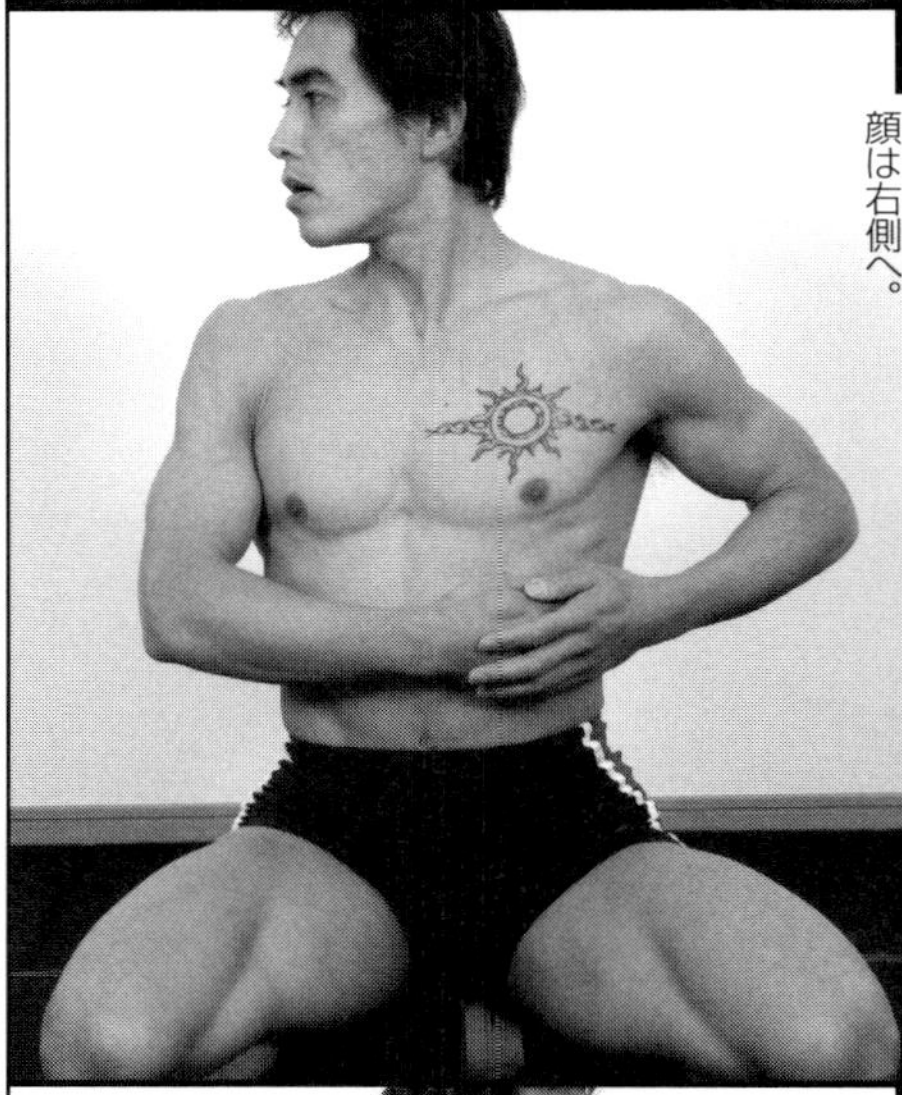

b 息を口から吐きながら左脇腹まで体を摩擦。顔は右側へ。

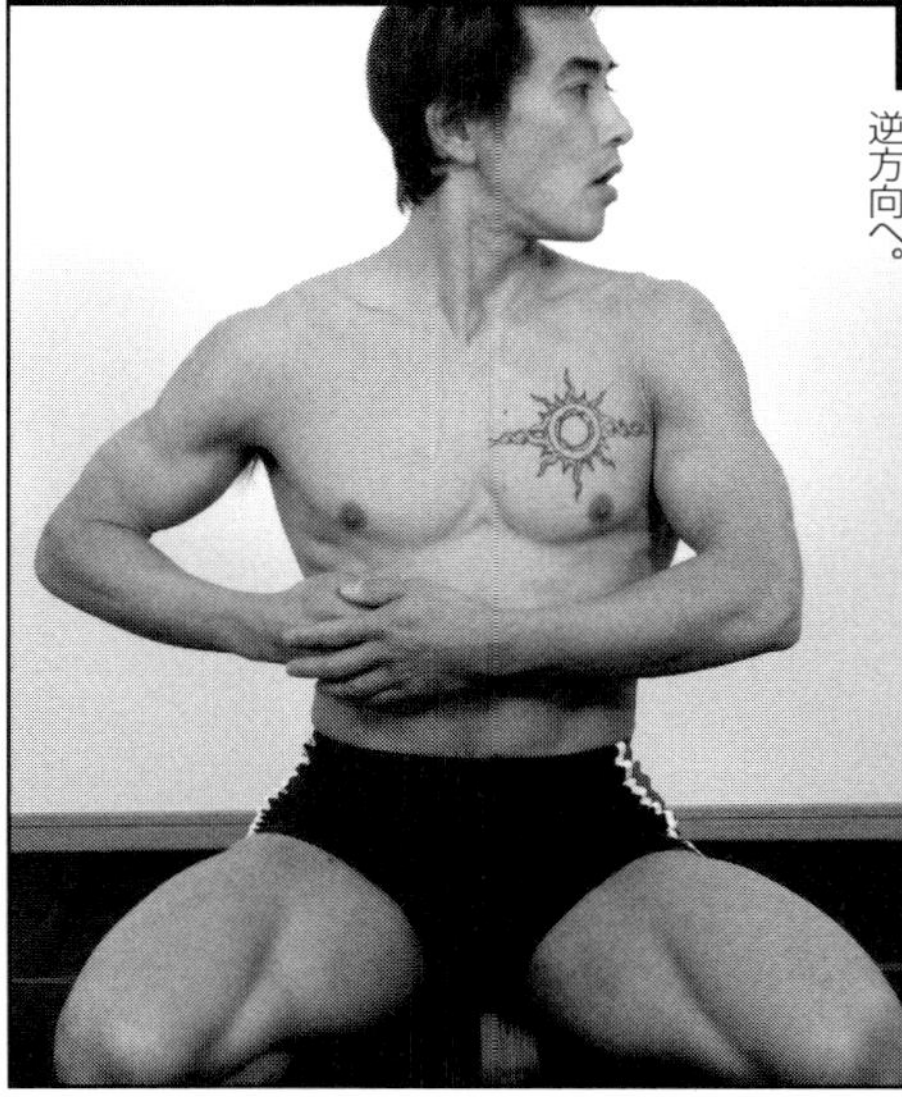

c 鼻から息を吸いながらaの姿勢に戻し、逆方向へ。

技法L（腎臓の機能改善）

1—両手の指を組んで首の後ろにおいて座る。（**a**）
2—息を深く鼻で吸い、口から吐きながら、ひじを広く左右に広げたまま右側に体を傾ける。（**b**）
3—鼻から息を吸いながら**a**の状態に戻り、次に反対側に倒す。
4—この動作を左右6回ずつ繰り返す。
◎体の重みで自然に傾いていくようにし、両ひざが浮かないように注意すること。

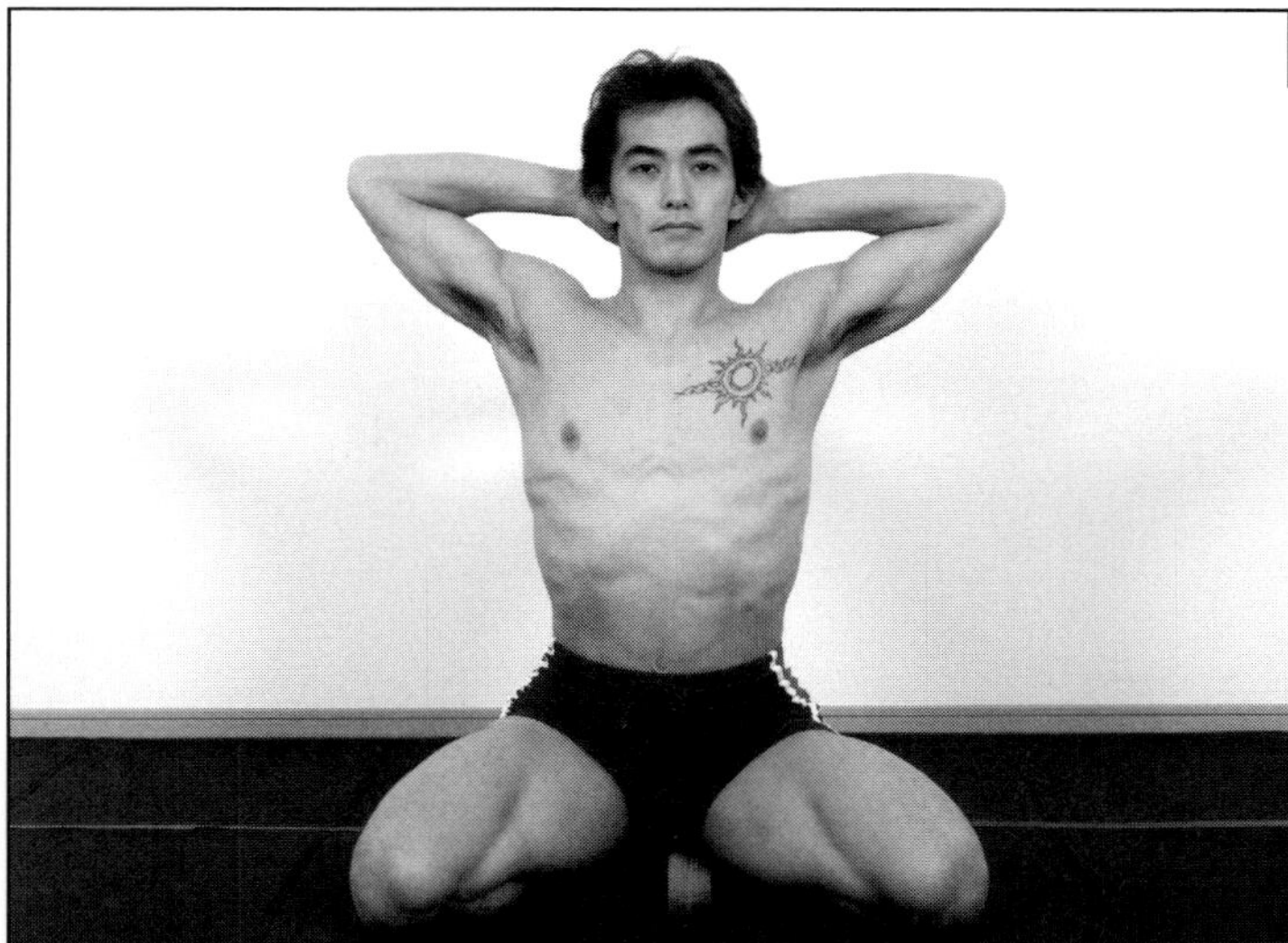

a
口から息を吐きながら体を傾ける。

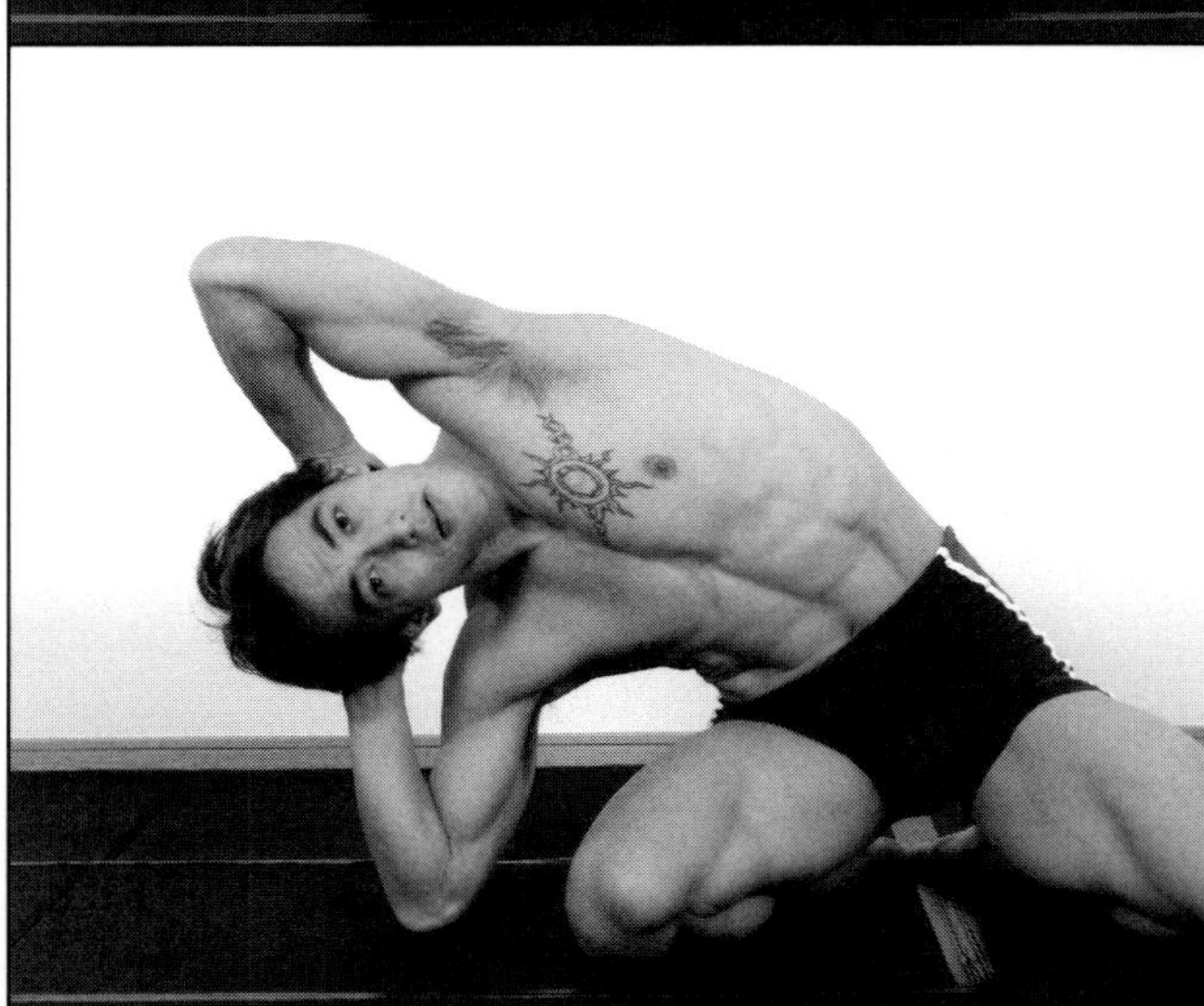

b
鼻から息を吸いながらaの姿勢に戻し、逆方向へ。
両ひざが浮かないように注意。

技法M（肺の機能改善）

1—両手の指を組んで首の後ろにおいて座る。（**a**）

2—息を深く鼻で吸い、口から吐きながら、ひじを広げ顔を天井に向ける。（**b**）

3—鼻から息を吸いながら、ひじを閉じて首を前に少し丸め **a** の姿勢に戻す。

4—この動作を6回繰り返す。

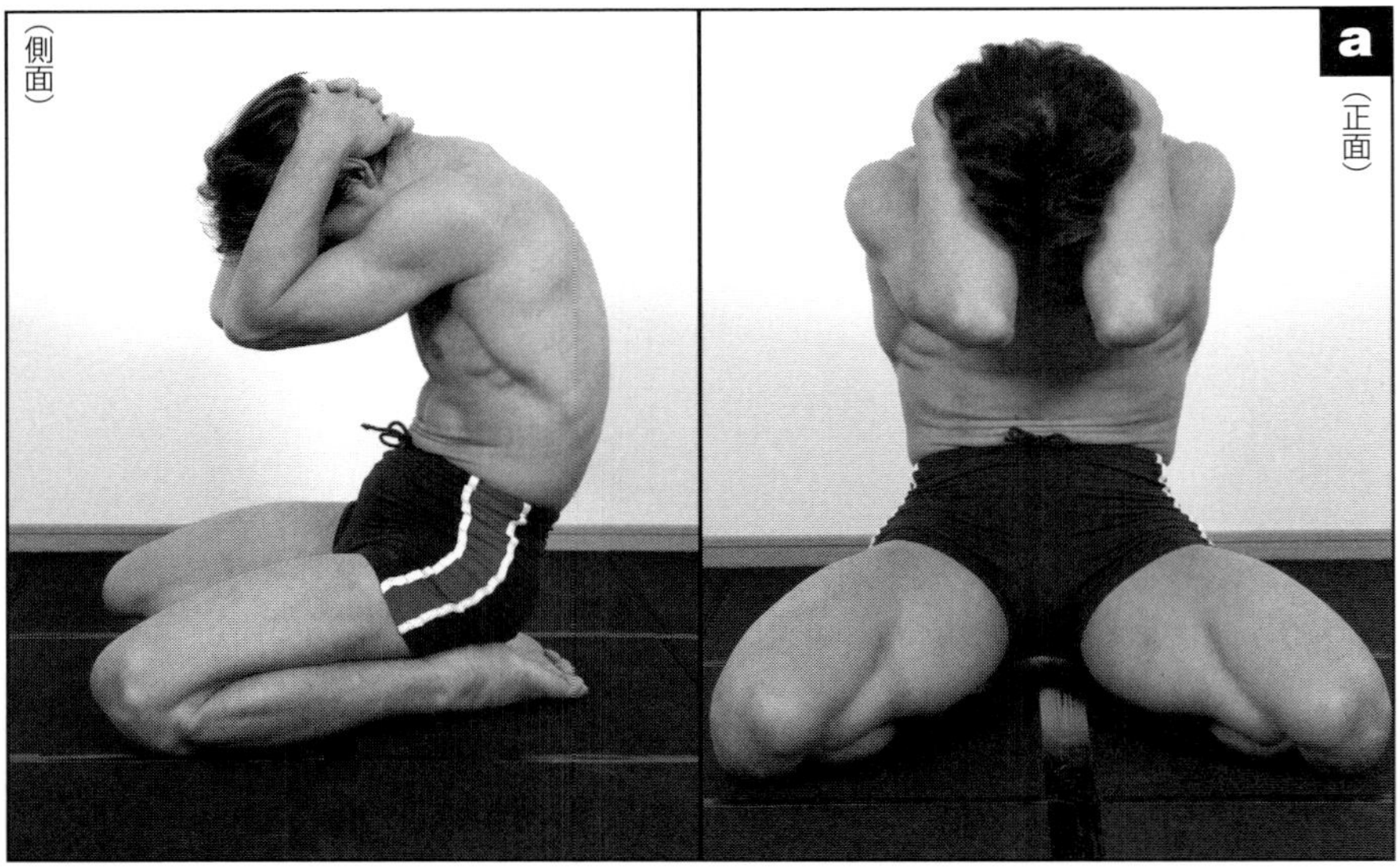

両手を組んで首の後ろに。ひじを閉じて首を丸める。

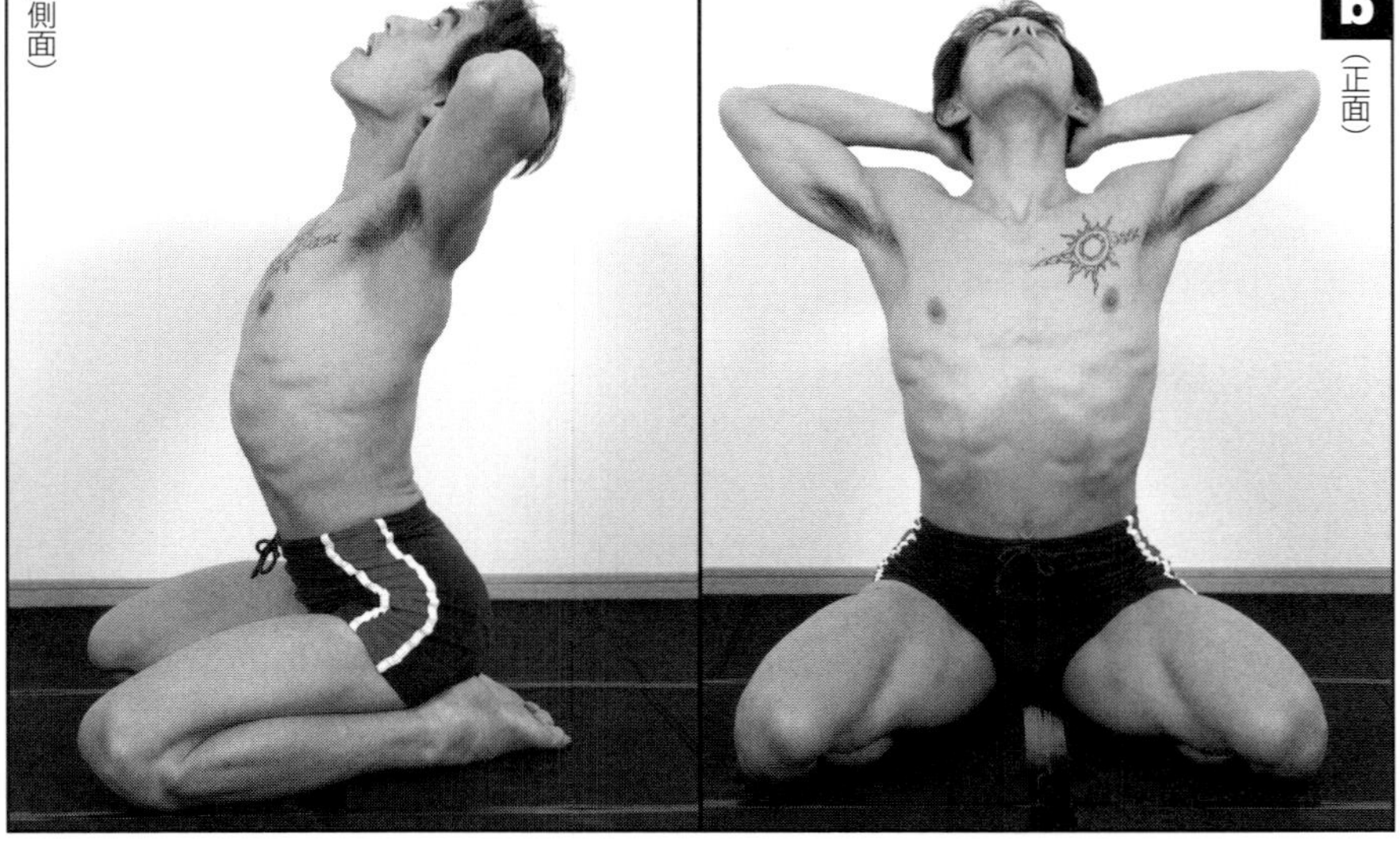

息を口から吐きながら、この姿勢に。
a の姿勢に戻るときは鼻から息を吸いながら。

技法N（肺の機能改善）

1―両手の指を組んで首の後ろにおいて座る。（**a**）

2―息を深く鼻で吸い、口から吐きながら、ひじを広げたまま上半身を右側へ向ける。（**b**）
鼻から息を吸いながら**a**の姿勢に戻り、次に反対側へ向ける。

3―この動作を6回繰り返す。

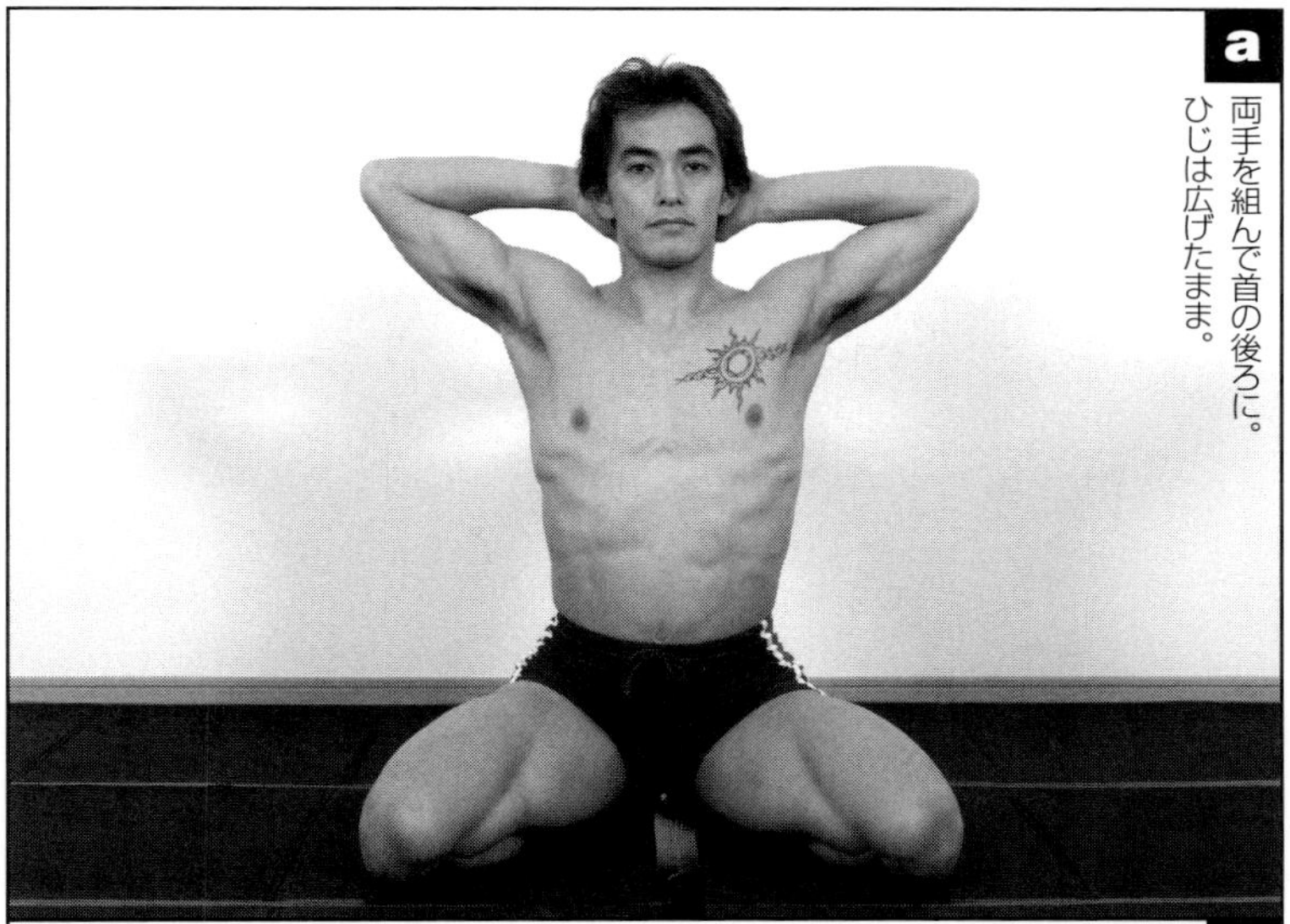

a 両手を組んで首の後ろに。ひじは広げたまま。

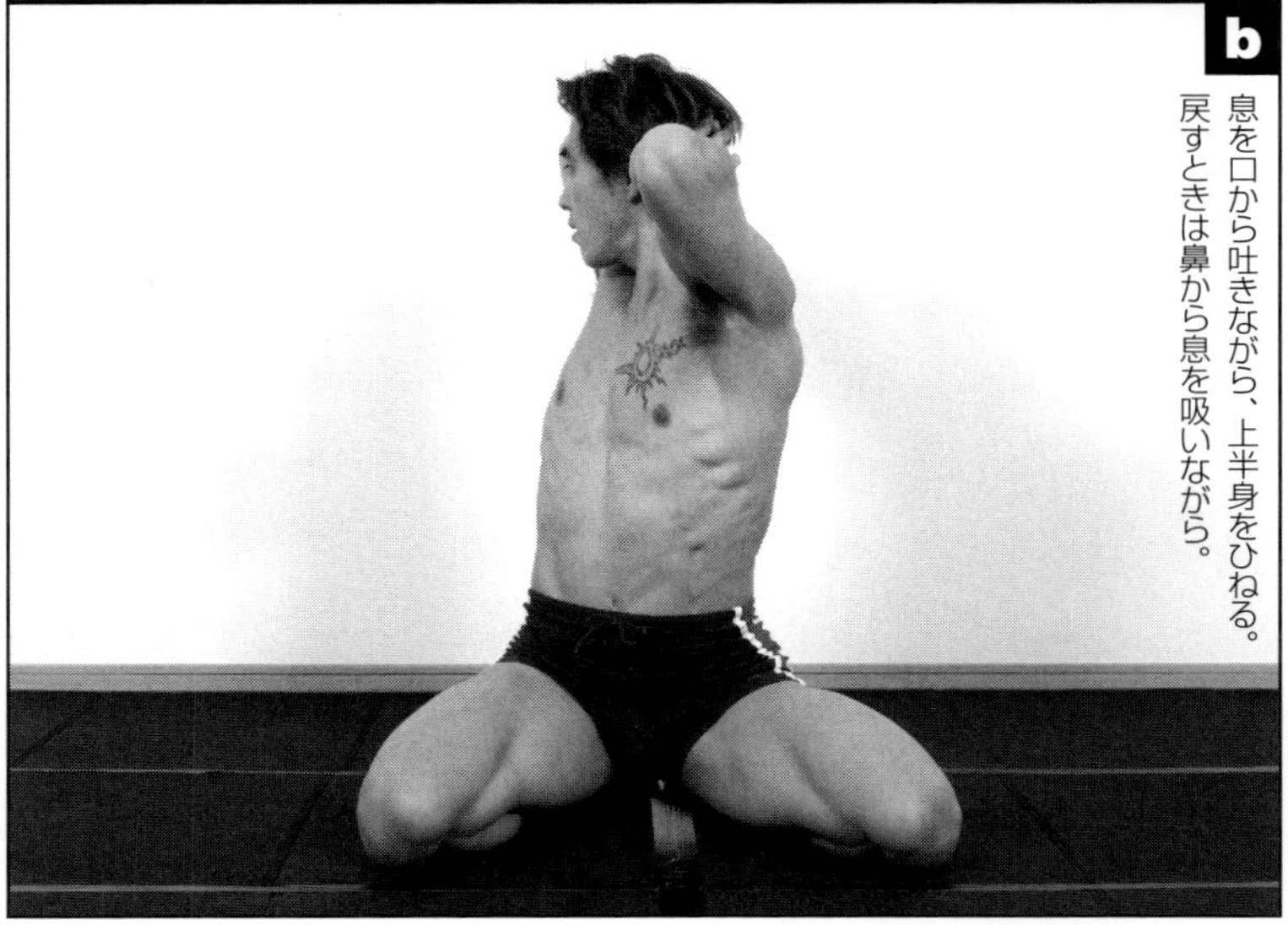

b 息を口から吐きながら、上半身をひねる。戻すときは鼻から息を吸いながら。

Chapter 1 2 3 4 5 6

技法O（肝臓の機能改善）

1―両手を交差し肩の上において座る。（**a**）
2―鼻で息を吸い、口から吐きながら斜め後方に顔を向ける。（**b**）
3―鼻から息を吸いながら**a**の姿勢に戻り、次に反対側へ顔を向ける。
4―この動作を左右6回ずつ繰り返す。

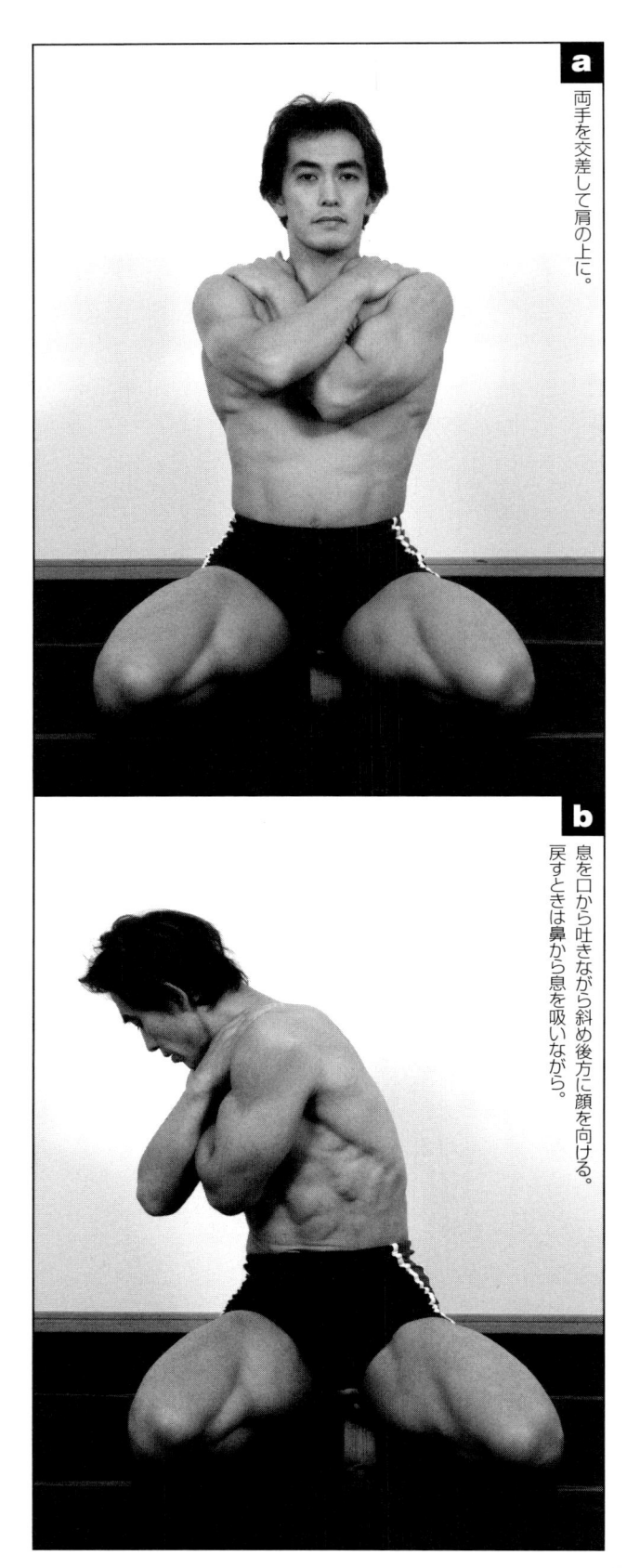

a 両手を交差して肩の上に。

b 息を口から吐きながら斜め後方に顔を向ける。戻すときは鼻から息を吸いながら。

技法P（腰の疲れをとる）

1—写真**a**のように座り両手をひざの上におく。（**a**）
2—息を鼻で吸い、次に口から吐きながらひざに額をつける。（**b**）
3—鼻から息を吸いつつ**a**の姿勢に戻る。
◎体が硬いひとは**c**でもよい。

TO NEXT PAGE

a
（正面）

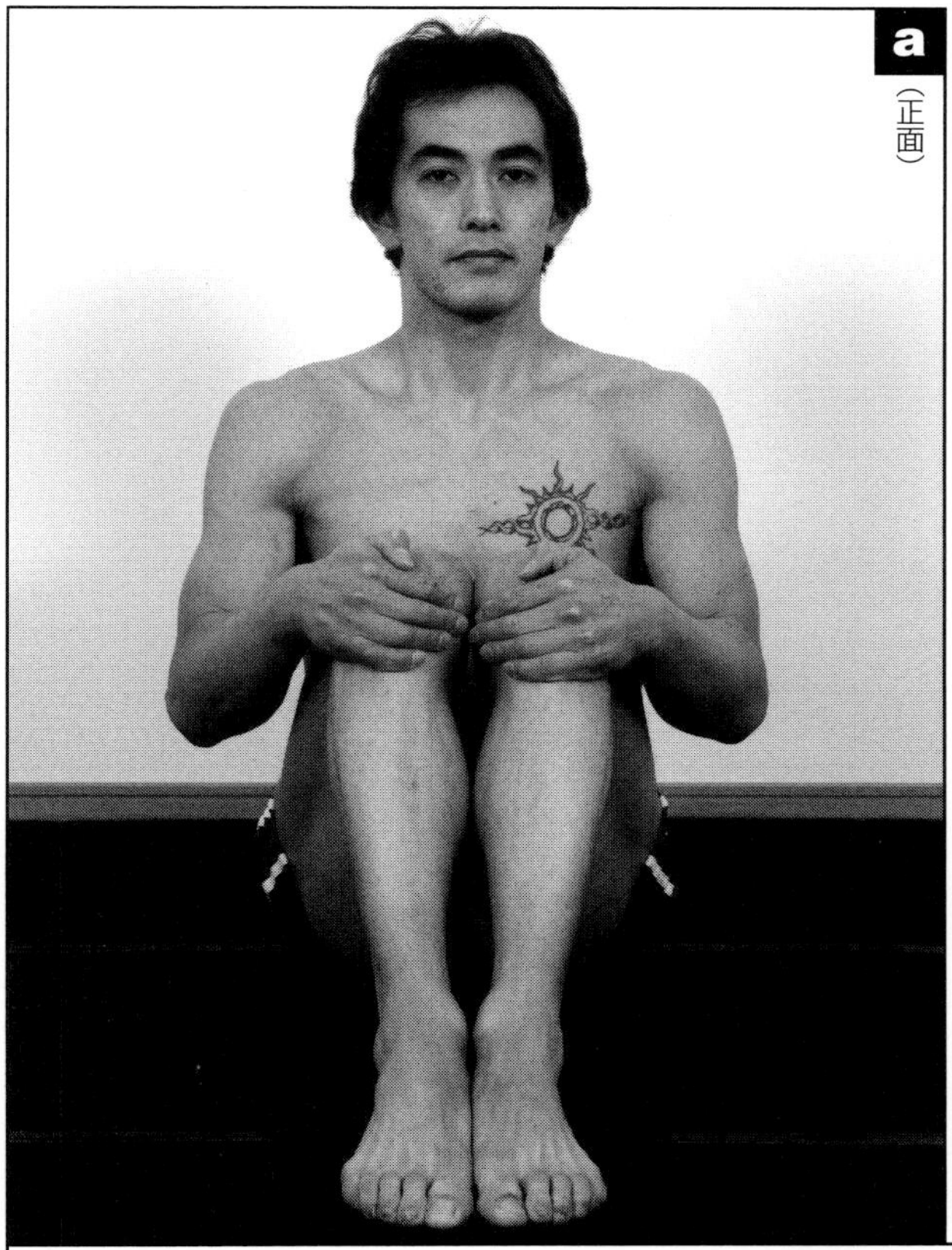

両手をひざの上におき、鼻で息を吸う。

（側面）

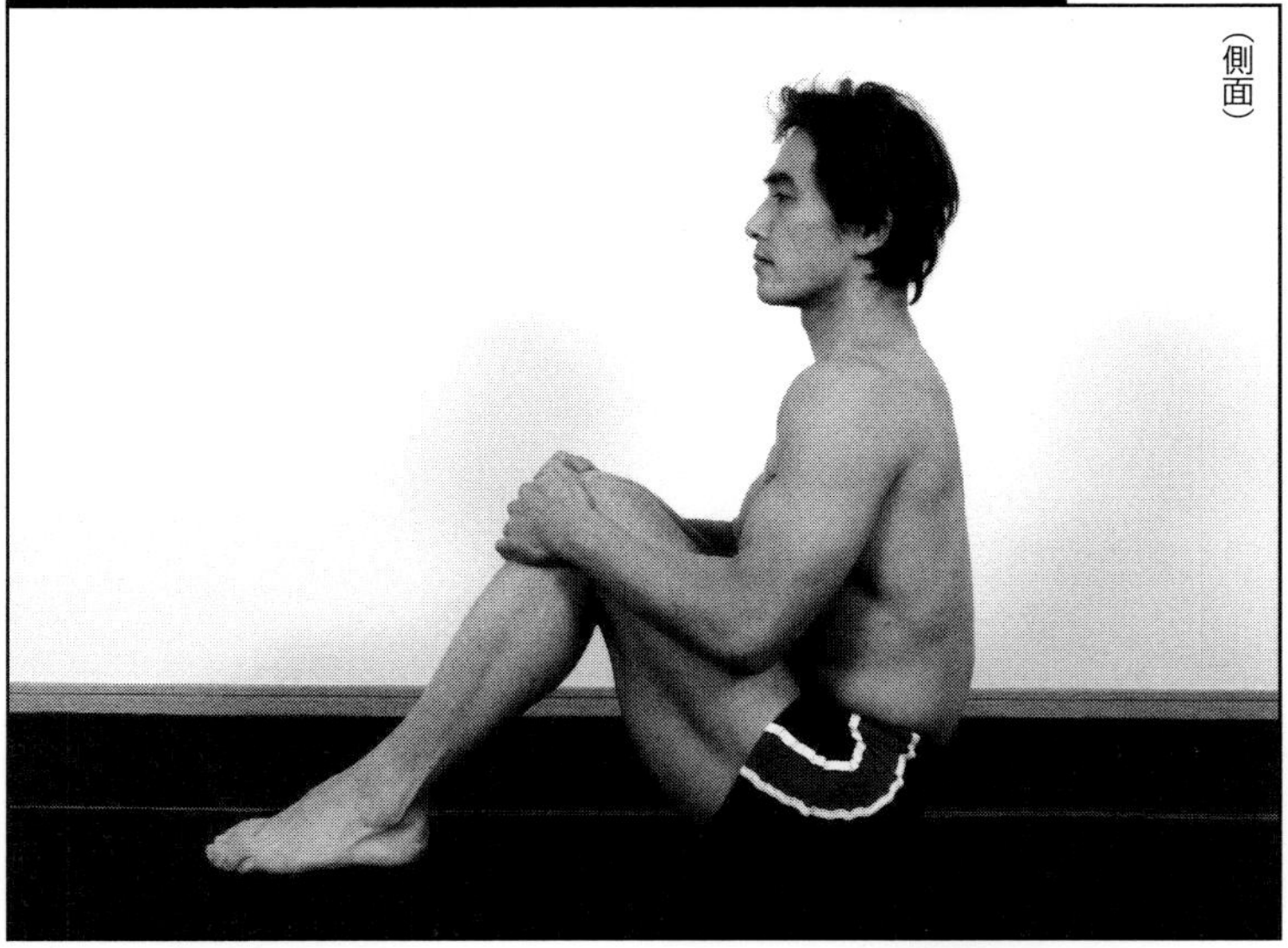

TO NEXT PAGE

b 息を口から吐きながら額をひざにつける。

（正面）

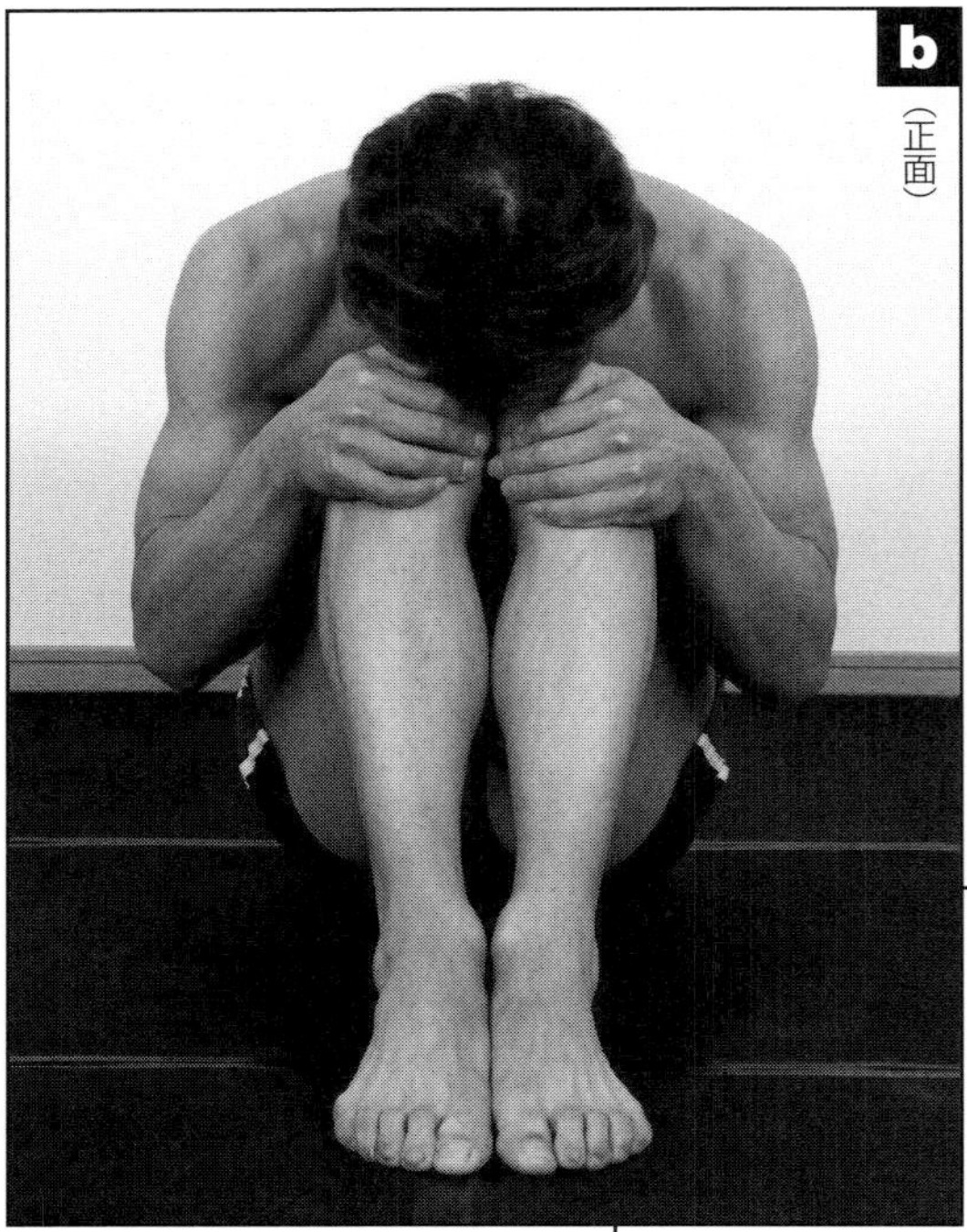

（側面）

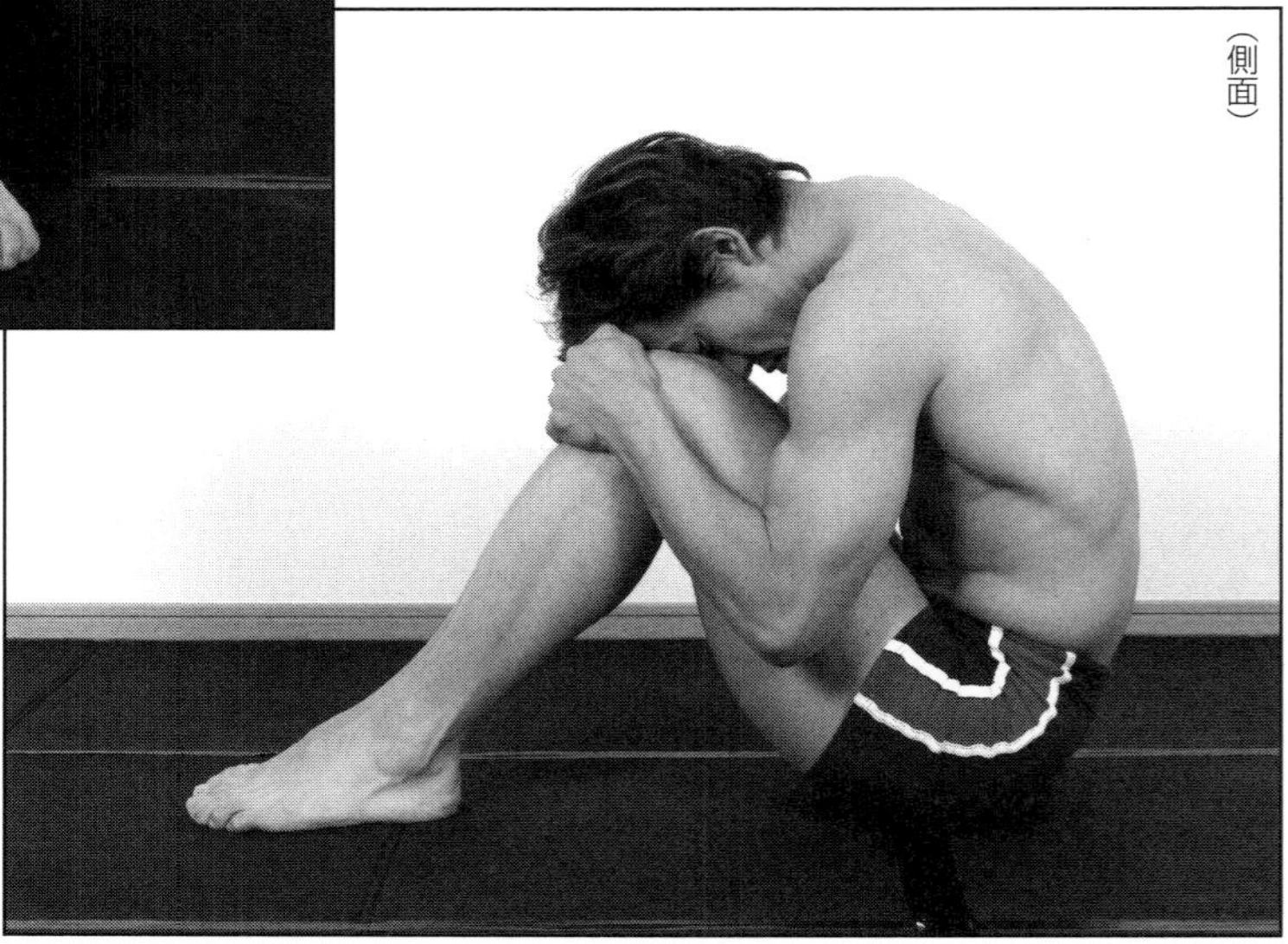

c 体の硬い人はこれでもOK。

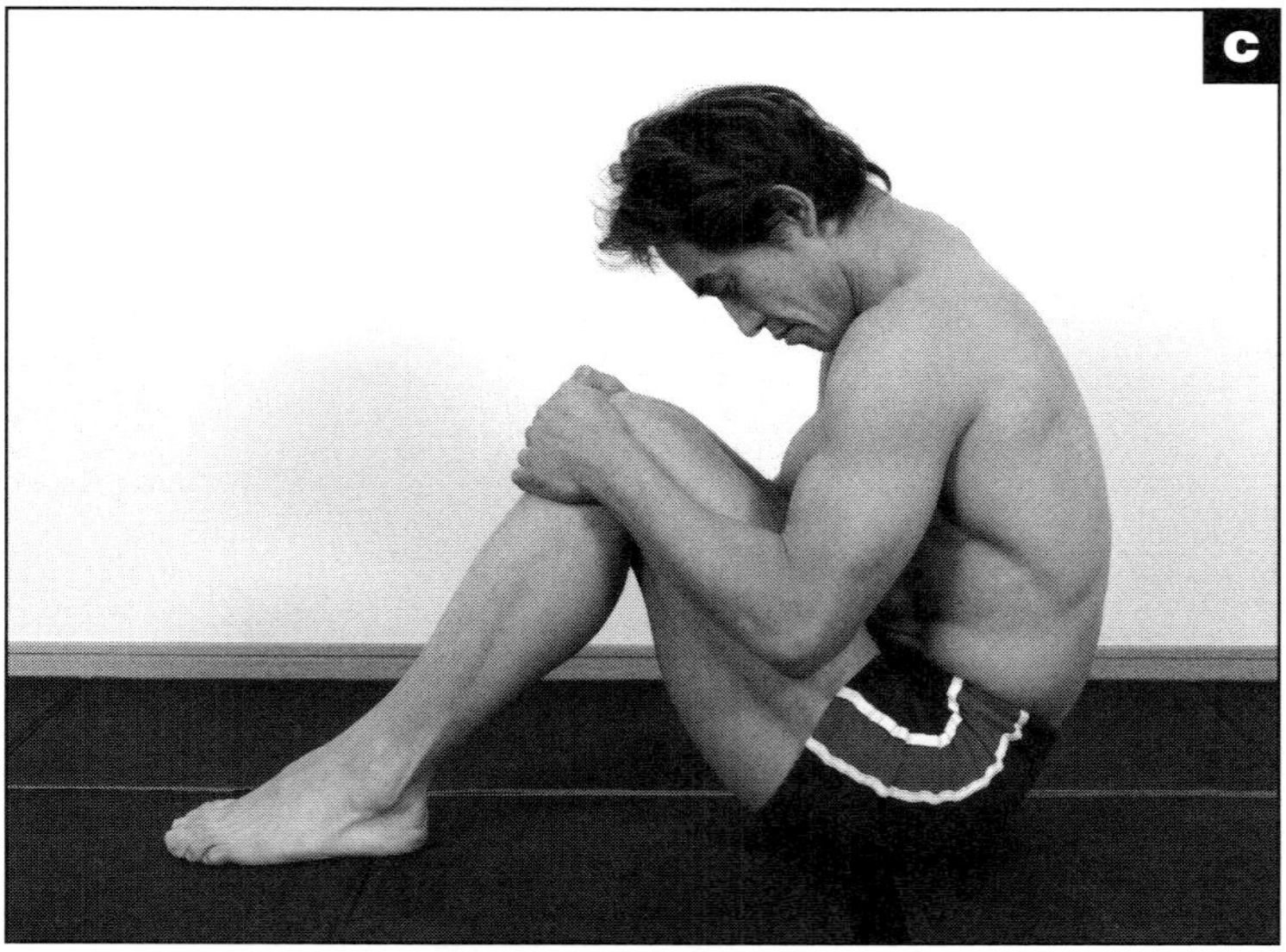

技法Q（肩こりに効く）

1—手を組んで前に伸ばす。（a）
2—そのまま、さらに前方へ伸ばす。（b）
3—伸ばしたままで肩を上に引き上げる。（c）

TO NEXT PAGE

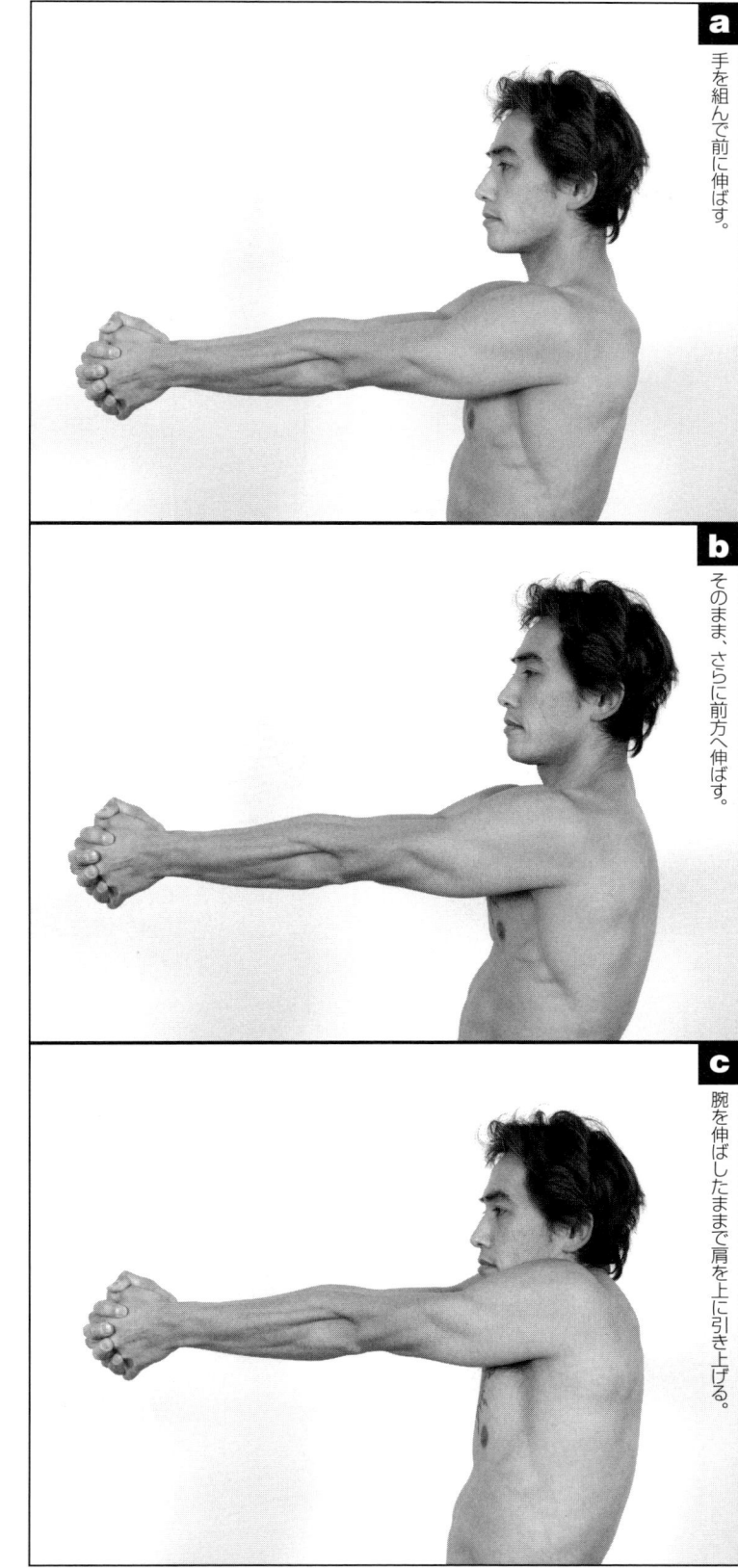

a
手を組んで前に伸ばす。

b
そのまま、さらに前方へ伸ばす。

c
腕を伸ばしたままで肩を上に引き上げる。

TO NEXT PAGE

技法Qのつづき

4—肩を後ろに引きながら下へ落とす。（**d**）

5—最初の状態に戻す。（**e**）

6—6回繰り返したら、逆の方向へ回転させる。

◎ちょうど肩で円を描くかのように回す。
肩周辺の血行を促進することで、肩こりにかなりの効果がある。

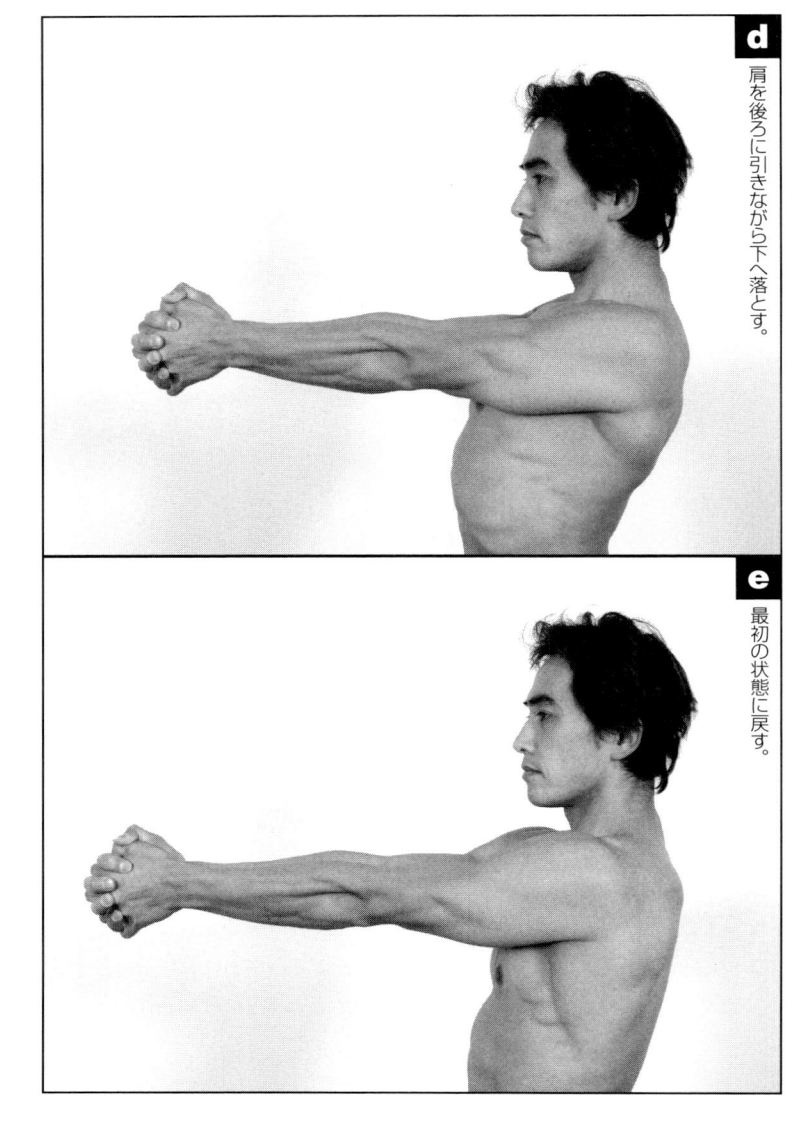

d 肩を後ろに引きながら下へ落とす。

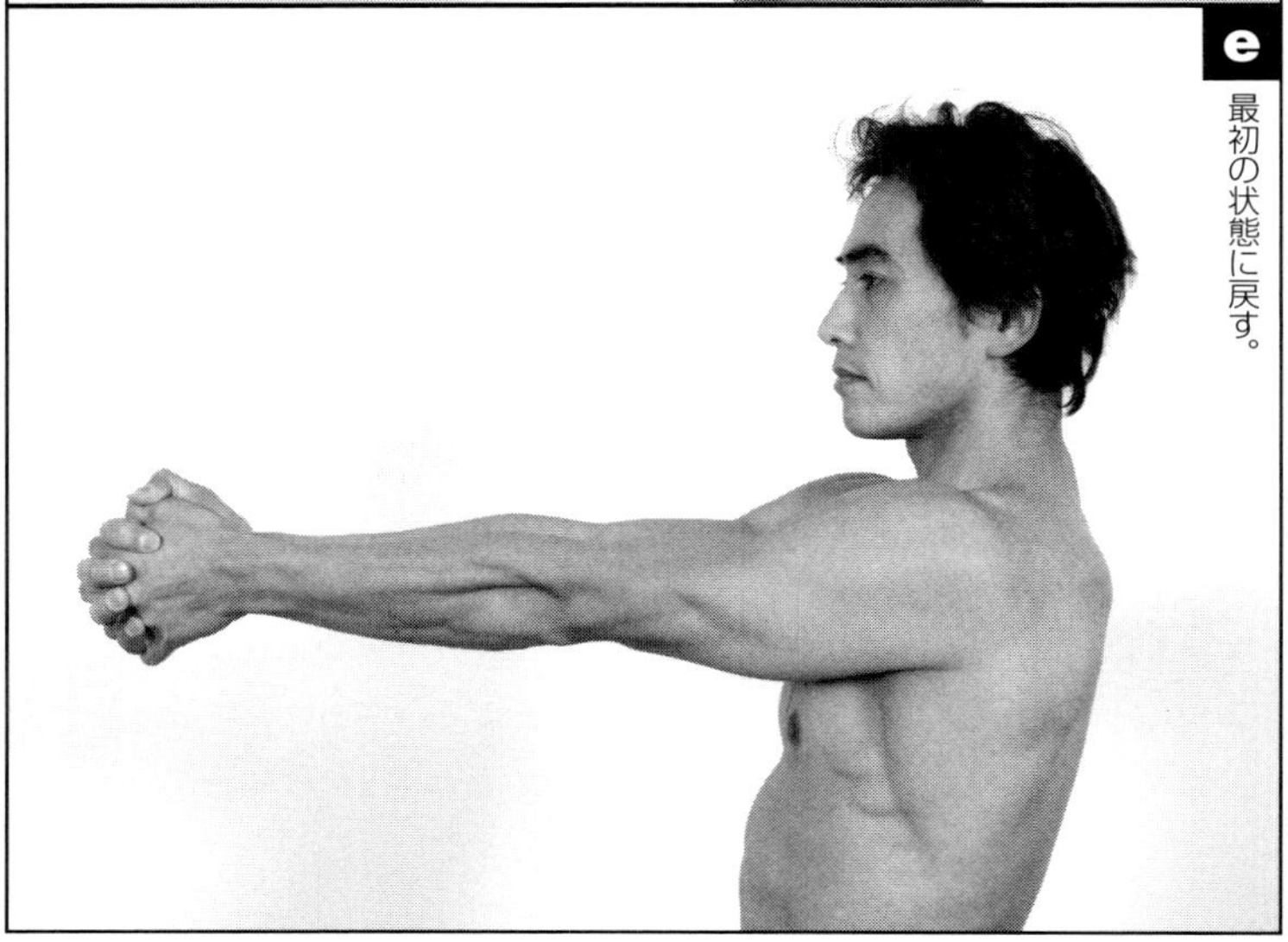

e 最初の状態に戻す。

技法R（免疫力の向上）

1―腕は水平に横へ伸ばし、手首から先だけを立てる。
視線は正面に向け、背筋を曲げないこと。
この姿勢を保ったままで、「ムルバンドゥ」を12回行う。（**a・b**）
呼吸はすべて鼻で、深い腹式呼吸を行う。

2―仰向けに寝て1分間リラックスして終了。

◎このエクササイズは病気になりにくい体をつくる。
胸腺、心臓、肺臓が活性化され、免疫力が向上する。

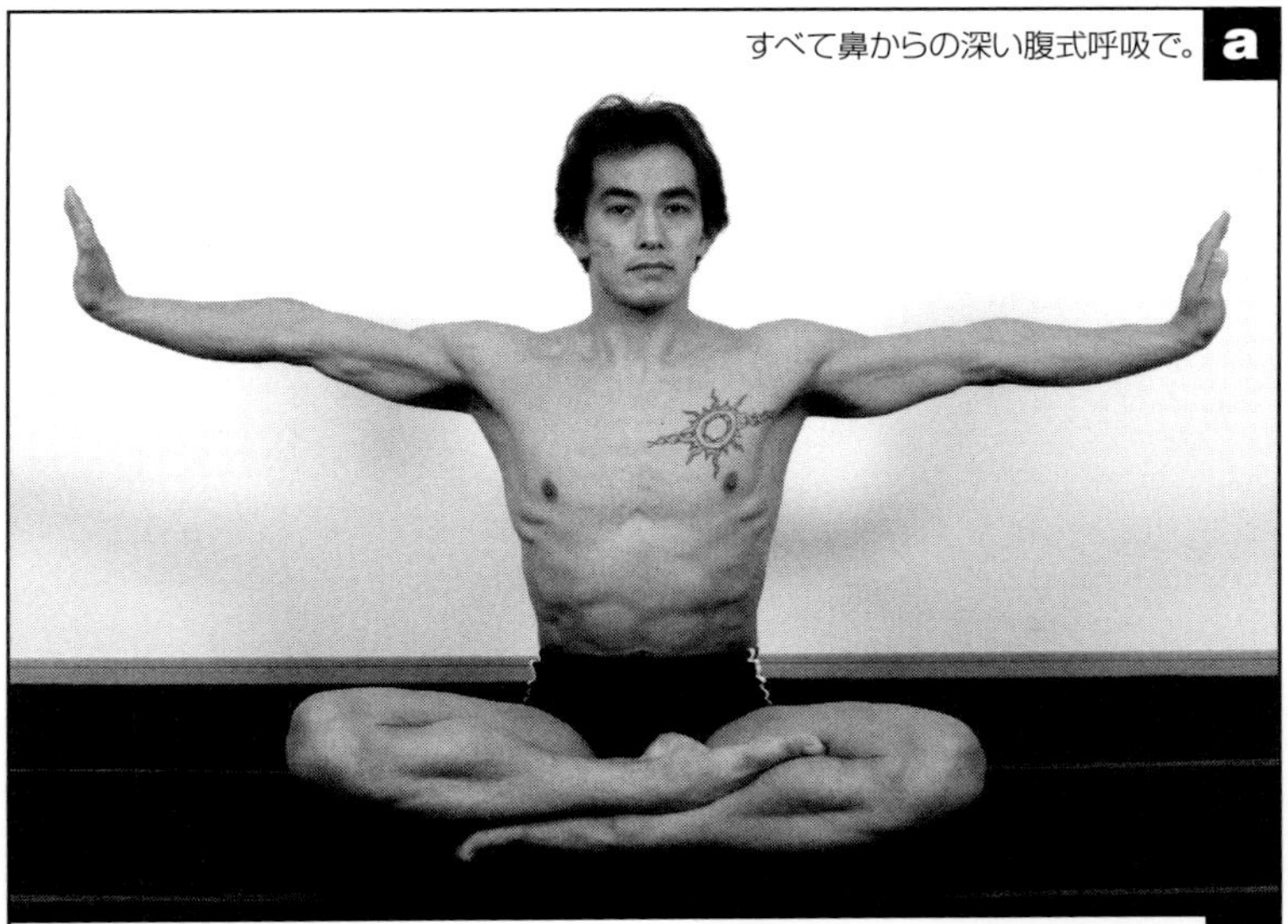
a すべて鼻からの深い腹式呼吸で。

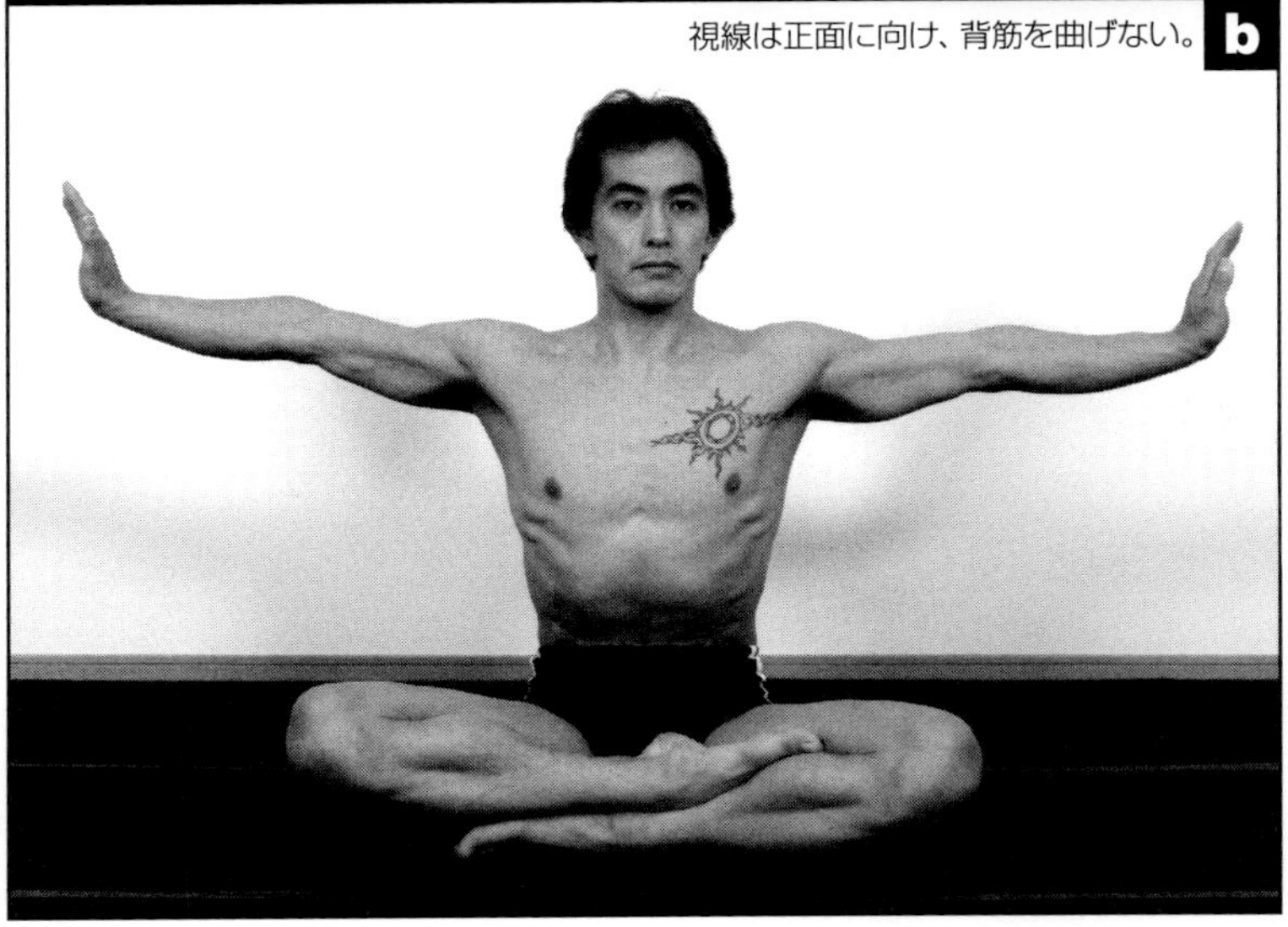
b 視線は正面に向け、背筋を曲げない。

Chapter 1 2 3 4 5 6

技法S（免疫力の向上）

1—左手の甲を上にして、両手の親指から小指までを引き合うようにして手を組む。

両手の親指は互いの小指の側面につける。

肩の力を抜いて、みぞおちのあたりに重ねた手をおき、軽く左手の親指が体に触れるようにする。（**a**）

2—この姿勢を保ったままで、「ムルバンドゥ」を12回行う。（**b**）

◎呼吸はすべて鼻で、深い腹式呼吸を行う。視線は正面に向け、背筋を曲げないこと。

このエクササイズは胸腔内の心臓神経叢《しんけいそう》を刺激し、胸腺、心臓、肺臓を活性化させるとともに免疫力を向上させる。

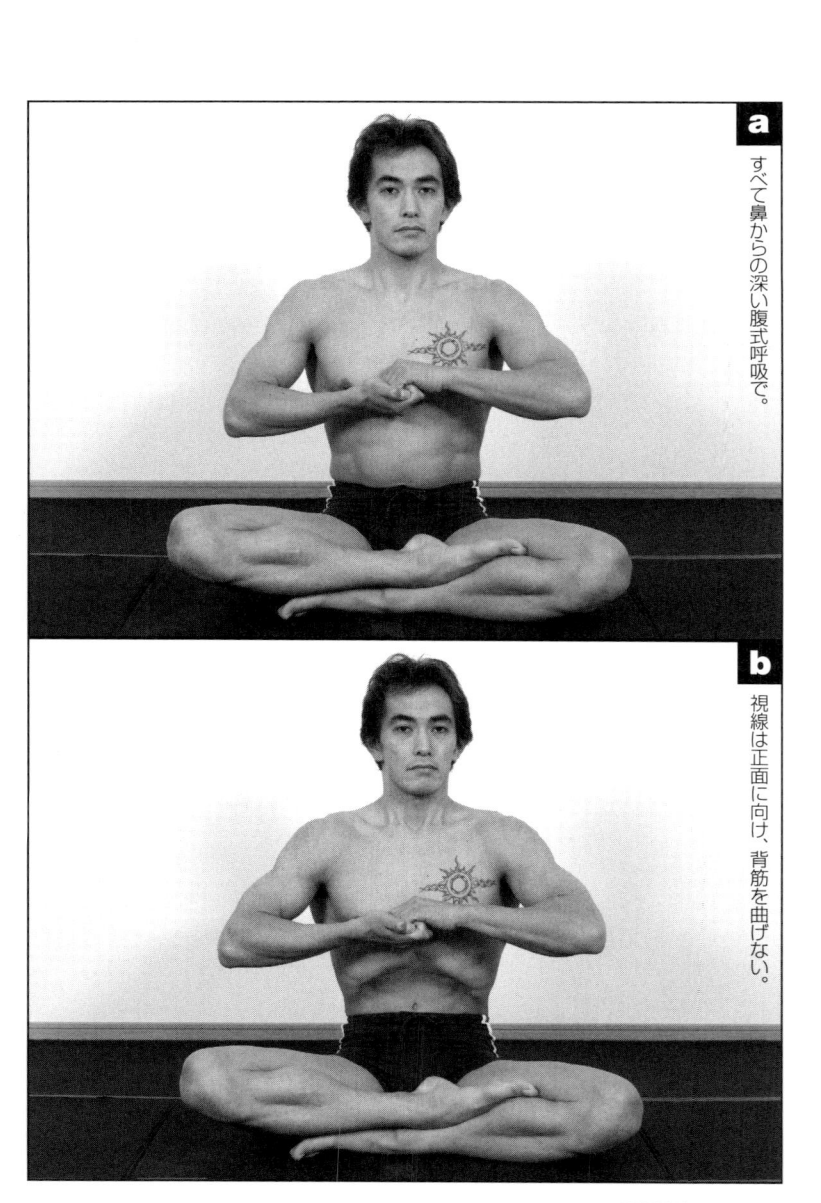

a

すべて鼻からの深い腹式呼吸で。

b

視線は正面に向け、背筋を曲げない。

横になっても自然治癒力のパワーを強化できる！

技法T（ヒーリング・メディテーション）

このメディテーションは、心と体を癒し、自然治癒力を高める。もっとも基本的なヒーリング・メディテーションである。

1―右手の親指と中指で輪をつくり、そのなかに左手の親指を入れる。（**a・b**）

2―その結手をヘソの上に軽くおく。すると手の熱が腹部表面に伝わってくる。（**c**）

呼吸はすべて鼻からの腹式呼吸で行う。

TO NEXT PAGE

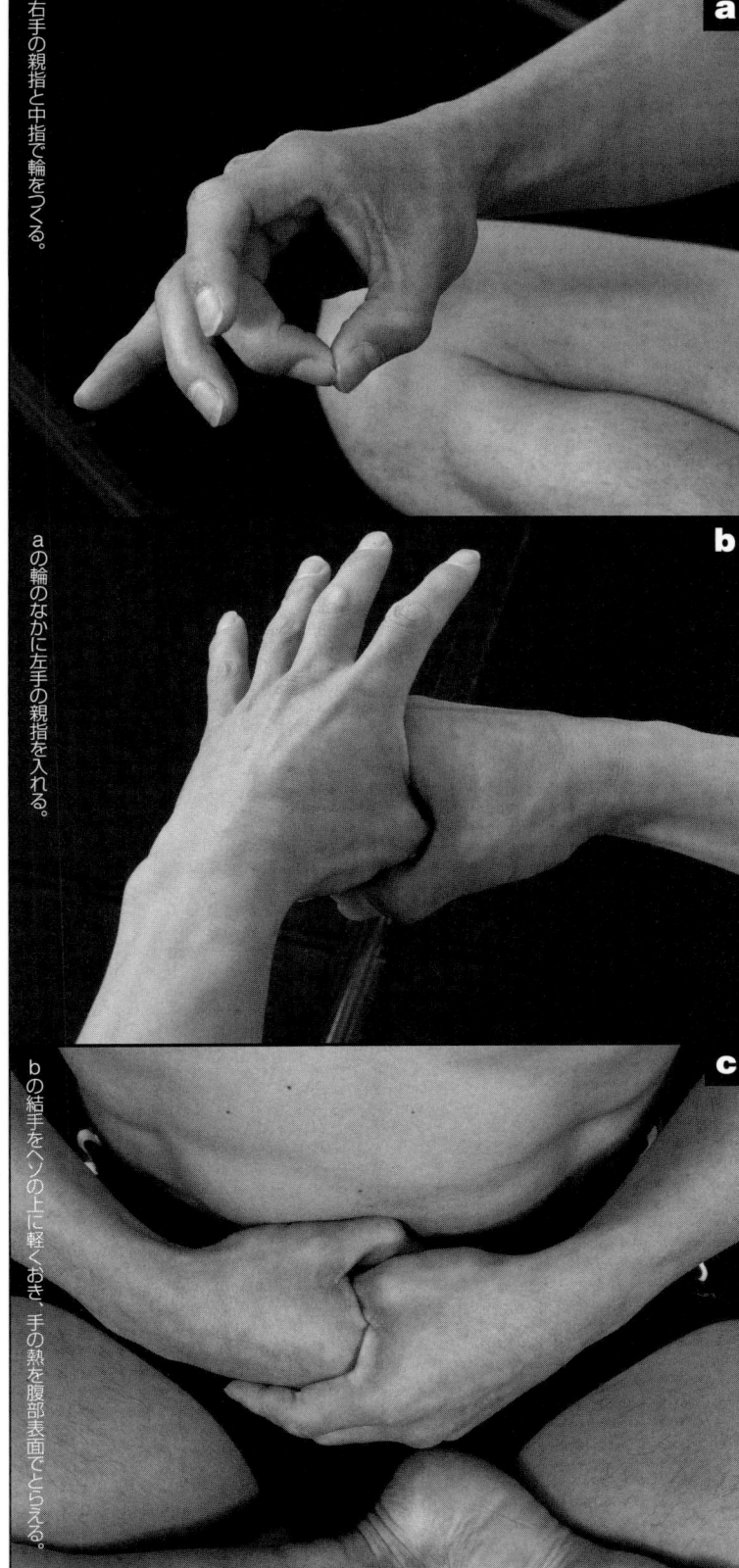

a
右手の親指と中指で輪をつくる。

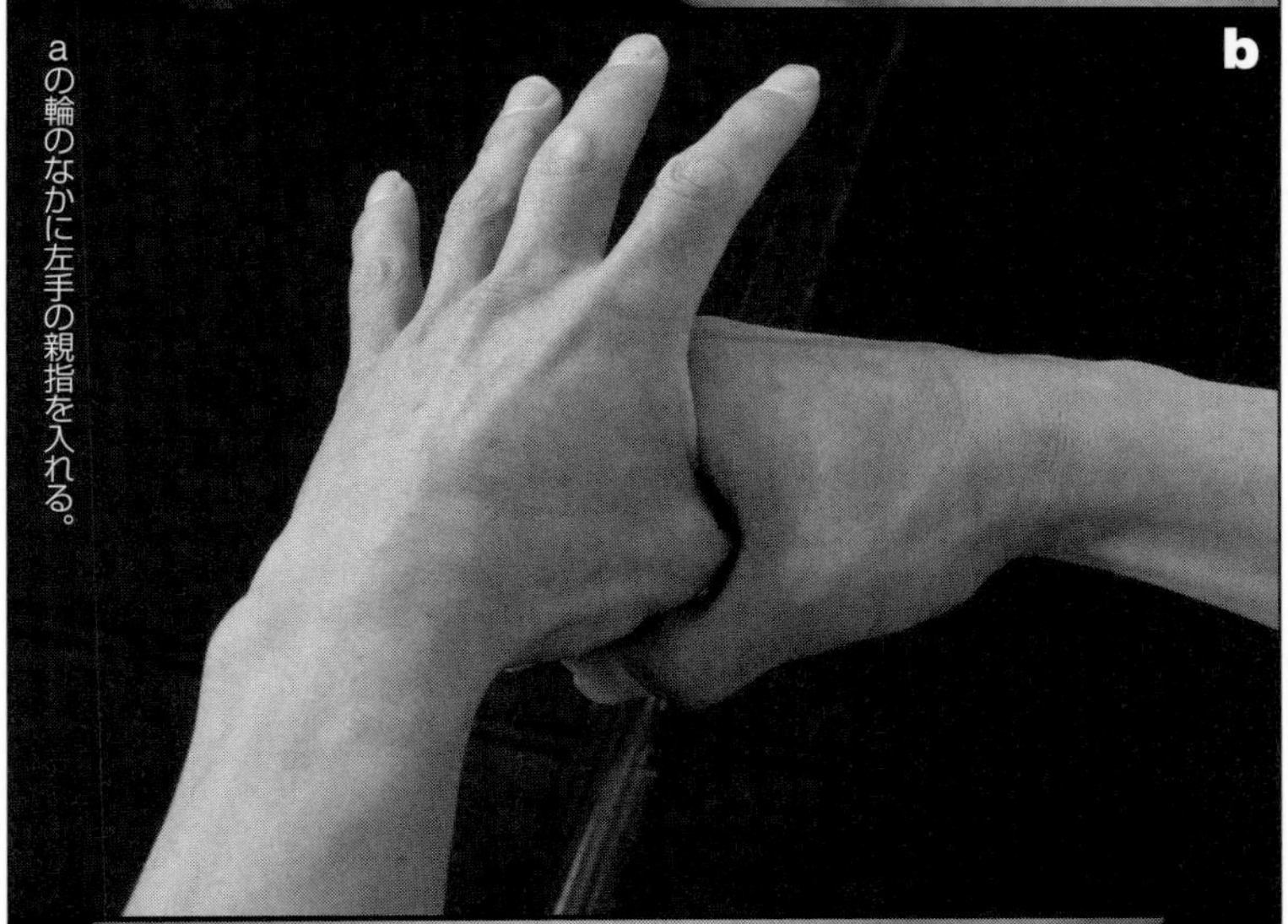

b
aの輪のなかに左手の親指を入れる。

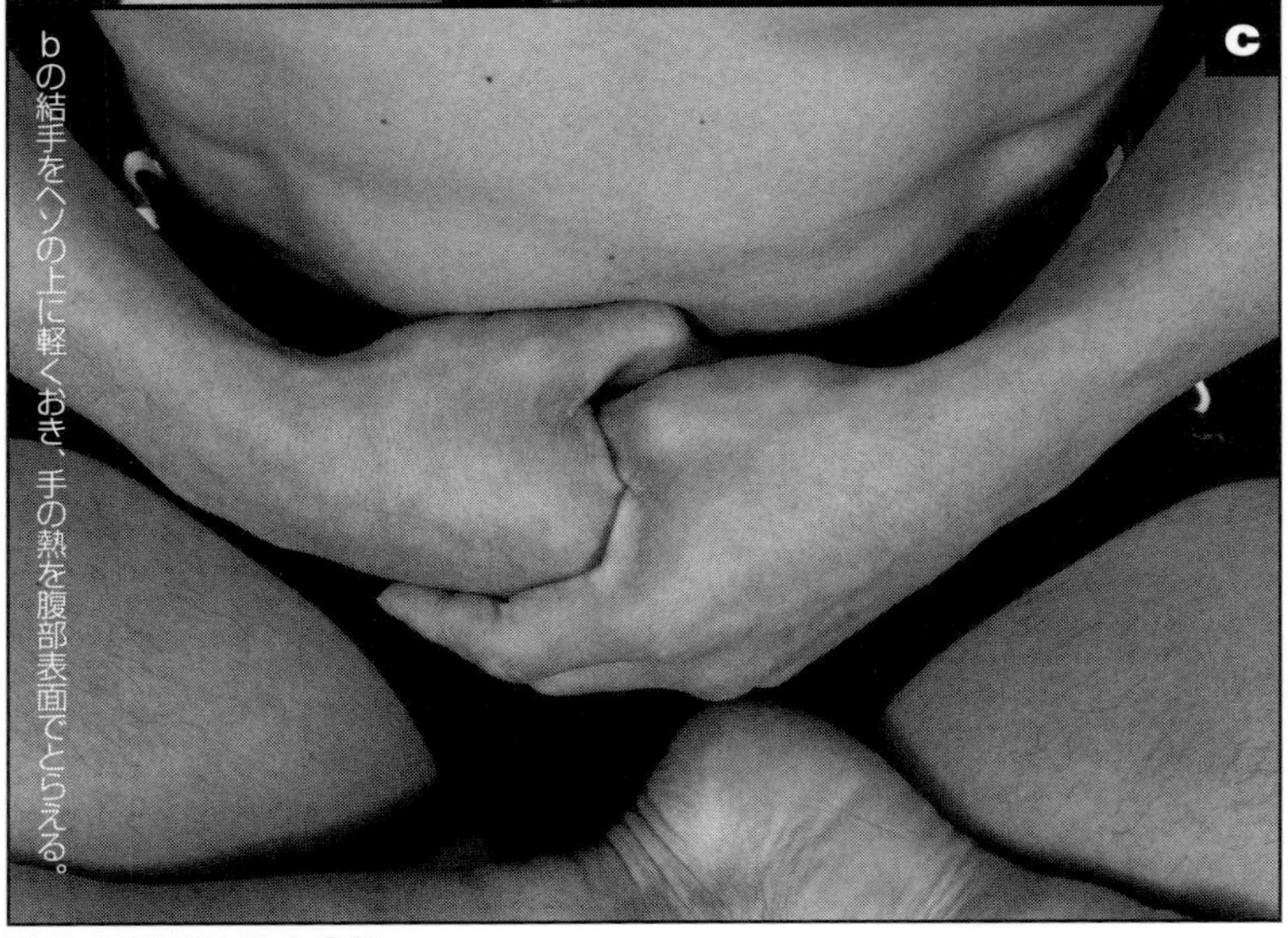

c
bの結手をヘソの上に軽くおき、手の熱を腹部表面でとらえる。

TO NEXT PAGE

技法Tのつづき

3―意識は呼吸に集中させる。腹部表面と、呼吸によって生まれる丹田《たんでん》（ヘソの下あたり）部分の熱を感じるようになる。（11～15分）（d）

「火の呼吸」を習得している人だと5分以内に熱を感じるはずだ。

この2つの熱感を意識を集中させひとつに融合させるのがこのメディテーションのポイント。

4―融合して大きなかたまりとなった熱感を呼吸にあわせて、息を吸うごとに大きくしていく。

5―息を吸いながらみぞおちまで広がったところで、今度は息を吐きつつその熱感を凝縮していく。それを12回繰り返す。

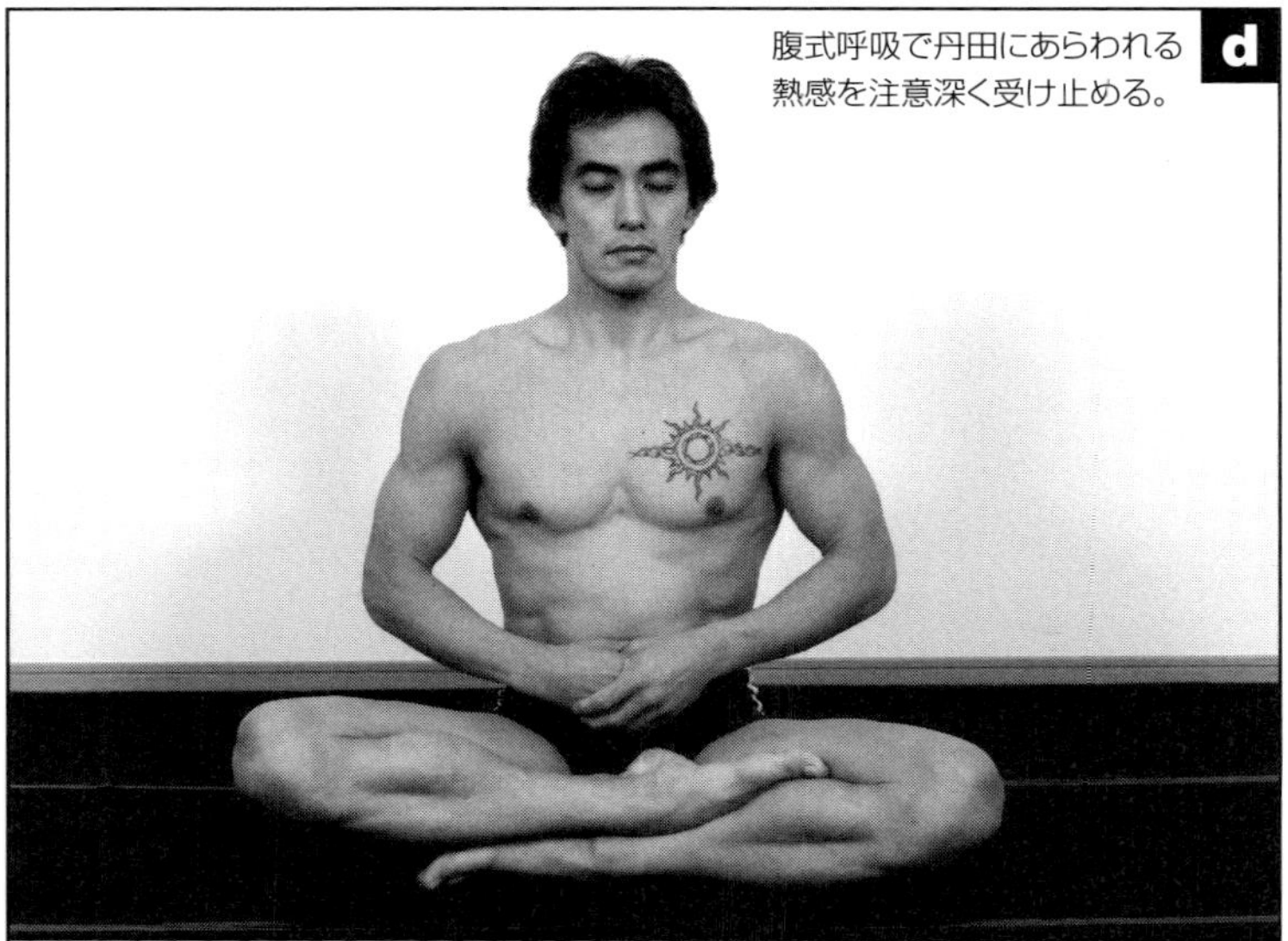

d 腹式呼吸で丹田にあらわれる熱感を注意深く受け止める。

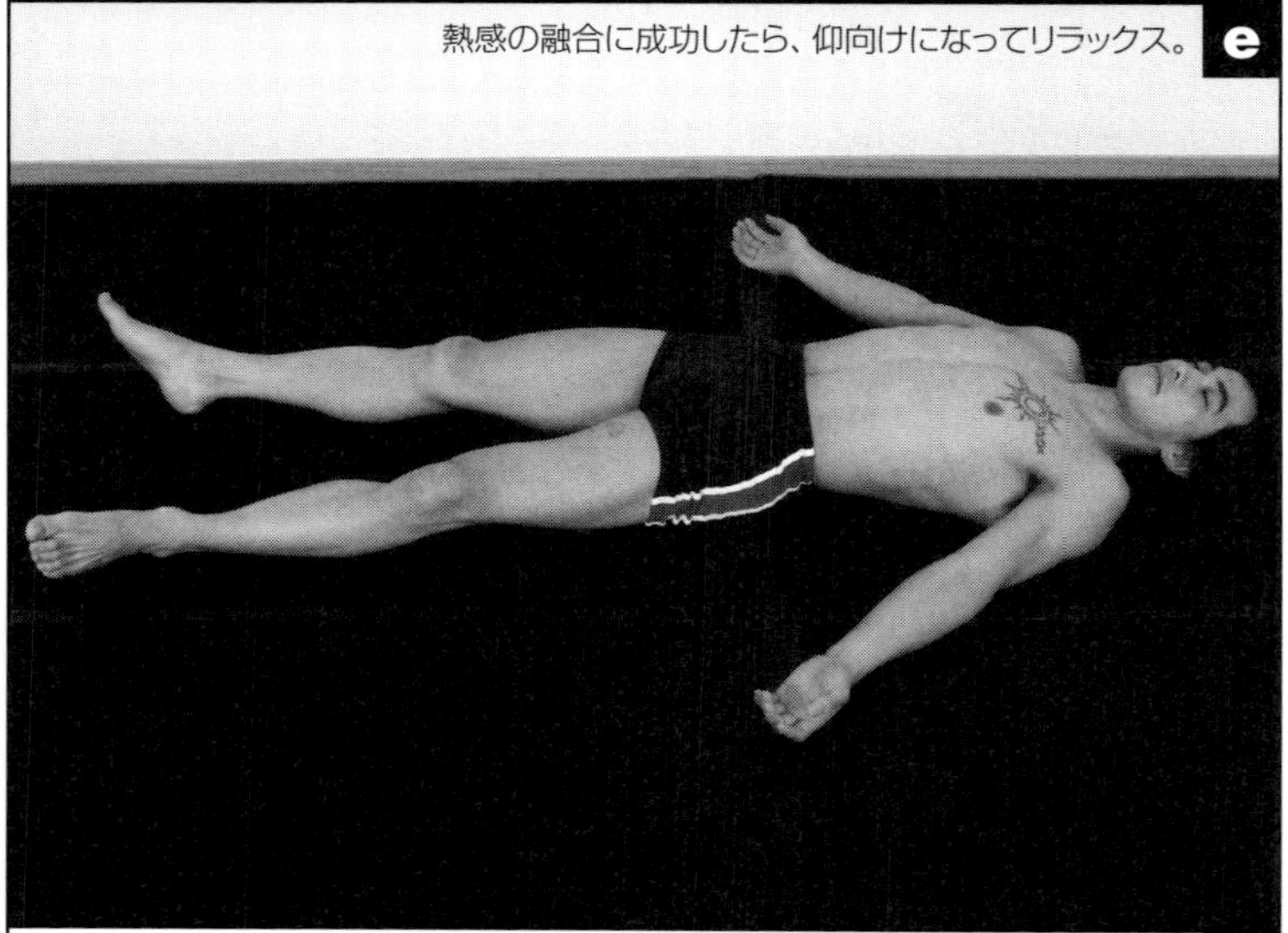

e 熱感の融合に成功したら、仰向けになってリラックス。

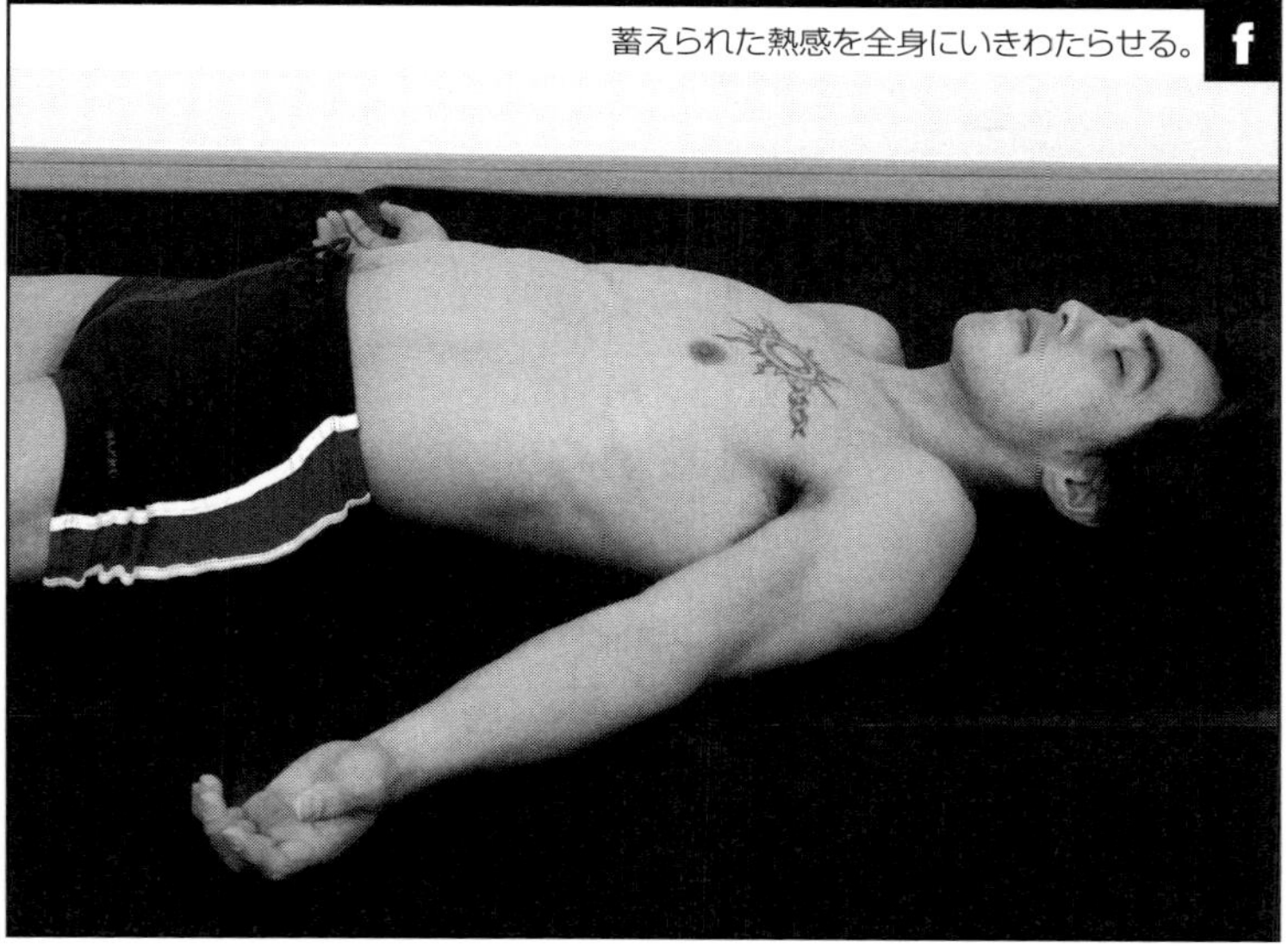

f 蓄えられた熱感を全身にいきわたらせる。

6—仰向けになり、リラックス。(**e**)

そのとき、その蓄えられた熱感を全身にいきわたらせる。(**f**)

手足は写真(**g・h**)のように脱力し、熱感が自然にいきわたるようにする。

※丹田—仙道の用語で、生体のエネルギーの中心となる部分で、ヘソの下の腹部あたりを示す。腹式呼吸によって鍛練する。

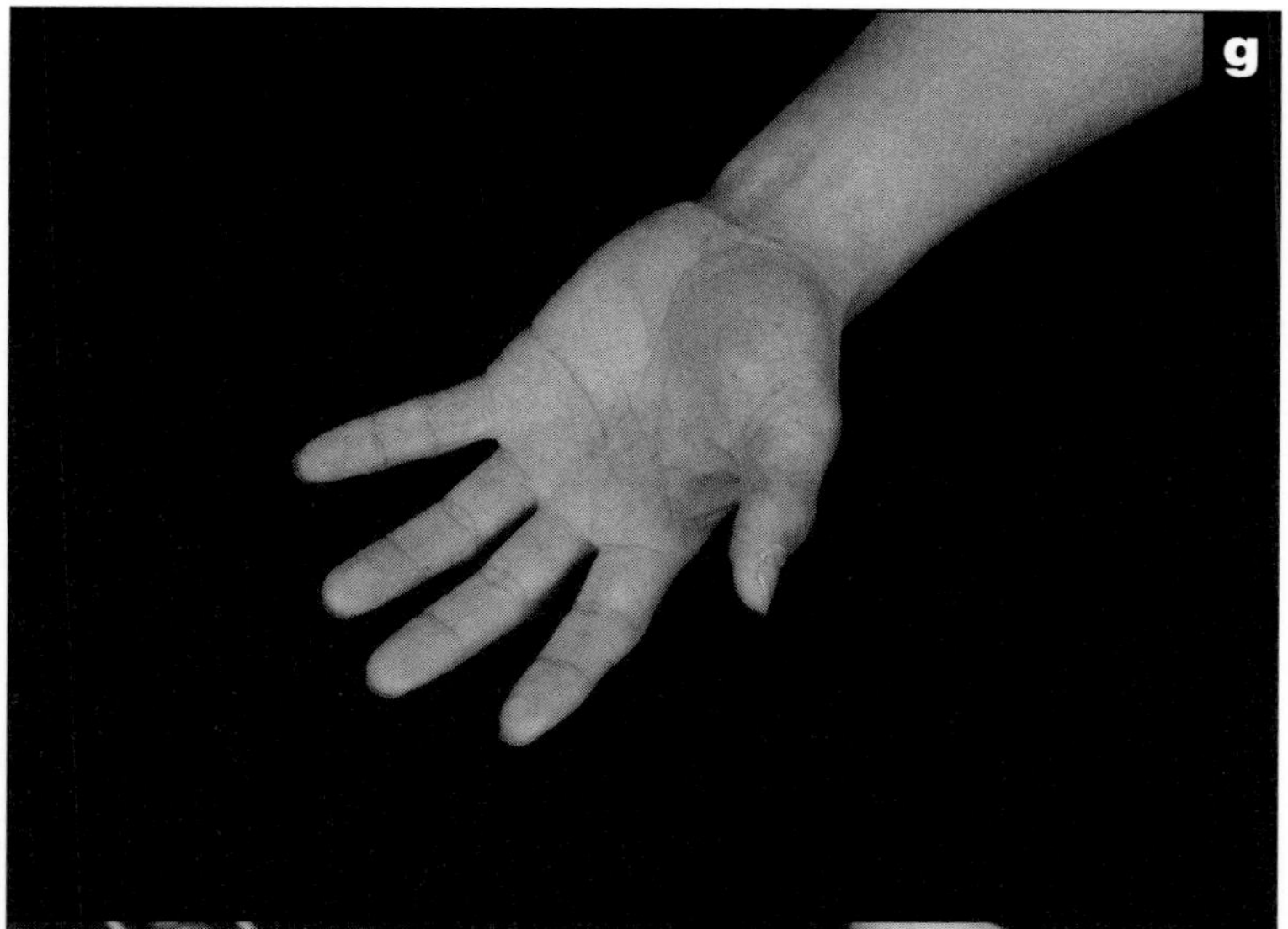

g

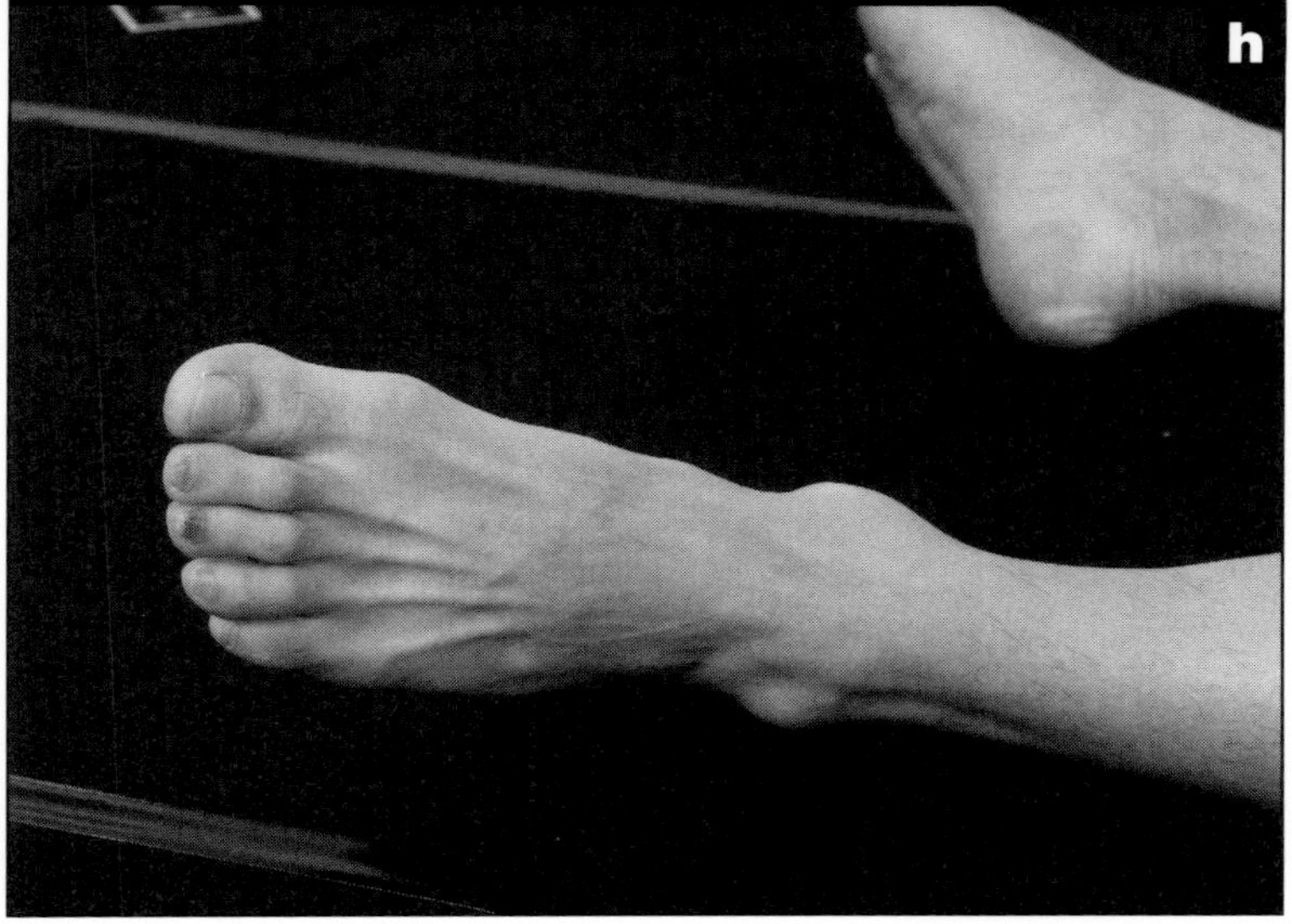

h

集中力を高め、脳を活性化させる方法

脳の活動を活発にさせるヨーガ

キャンドル・メディテーション（バージョン1）

準備　ろうそくを目の高さで1・5～2メートルくらい離れたところにおき、部屋は暗くする。

1回目・1分

炎が揺れるのをぼんやりと見つめつつ、胸を膨らませながら鼻で息を吸い込む。お腹を膨らませながら息を鼻から吐き、吐き切ったところで最後にもう一度腹圧をかける。つまりお腹に力を入れながら、わずかに残っている息を吐き切るようにする。意識を呼吸と一緒にお腹に落とし、その意識がのっていくような感じ（もしくは、お腹から放射された意識をぶつけるような感じ）でろうそくの炎に集中する。目はあくまでもぼんやり見つめるような感覚を保つ。

2回目・1分

目を閉じて炎の残像に意識を集中させ、1回目と同じ呼吸をする。このときも目で炎の残像をぼんやりと見つつ、お腹の意識を残像に集中させる。

3回目・1分

目を開けて炎が揺れるのをぼんやりと見つめつつ、胸を膨らませながら鼻から息を吸い込む。次に息を吐かずに空気を腹に落とし、お腹を膨らませるようにする。そのまま息を吐かずに一度腹圧をかける。つまり横隔膜をさらに落として下腹部に力を入れる。それからゆっくりとお腹の力を抜きながら息を鼻から吐く。意識をお腹に落とし、その意識がのっていくような感じでろうそくの炎に集中する。

4回目・1分

再び目を閉じて炎の残像に意識を集中させ、3回目と同じ呼吸をする。お腹の意識も炎の残像に集中させる。

注意点

頭が痛くなったら正しくできていないので中止する。途中息苦しくなることがあったらリラックスして呼吸を調えてから残りをつづける。

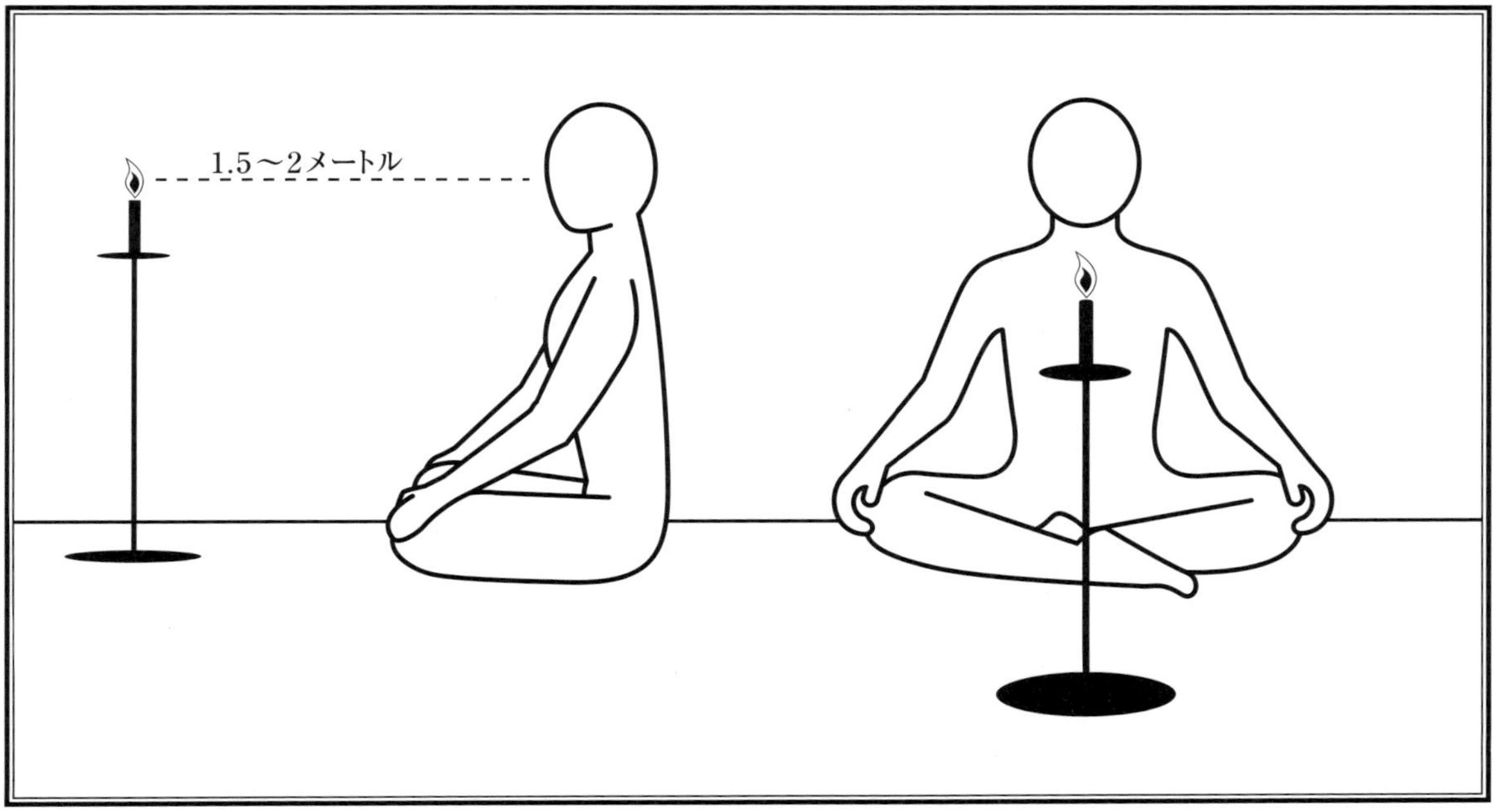

キャンドル・メディテーション（バージョン2）

準備　ろうそくを目の高さで1・5〜2メートルくらい離れたところにおき、部屋は暗くする。

1回目・1分

炎が揺れるのをぼんやりと見つめつつ、お腹を膨らませながら鼻で息を吸い込む。胸を膨らませながら鼻から息を吐き、吐き切ったところで最後にもう一度腹圧を上にかける。つまり胸に力を入れながらわずかに残っている息を吐き切るようにする。意識を呼吸と一緒に胸に上げ、その意識がのっていくような感じ（もしくは、胸から放射された意識をぶつけるような感じ）でろうそくの炎に集中する。目はあくまでもぼんやり見つめるような感覚を保つ。

2回目・1分

目を閉じて炎の残像に意識を集中させ、1回目と同じ呼吸をする。このときも目で炎の残像をぼんやりと見つつ、胸に上げた意識を残像に集中させる。

3回目・1分

目を開けて炎が揺れるのをぼんやりと見つめつつ、お腹を膨らませながら鼻で息を吸い込む。次に息を吐かずに空気を胸に上げ、胸を膨らませるようにする。そのまま息を吐かずに一度上に腹圧をかける。つまり横隔膜をさらに上げて胸に力を入れる。それからゆっくりと胸の力を抜きながら鼻から息を吐く。意識を胸に上げその意識がのっていくような感じでろうそくの炎に集中する。

4回目・1分

再び目を閉じて炎の残像に意識を集中させ、3回目と同じ呼吸をする。胸に上げた意識も炎の残像に集中させる。

注意点

頭が痛くなったら正しくできていないので中止する。途中苦しくなることがあったらリラックスして呼吸を調えてから残りをつづける。

バイタリティ（活力）

1上・下腹神経叢《しんけいそう》 2膀胱《ぼうこう》 3直腸 4前立腺 5精嚢《せいのう》 6子宮 7副腎 8膵臓《すいぞう》 9心臓 10肺臓を刺激する

技法A（本来持つ活力を覚醒）

1—腕を足の内側から回して、掌《てのひら》を踏む。（**a・b**）
2—正面を見据え、腰を上げて背中を床と平行に保つ。
3—3回深呼吸をしたら「火の呼吸」1分。
4—最後に「ムルバンドゥ」をしてリラックスのあと1分間リラックスして終了。
◎このエクササイズは本来持っている活力に火をつける作用がある。

a
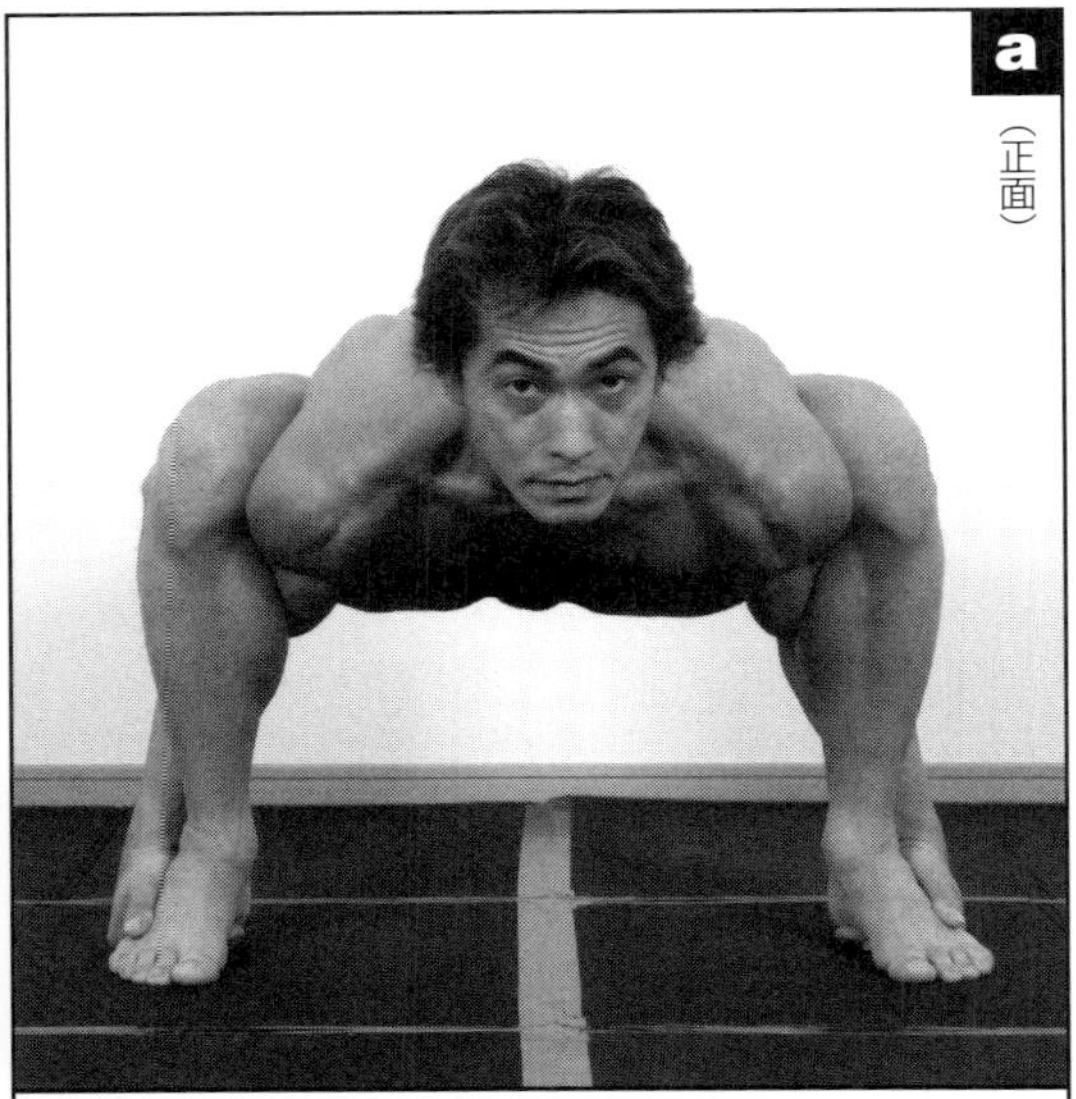
（正面）

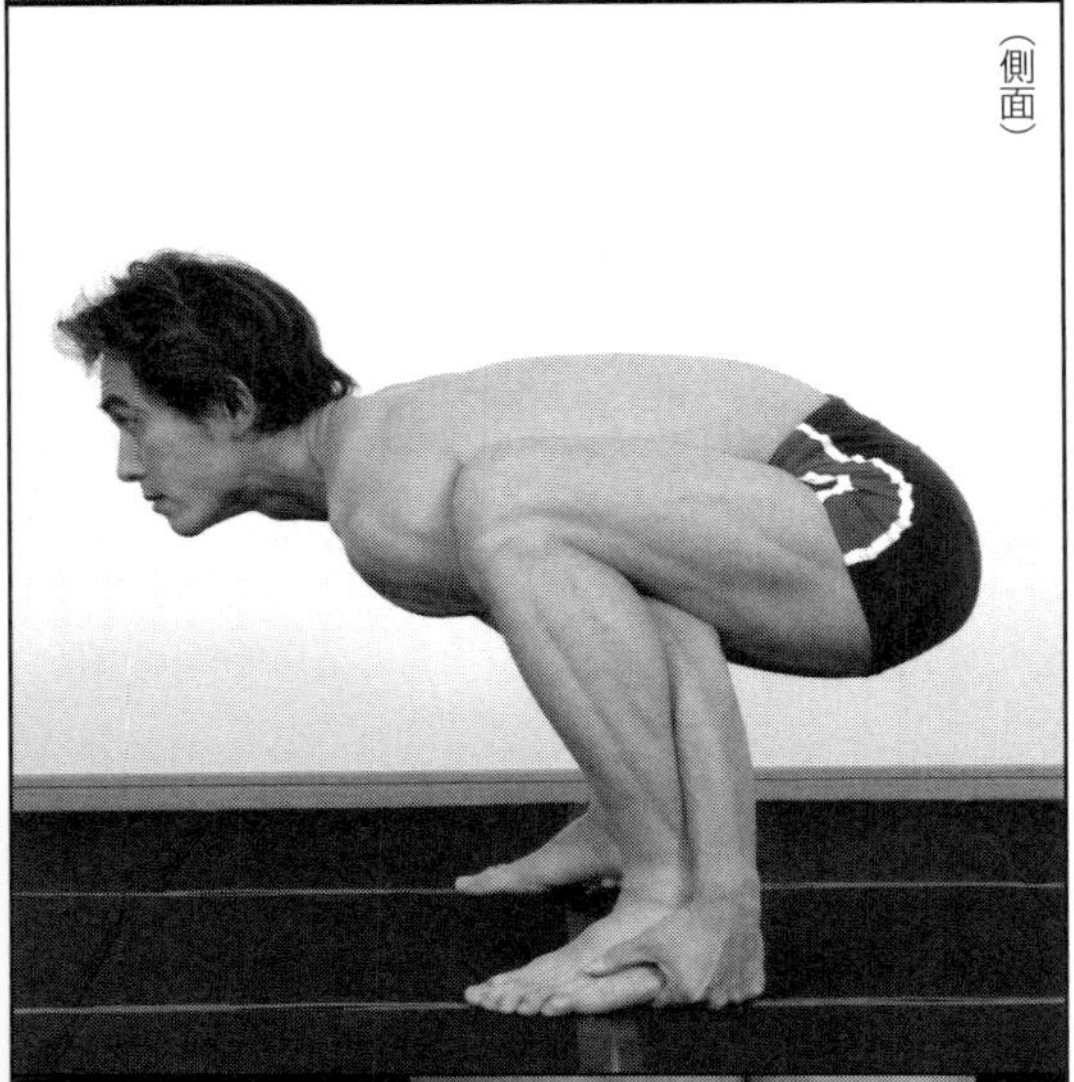
（側面）

b
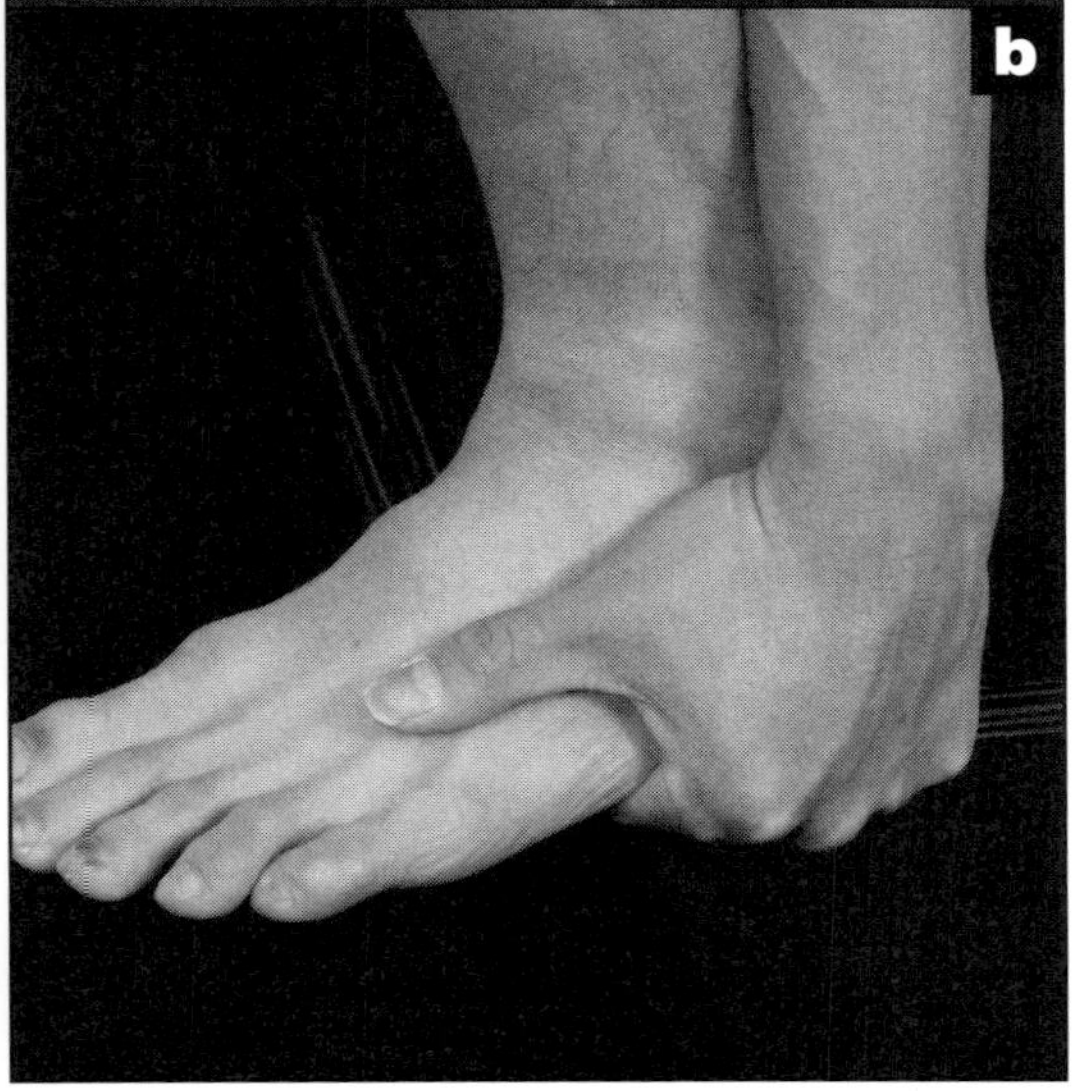

技法B（性腺を刺激）

1―右足の踵《かかと》を**肛門**にあてがい、
伸ばした左足の親指を両手で持つ。（**a・b**）
太ももから足首までの裏の筋を伸ばすようにする。

2―背筋を丸くしないように気をつけながら、
足の親指を見つめ「火の呼吸」1分。
伸ばした足のひざを曲げないこと。

3―「ムルバンドゥ」をして、足を変えて
同様に「火の呼吸」1分。

4―最後に「ムルバンドゥ」のあと
1分間リラックスして終了。

**◎このエクササイズは性腺を強く刺激し、
生命力を増進させる。**

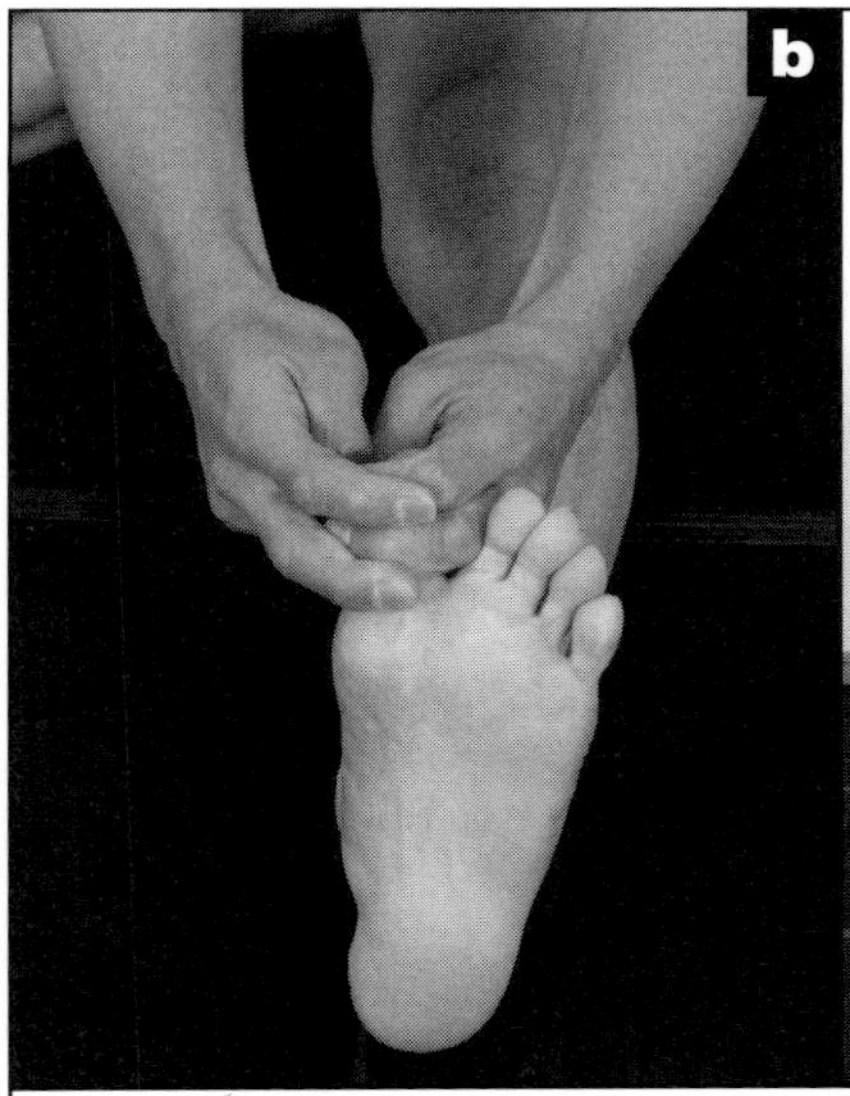

b

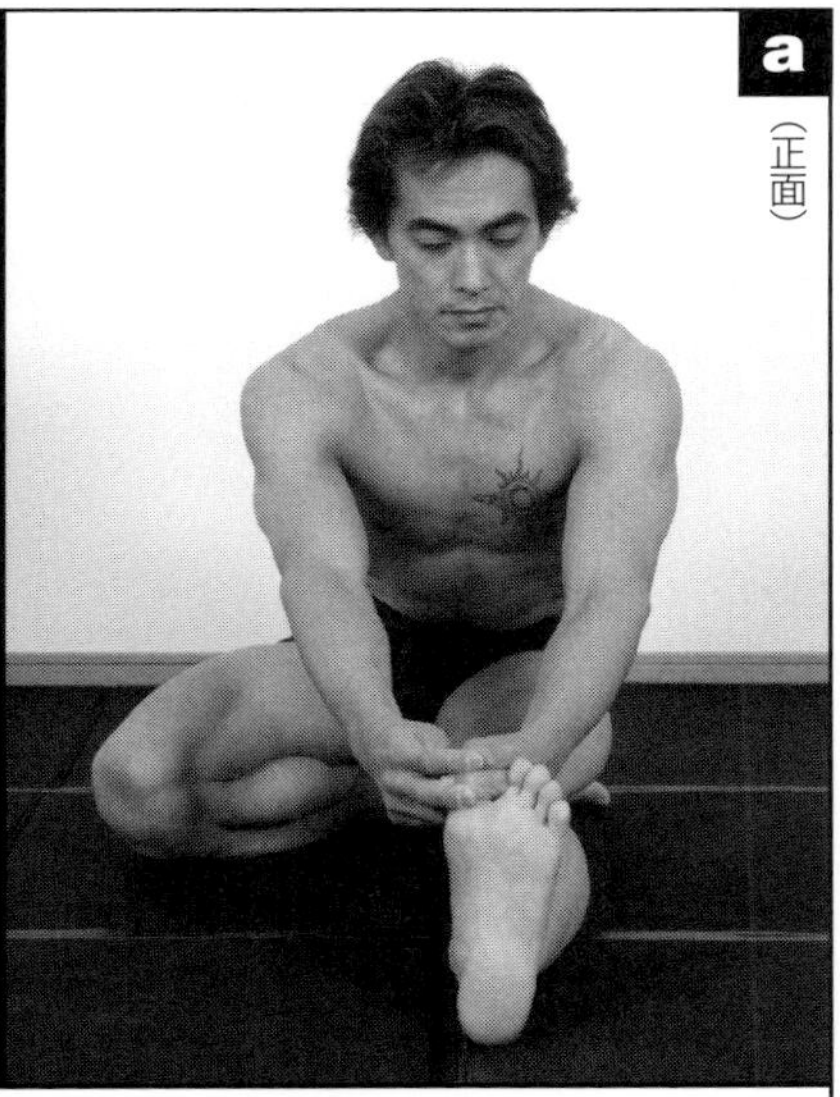

a

（正面）

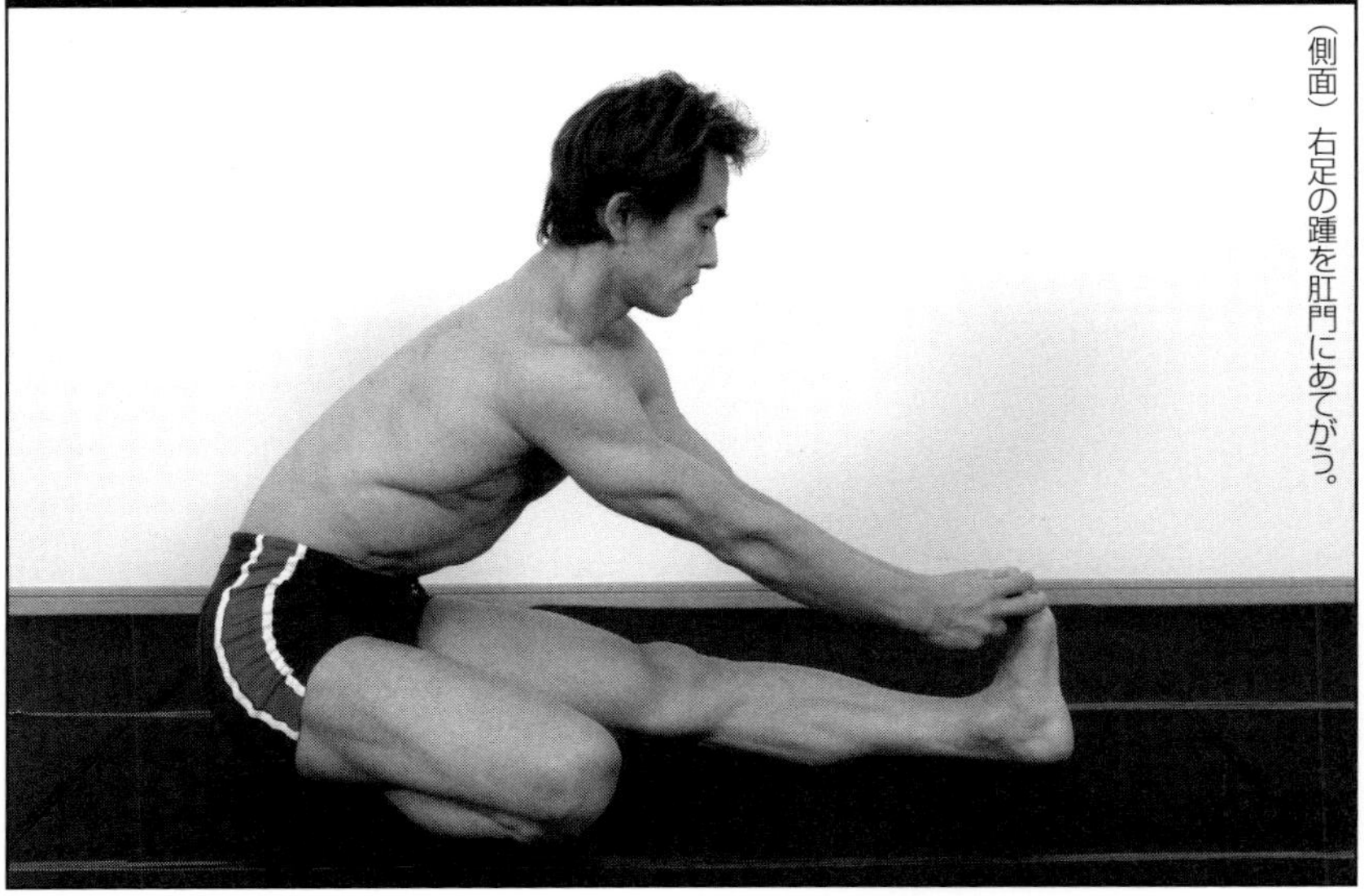

（側面）右足の踵を肛門にあてがう。

技法C（上・下腹神《しん》経《けい》叢《そう》・膀《ぼう》胱《こう》・直腸・前立腺・精《せい》嚢《のう》・子宮・副腎・膵《すい》臓《ぞう》を刺激）

1—右足の踵《かかと》を**会《え》陰《いん》**（**肛門と性器のあいだ**）にあてがい、伸ばした左足の親指を両手で持つ。（**a・b**）

2—背筋を丸くしないように気をつけ、足の親指を見つめ「火の呼吸」1分。

3—「ムルバンドゥ」をして足を変えて行う。

4—最後に「ムルバンドゥ」のあと1分間リラックスして終了。

◎このエクササイズは上・下腹神経叢、膀胱、直腸、前立腺、精嚢、子宮、副腎、膵臓等を刺激する。

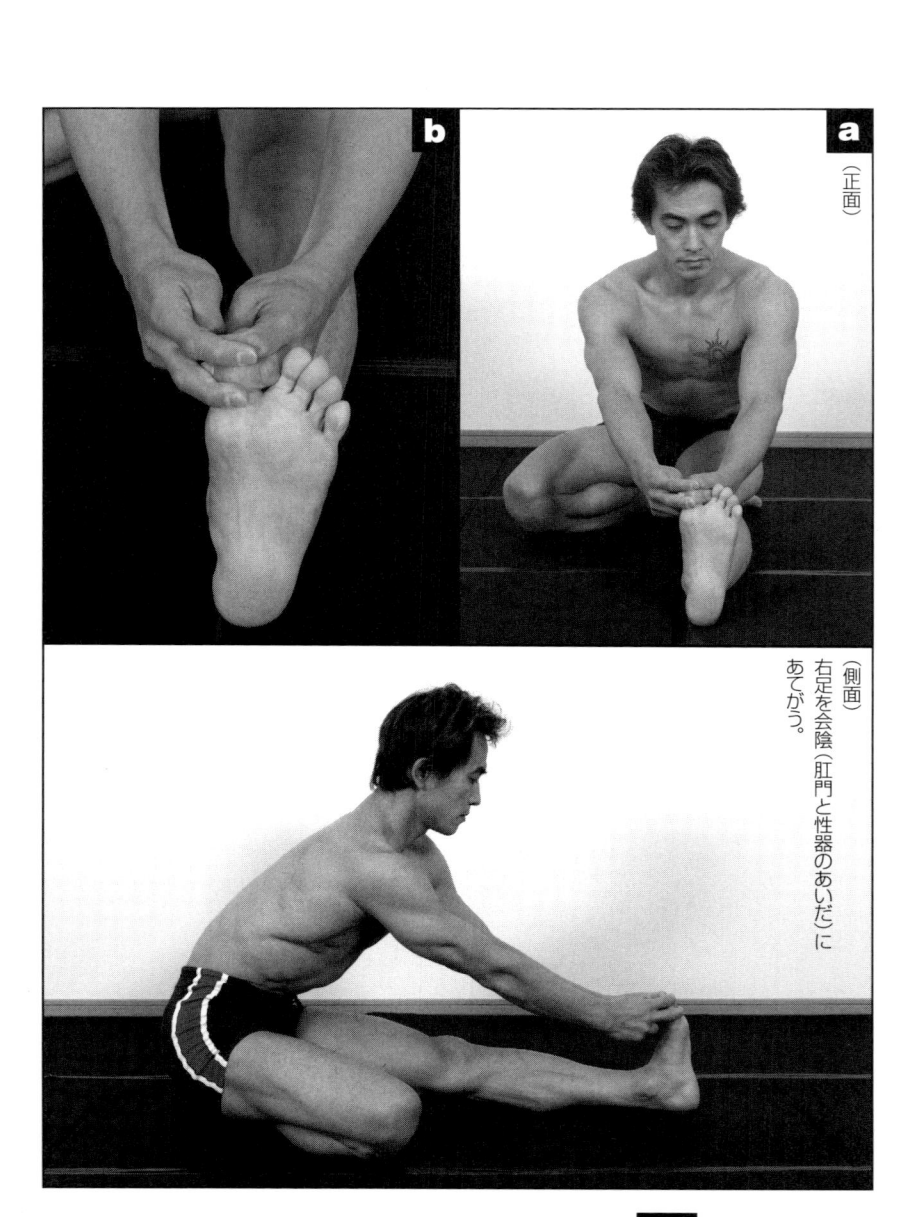

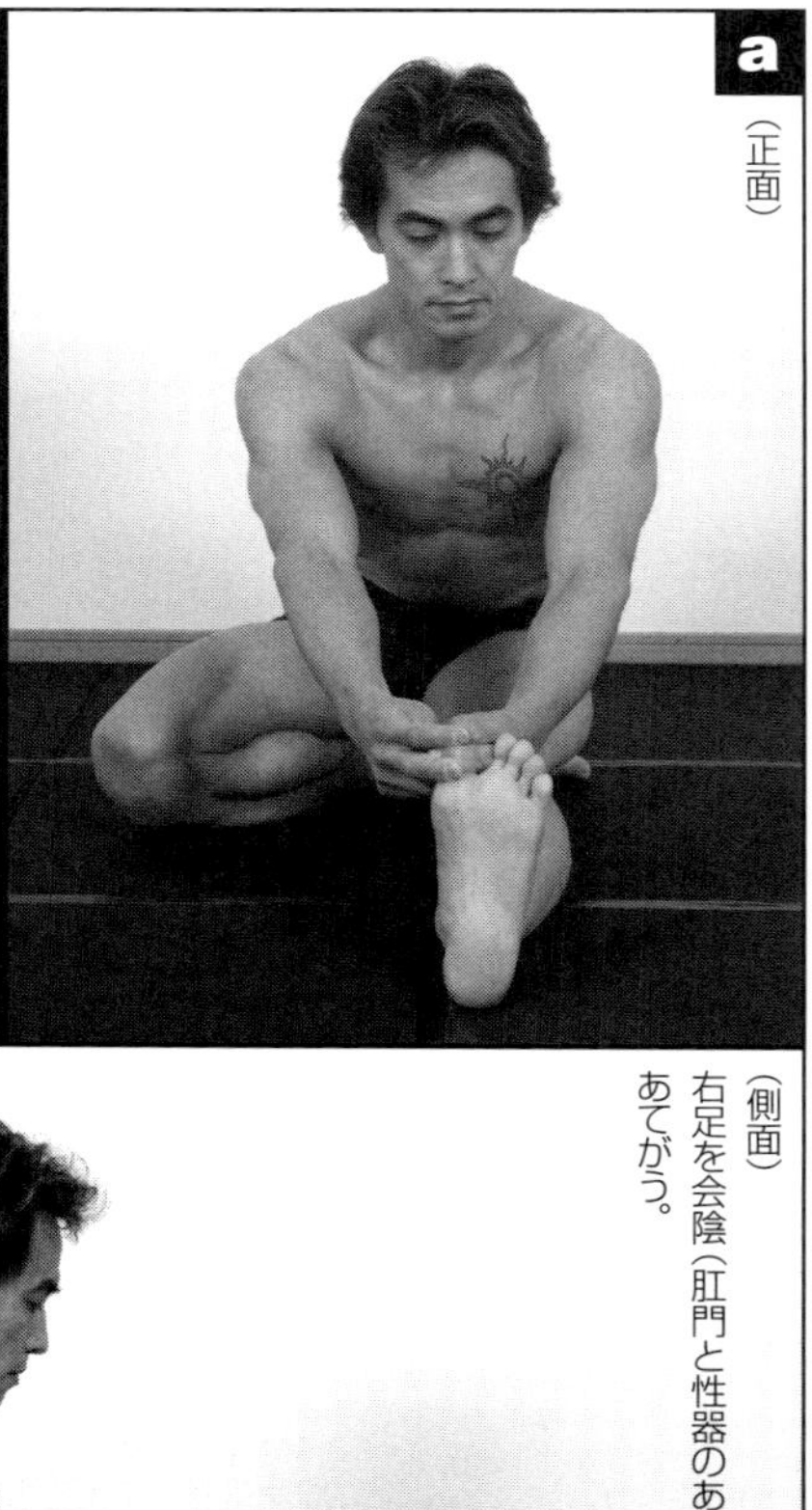

（正面）

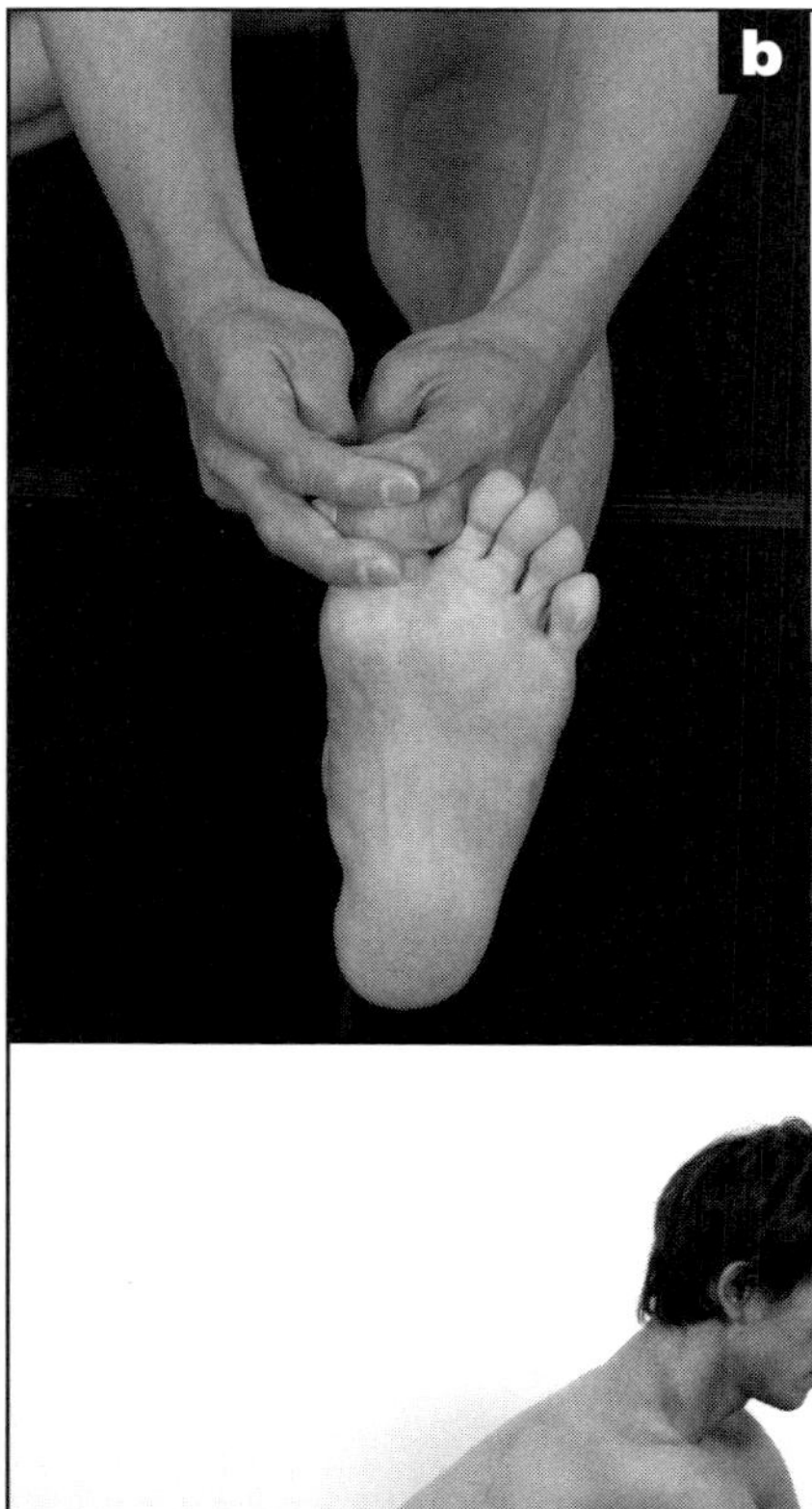

（側面）
右足を会陰（肛門と性器のあいだ）にあてがう。

技法D（腹部臓器の強化）

1―足を揃えて伸ばし、両足の親指をそれぞれの人差し指と中指で引っ掛けるように持つ。（**a**）
背中は丸くせずに腰から少し前方へ傾ける。ひざが曲がらないようにすること。

2―この姿勢で「火の呼吸」1分。
終わったらそのままの姿勢で「ムルバンドゥ」をする。

3―仰向けに寝て1分間リラックスして終了。

◎このエクササイズは太陽神経叢（横隔膜の下に位置＝ヘソ周辺）を刺激し、
腹部臓器の大半を強化する。

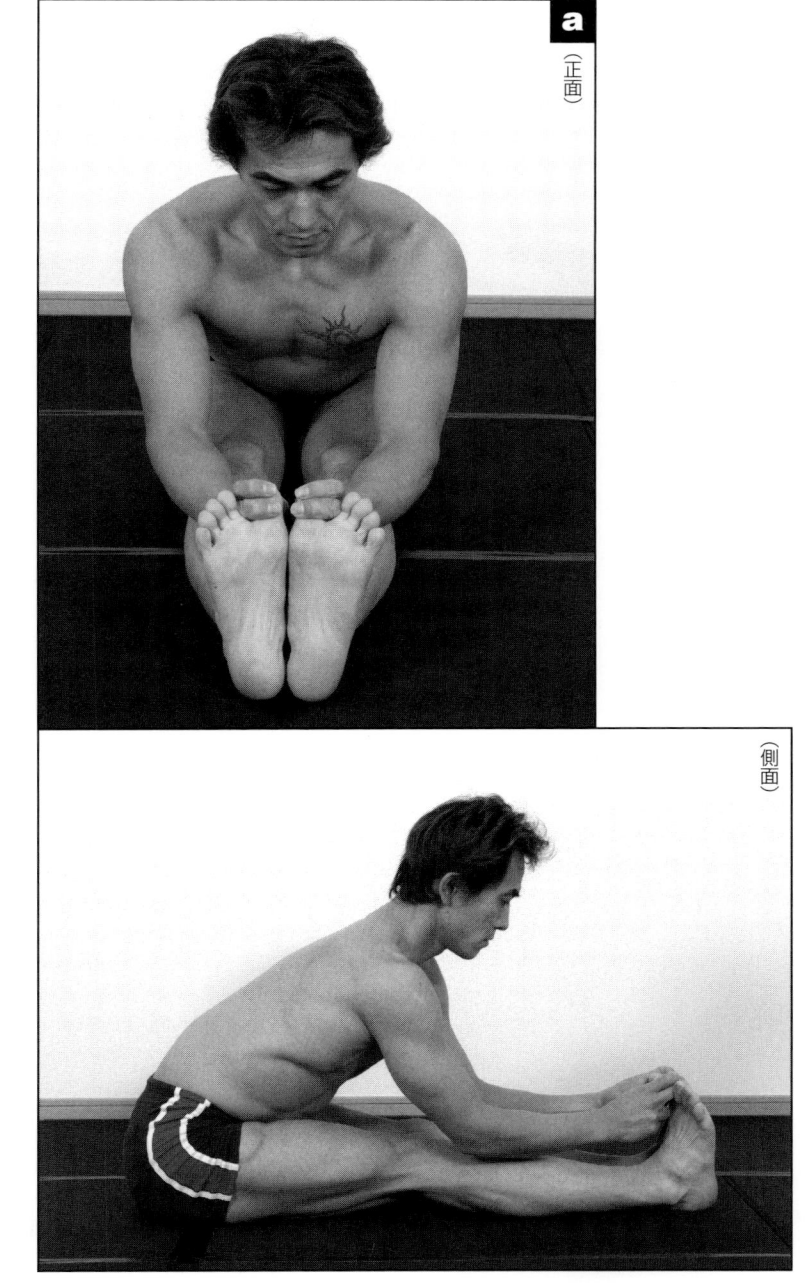

a（正面）

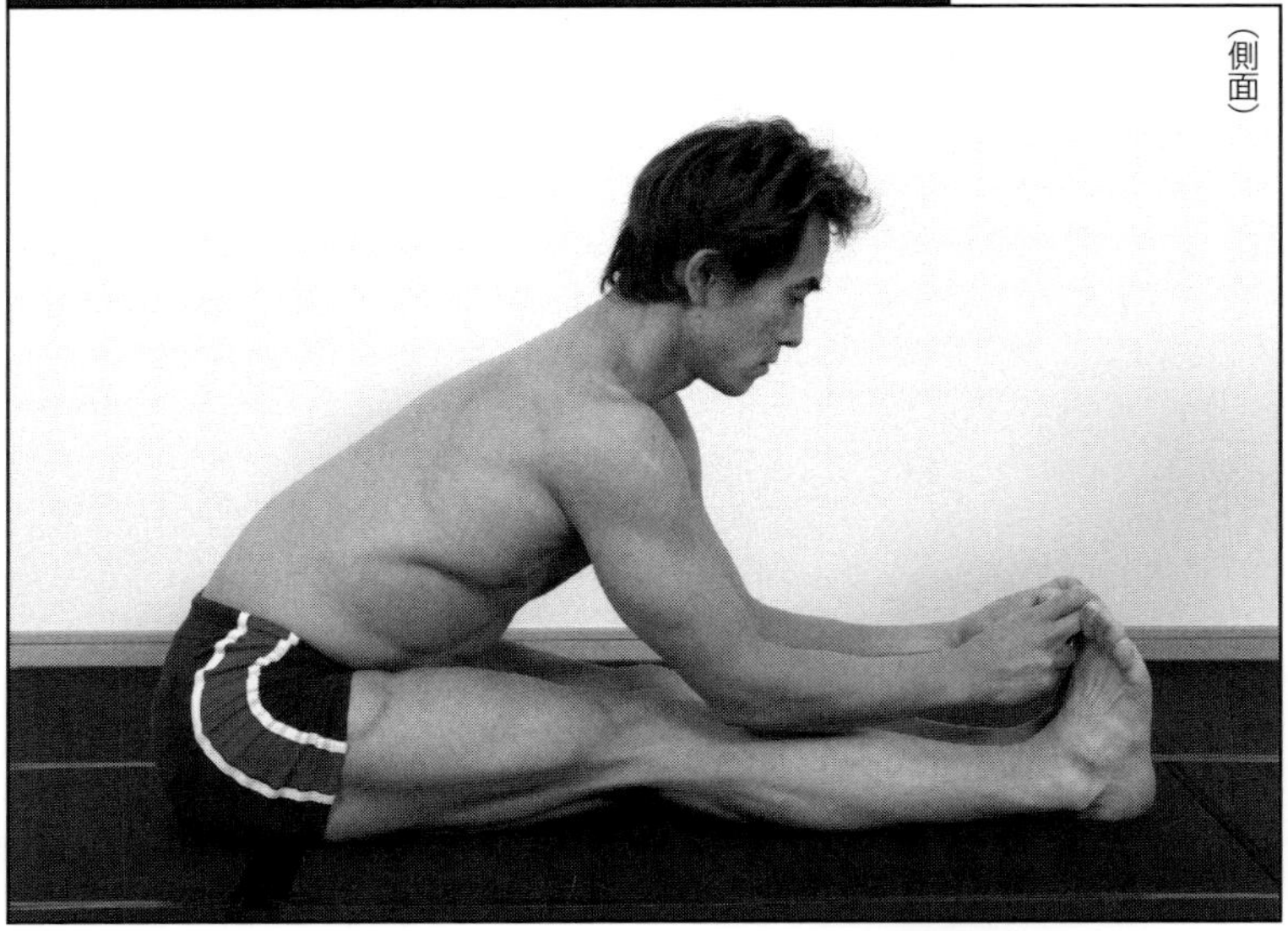

（側面）

技法E（性腺の働きを活性）

1―ひざを少し開き、正座をする。
2―両足の踵《かかと》のあいだに腰を落とし、仰向けに横になる。
3―両手の間隔を肩幅に開き、平行にしてまっすぐ上に伸ばす。
4―この姿勢で深呼吸を3回し、その後「火の呼吸」1分。（**a**）
5―そのままの姿勢で「ムルバンドゥ」をする。
6―仰向けに寝て1分間リラックスして終了。
◎このエクササイズは、とくに性腺の働きをとても強くする。

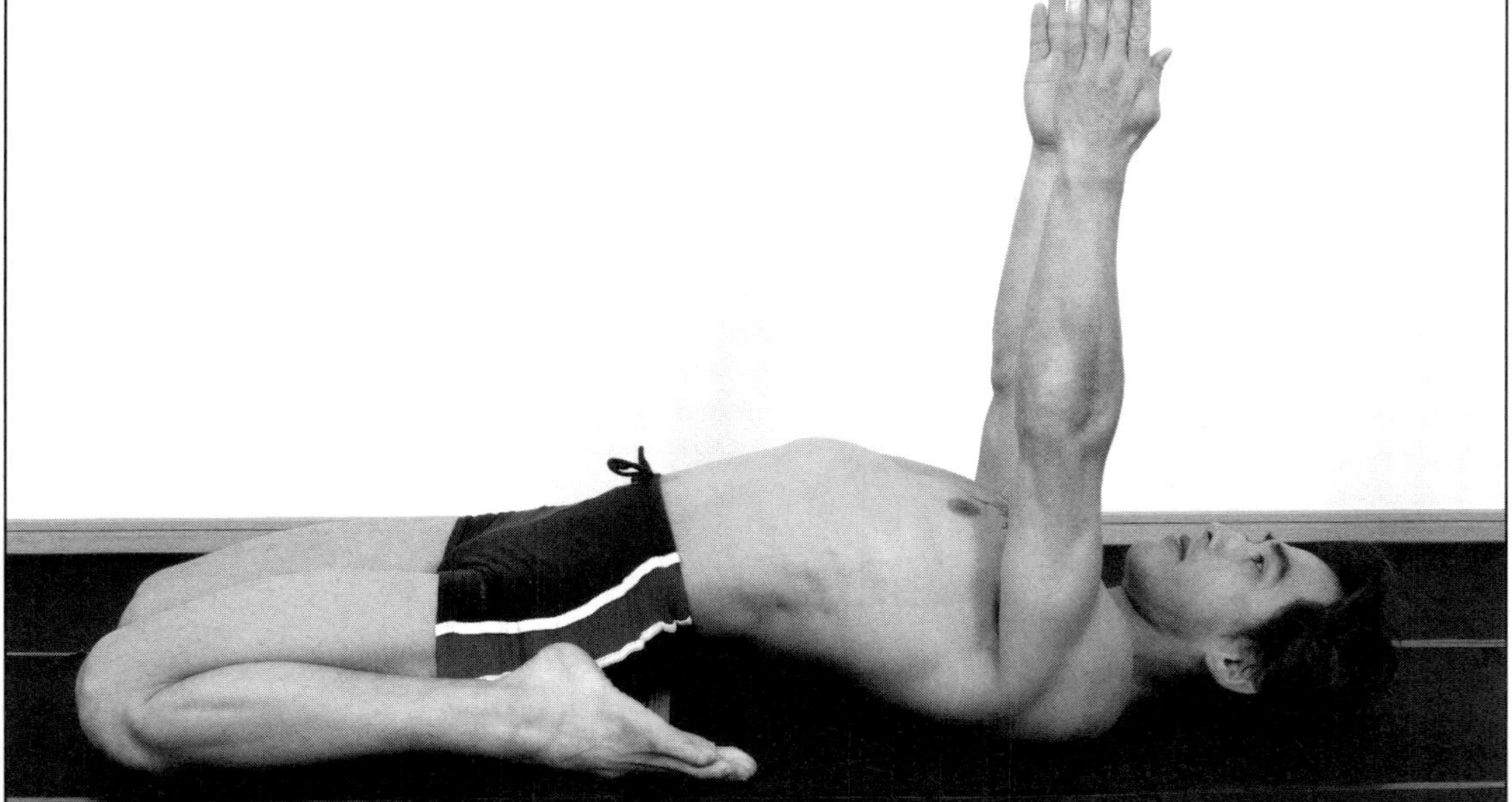
a この姿勢で深呼吸3回と「火の呼吸」1分。

技法F（全身の活力を高める）

1―うつ伏せになり、両手で上体を持ち上げる。両足の踵は絶対に離さないこと。（a・b）
天井を見つめ、顎《あご》を上げる。

2―この姿勢で深呼吸3回、その後「火の呼吸」30秒。

3―そのままの姿勢で「ムルバンドゥ」をする。

4―写真**c**の姿勢をとり「火の呼吸」30秒。横から見て三角形になること。（**c**）

5―そのままの姿勢で「ムルバンドゥ」をし、仰向けに寝て2分間リラックスして終了。

◎このエクササイズは全身の活力を高めるとともに胸腔内の心臓神経叢《しんけいそう》を刺激し、胸腺、心臓、肺臓をも活性化させる。
この一連のセットメニューをつづけることによって、今までとは比較にならないくらいの活力を得ることだろう。

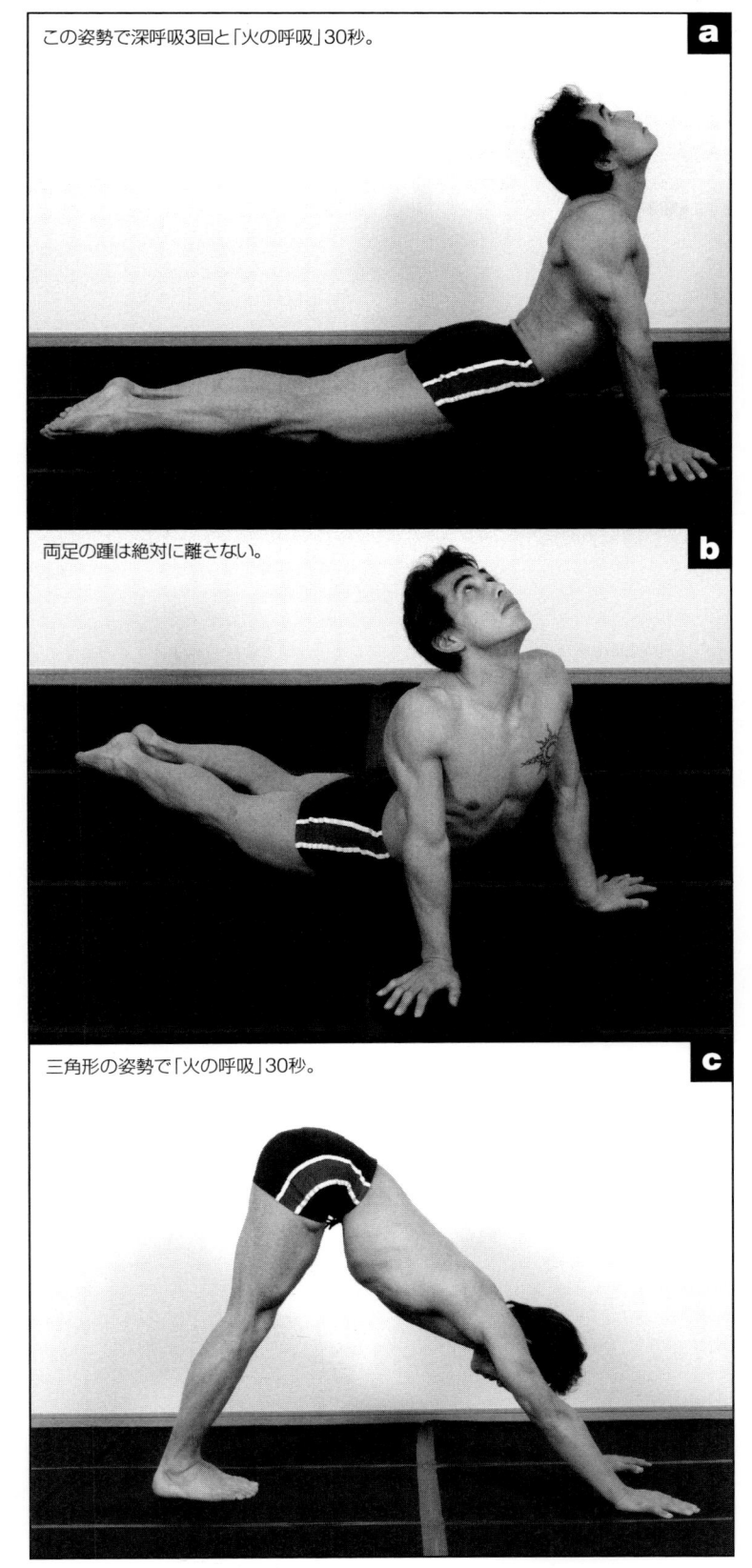

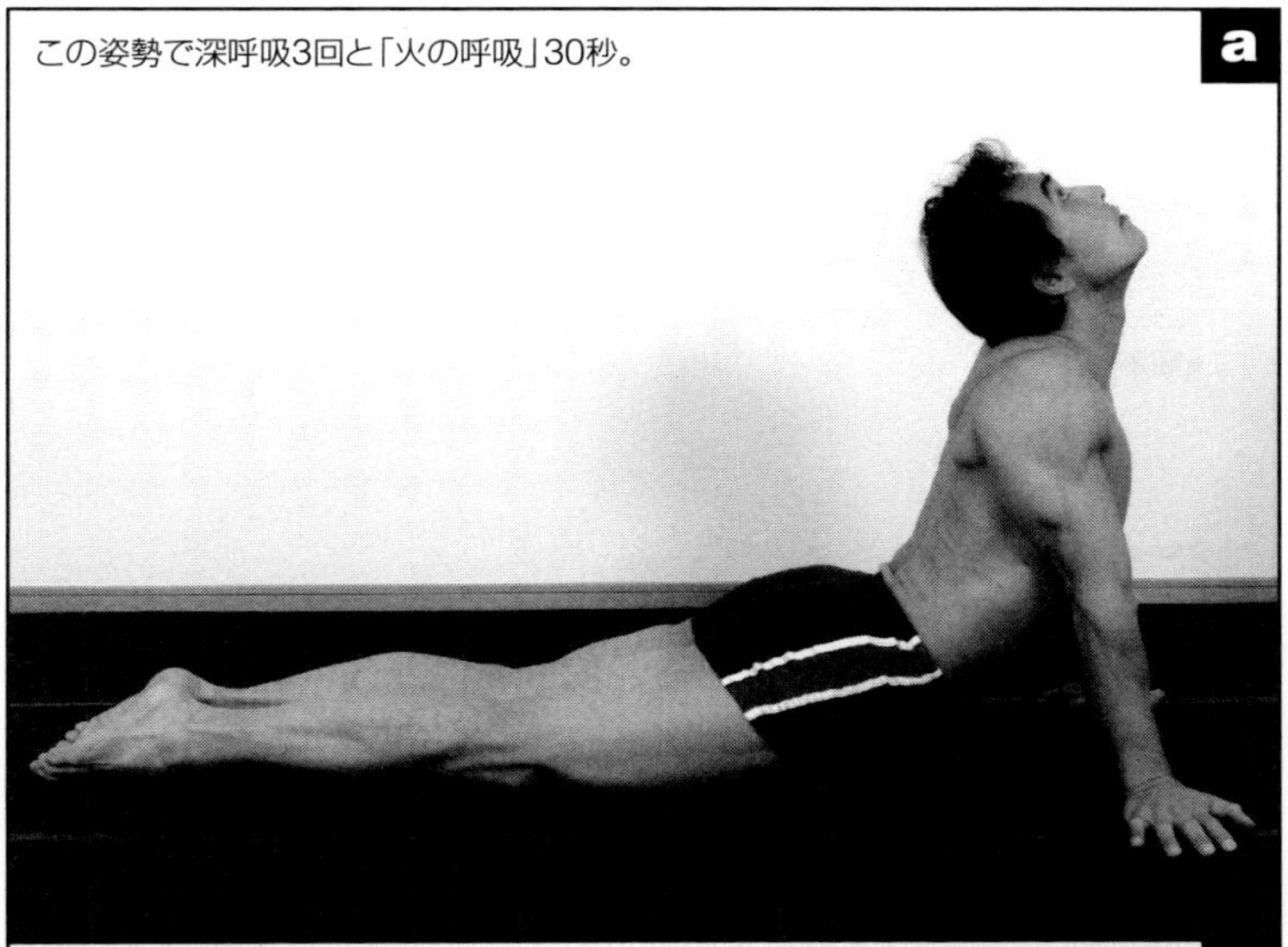

a この姿勢で深呼吸3回と「火の呼吸」30秒。

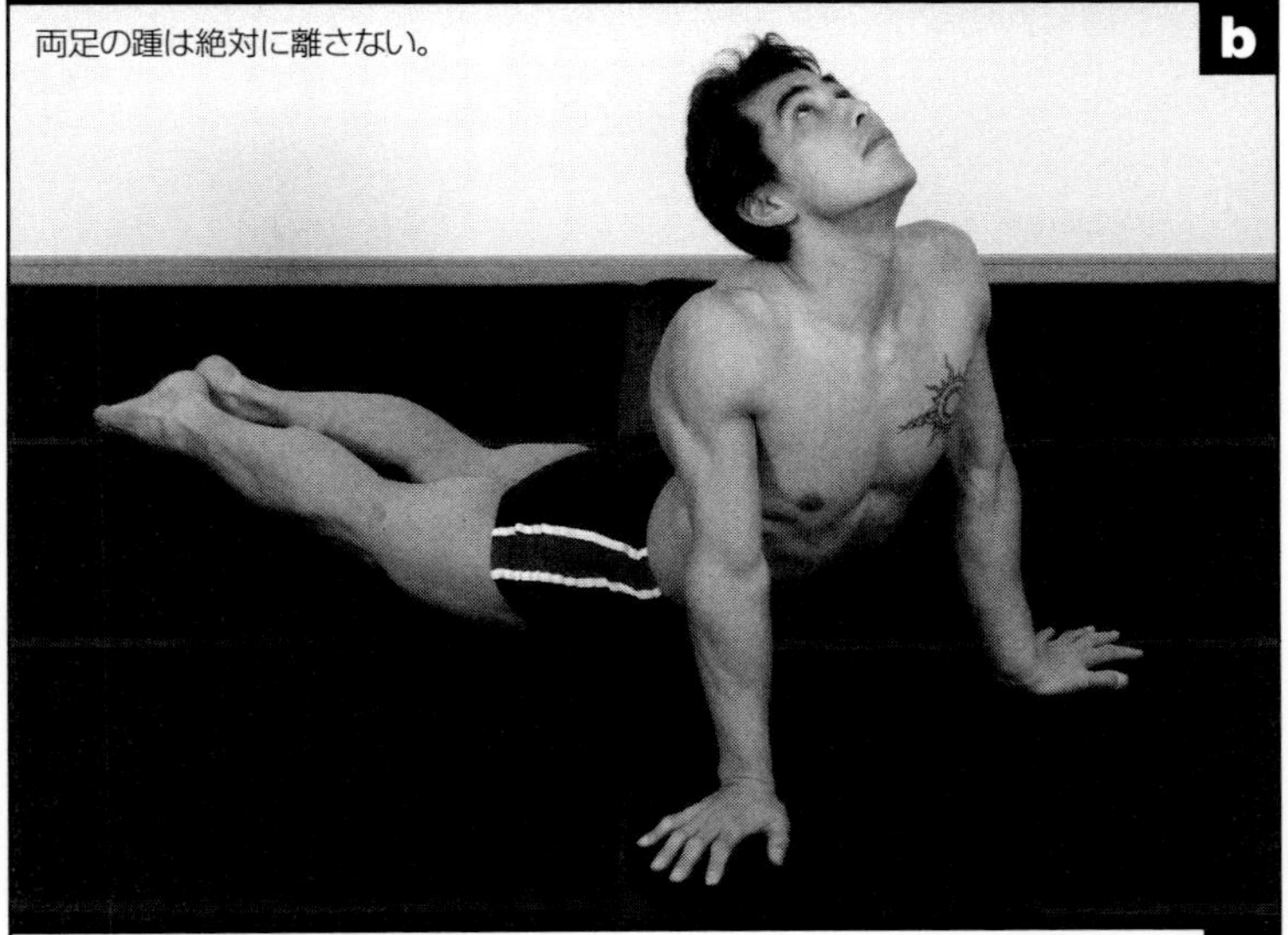

b 両足の踵は絶対に離さない。

c 三角形の姿勢で「火の呼吸」30秒。

スタミナ（持続力）

1上・下腹神経叢 2腎臓 3性腺 4膀胱 5前立腺 6精嚢 7子宮 8副腎 9膵臓を刺激する

技法A（体力と自然治癒力の向上）

1―写真**a**の姿勢を保ったまま、ゆっくりと10秒間腹式呼吸をする。瞑目して呼吸に集中する。足は肩幅にひろげる。

2―この姿勢で「火の呼吸」を1～5分。

3―そのままの姿勢で床に平行に蹴り込みを52回（各足26回ずつ）。蹴り込みはそれぞれの足を伸ばすときに必ず鼻で息を吐くようにする。（**b・c**）

4―最後に「ムルバンドゥ」を必ず3回行うこと。

5―仰向けに寝て1分間リラックスして終了。

◎このエクササイズは上・下腹神経叢、腎臓、性腺を強く刺激する。
ヨーガでは尾てい骨あたりに生命力の根源をつかさどるエネルギーセンターがあると説明している。
このエネルギーセンターを活性化させることで、体力は著しく向上し、自然治癒力も高まる。

a 10秒間の腹式呼吸のあと瞑目。そして「火の呼吸」を1～5分。

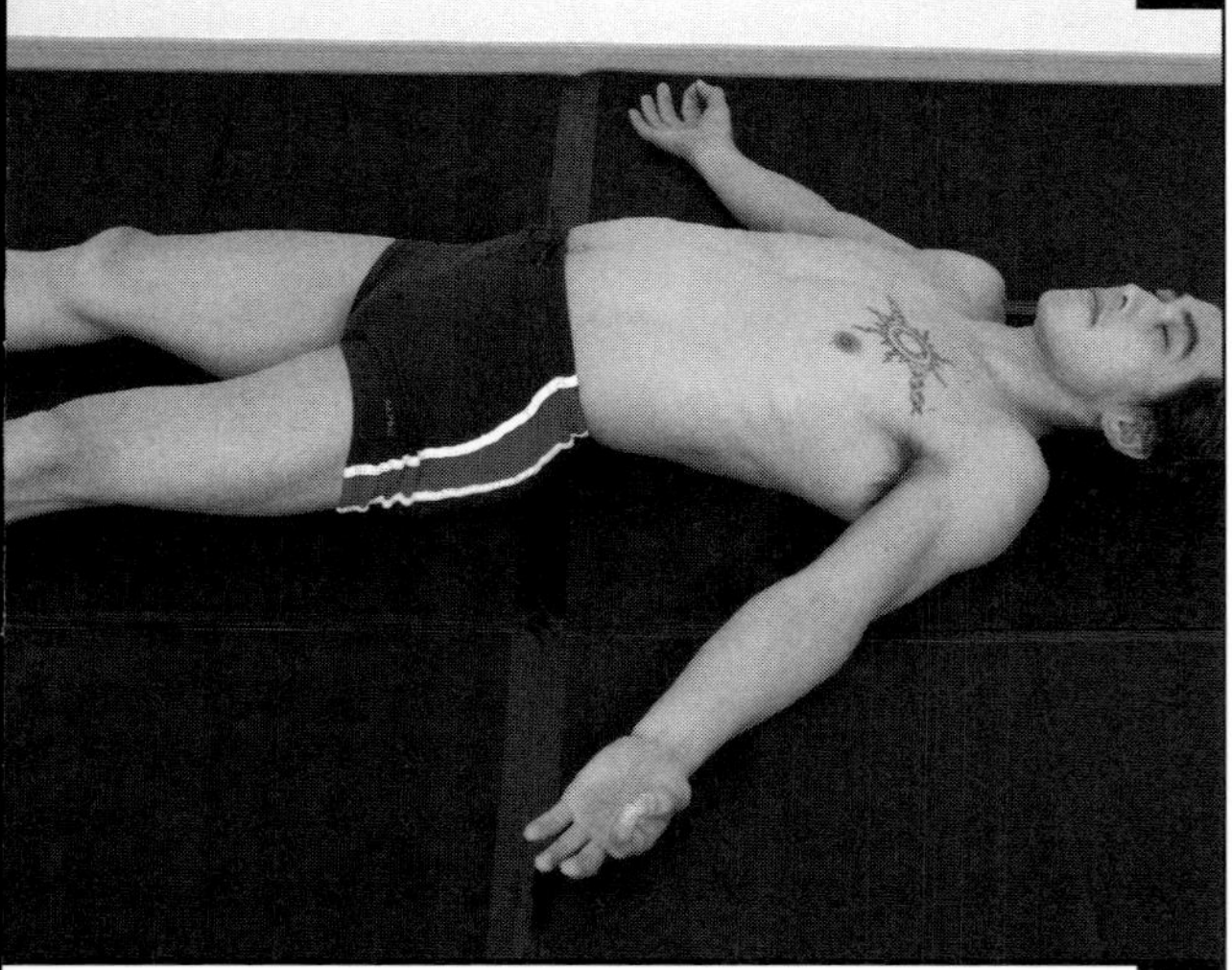

b 足を伸ばすときは鼻から息を吐くように。

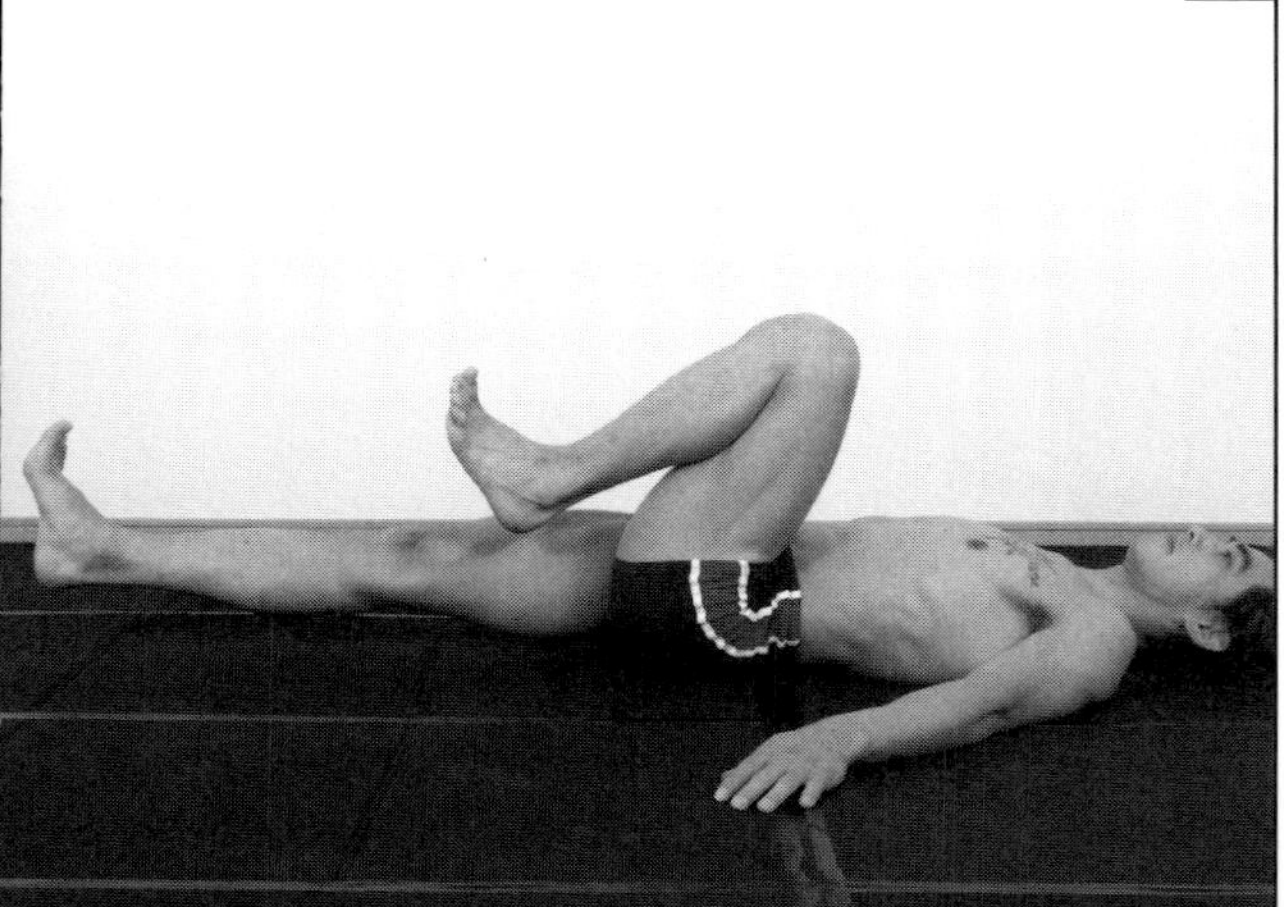

c 各足26回ずつ蹴り込む。

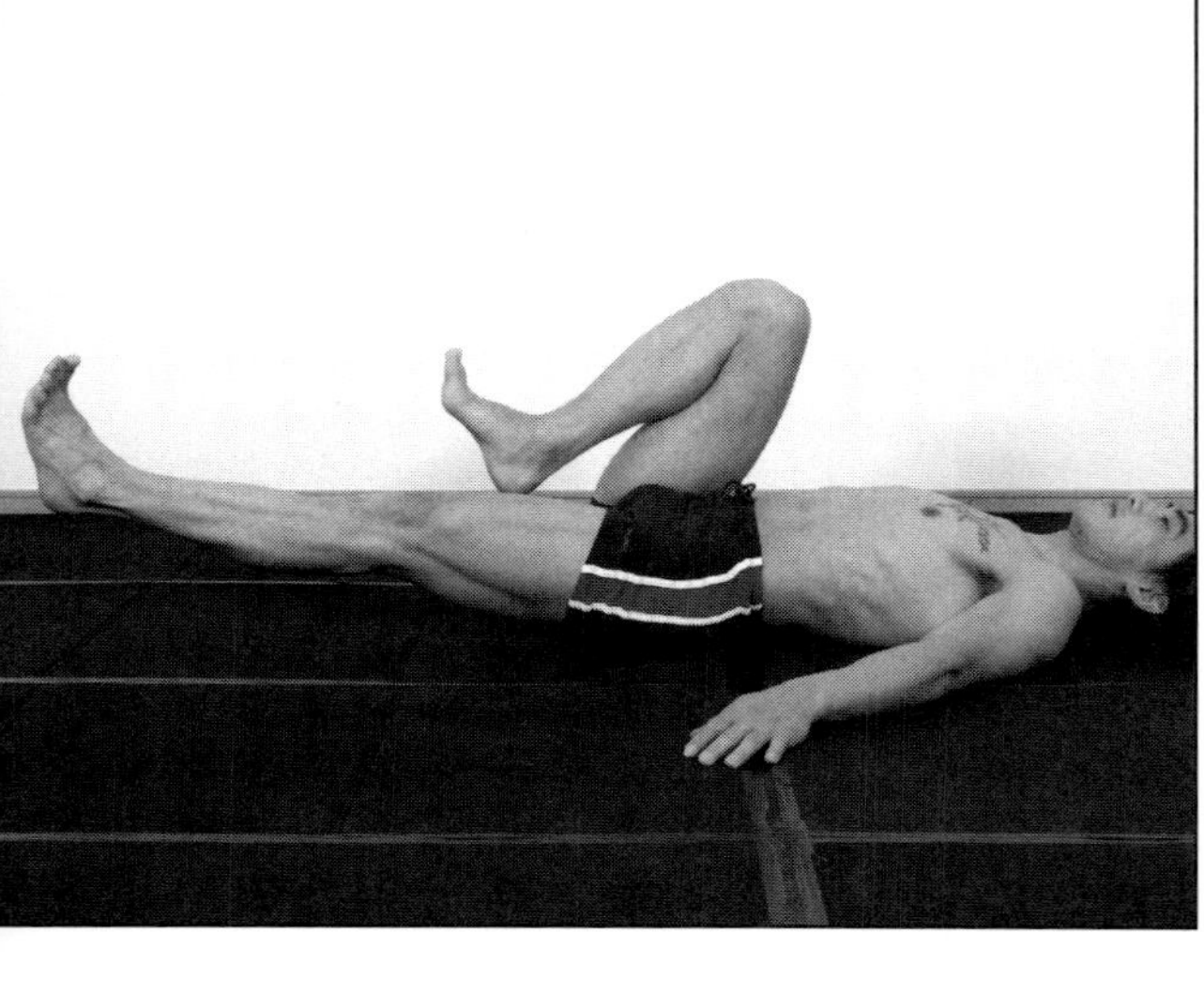

技法**B**から**D**は外筋を緊張させたまま「火の呼吸」を行うことで、呼吸筋等の内筋を格段に鍛えることができる。スタミナの根本は血中酸素濃度の安定だ。いかなる体勢や状況でも、呼吸は常に自然に安定していなければならない。つまり体幹部分の力強い内筋の発達がそれを実現することだろう。

技法B（精力強化）

1—写真**a**の姿勢を保ったまま、ゆっくりと10秒間腹式呼吸をする。両足は揃えて床から20センチメートルほど浮かせる。視線は足の指先に向け、腕と足は平行にすること。

2—「火の呼吸」を1分。終わりに「ムルバンドゥ」1回。

3—つづけて、そのままの姿勢で床に平行に蹴り込みを52回（各足26回ずつ）。蹴り込みはそれぞれの足を伸ばすときに必ず鼻で吐くようにする。（**b・c**）

4—最後に「ムルバンドゥ」を必ず3回行う。

5—仰向けに寝て1分間リラックスして終了。

◎このエクササイズは上・下腹神経叢、腎臓、性腺を強く刺激する。

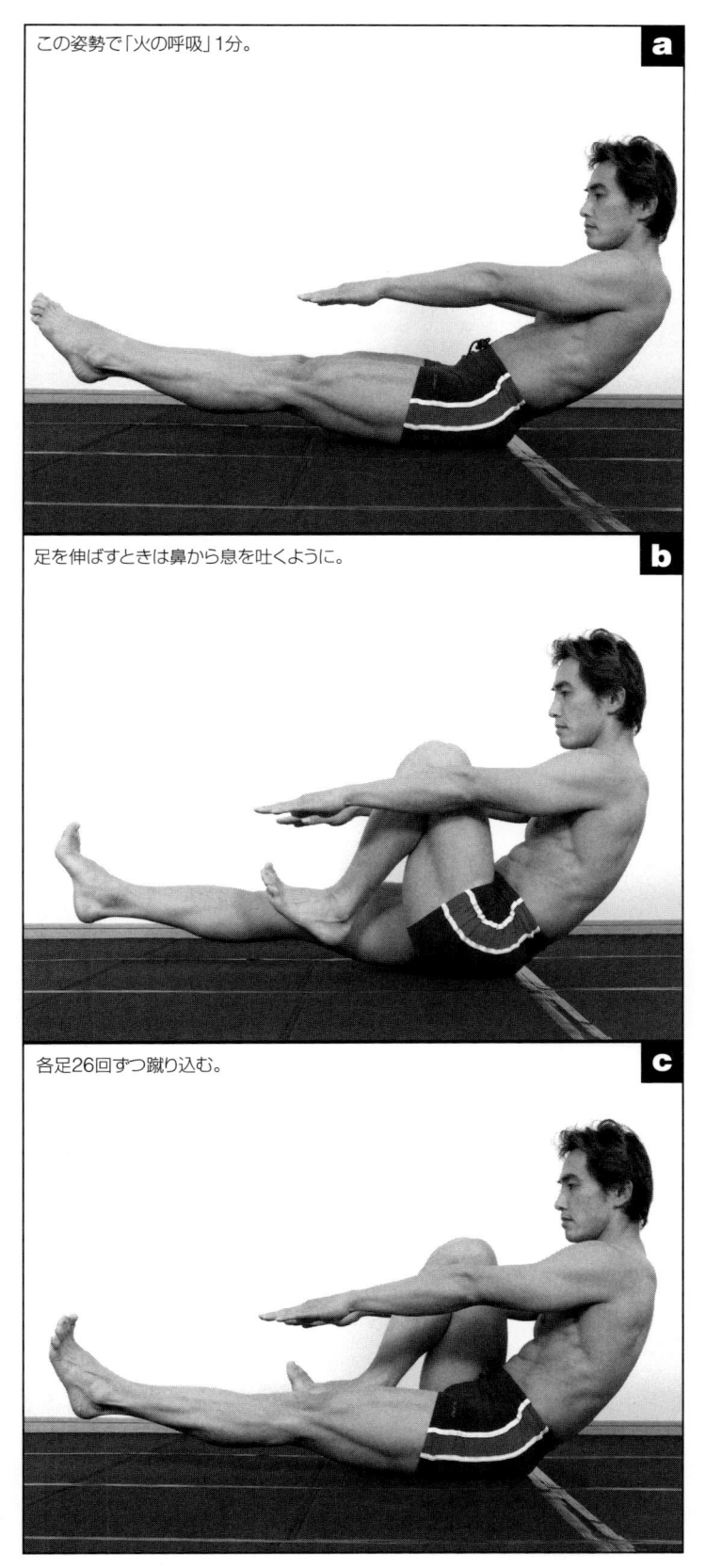

この姿勢で「火の呼吸」1分。
a

足を伸ばすときは鼻から息を吐くように。
b

各足26回ずつ蹴り込む。
c

技法C（精神力を高める）

1―各手の指3本で体を安定させ、両足は45度の角度を保つ。視線は足の指先に向け、足は揃えてひざを曲げない。

2―この姿勢を保ったまま、ゆっくりと10秒間腹式呼吸をする。その後「火の呼吸」を1分。（a）

3―「ムルバンドゥ」を1回。

4―つづけて、床に平行に蹴り込みを52回（各足26回ずつ）。（b）

5―最後に「ムルバンドゥ」を必ず3回行う。

6―仰向けに寝て1分間リラックスして終了。

◎このエクササイズは上・下腹神経叢、膀胱、直腸、前立腺、精嚢、子宮、副腎、膵臓等を刺激する。

このセンターの強化は気力を奮い立たせ強靭な精神力をもたらす。

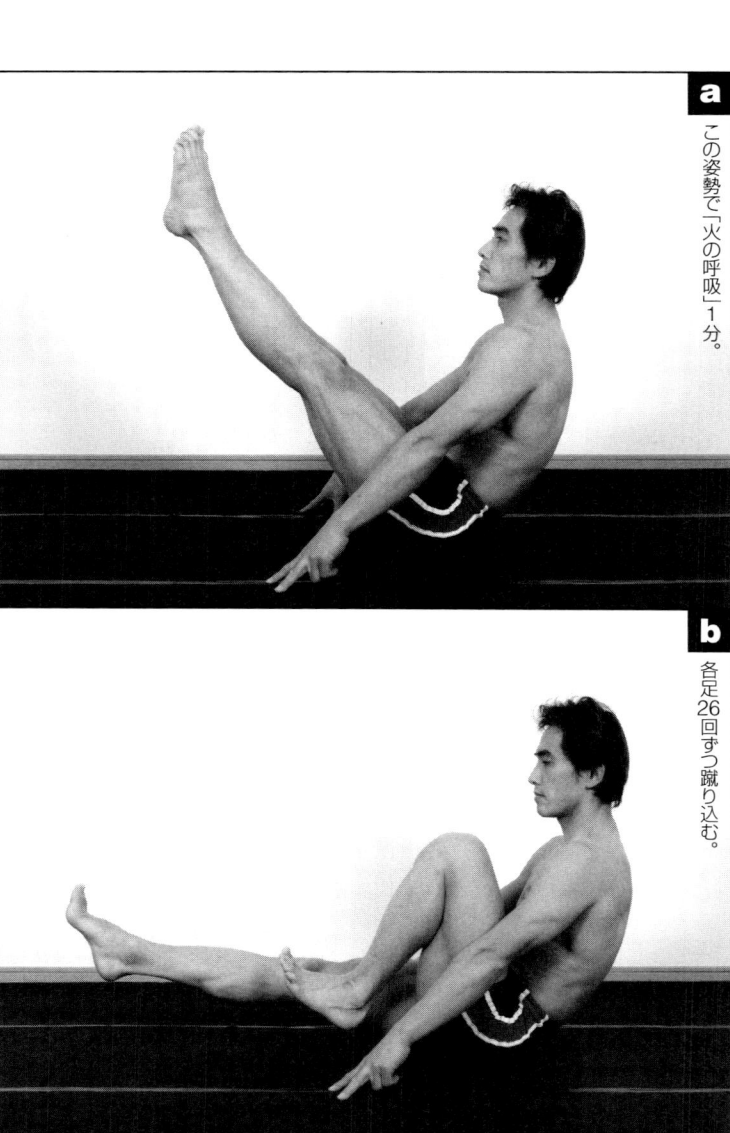

a この姿勢で「火の呼吸」1分。

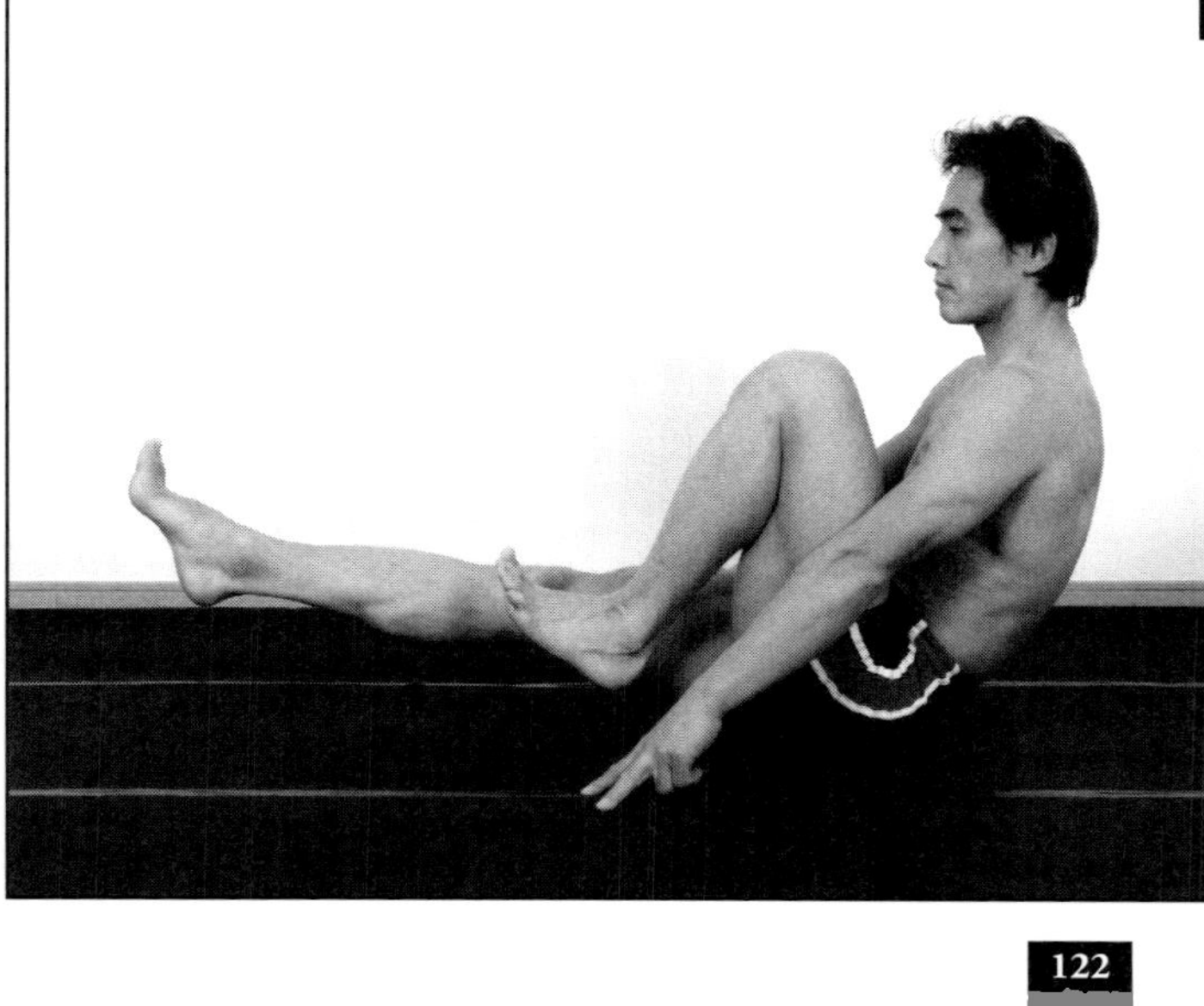

b 各足26回ずつ蹴り込む。

技法D（腹部臓器の強化）

1―腕は足と平行に伸ばし、両足は45度の角度を保つ。視線は足の指先に向け、足は揃えてひざを曲げない。

2―この姿勢を保ったまま、ゆっくりと10秒間腹式呼吸をする。その後「火の呼吸」を1分。（**a**）

3―「ムルバンドゥ」を1回。

4―つづけて、床に平行に蹴り込みを52回（各足26回ずつ）。（**b**）

5―最後に「ムルバンドゥ」を必ず3回行う。

6―仰向けに寝て1分間リラックスして終了。

◎このエクササイズは太陽神経叢を刺激し、腹部臓器の大半を強化する。

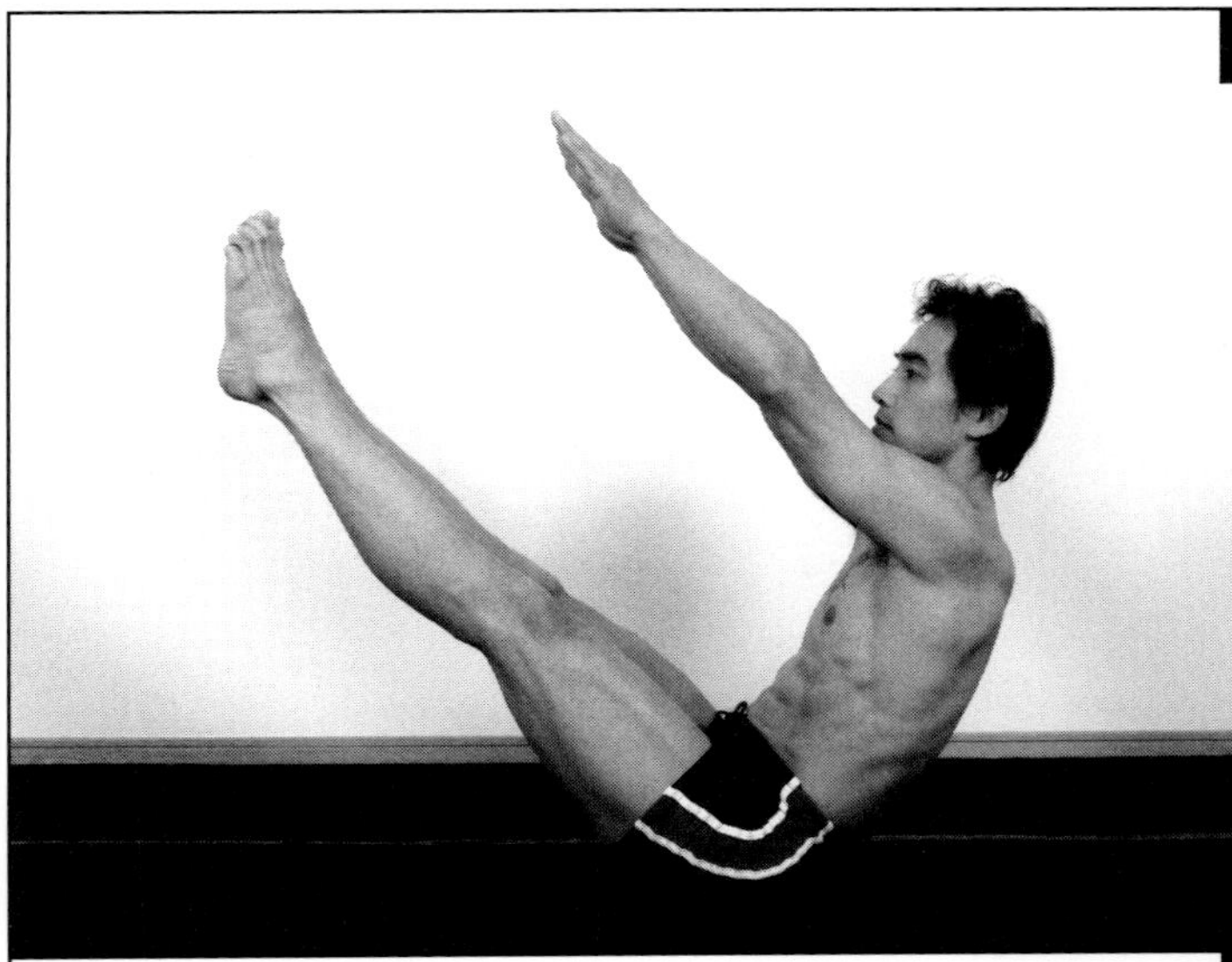

a この姿勢で「火の呼吸」1分。

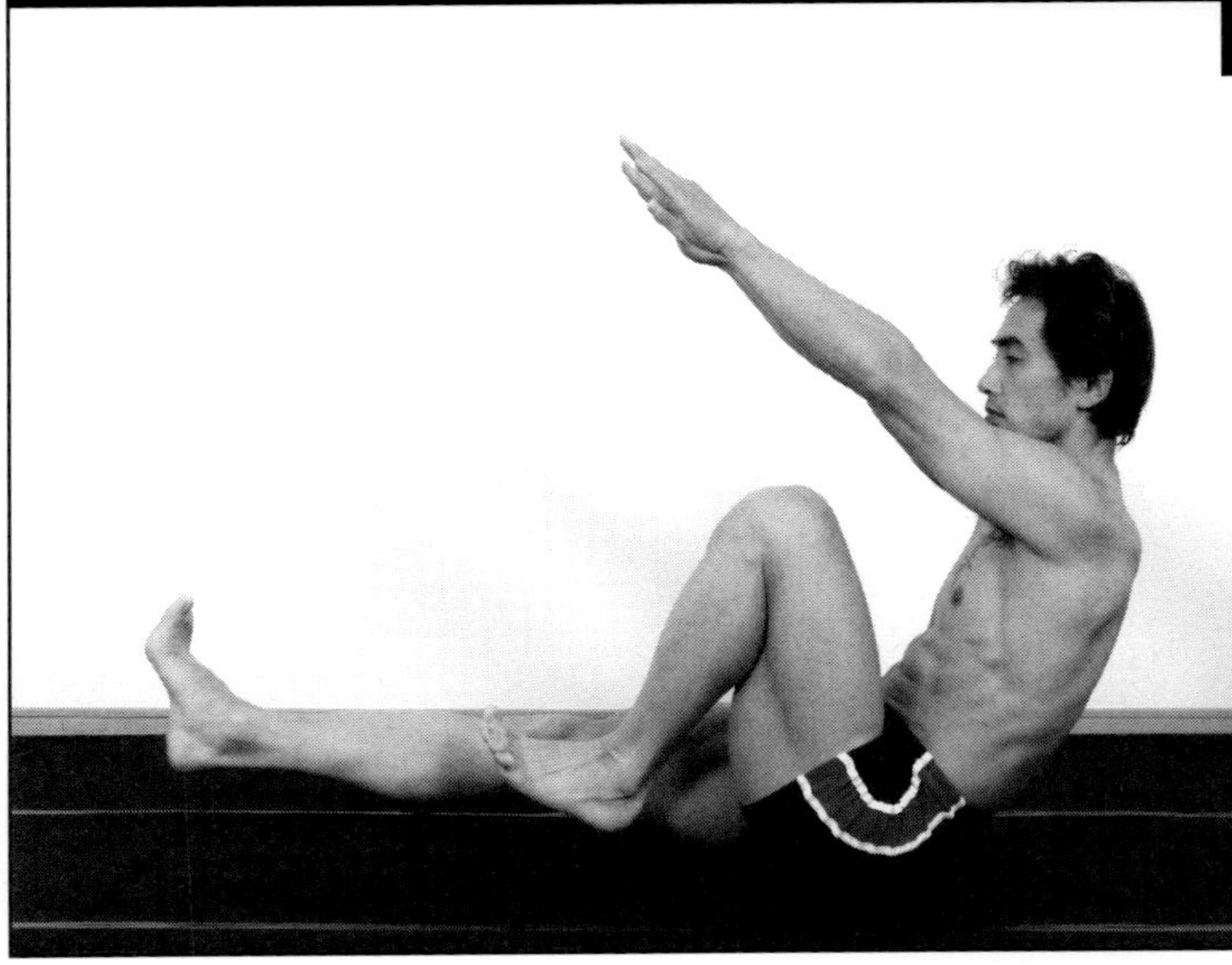

b 各足26回ずつ蹴り込む。

技法E（肺活量と免疫力の強化）

1―視線は正面に向け、背筋を伸ばす。

腕は正中線からみてそれぞれ45度に開き、ひじはまっすぐに。

手の親指は直角に伸ばし、ほかの指は第1・第2関節で折り曲げて熊手のようにする。

このとき腕が前後に傾かないことに注意。

2―この姿勢を保ったままで、力強い「火の呼吸」を1分。

3―「ムルバンドゥ」を必ず3回行う。

4―仰向けに寝て1分間リラックスして終了。

◎このエクササイズは、肺活量をアップさせるとともに免疫力を高める。太陽神経叢・胸腺を刺激し、心肺機能を強化する。

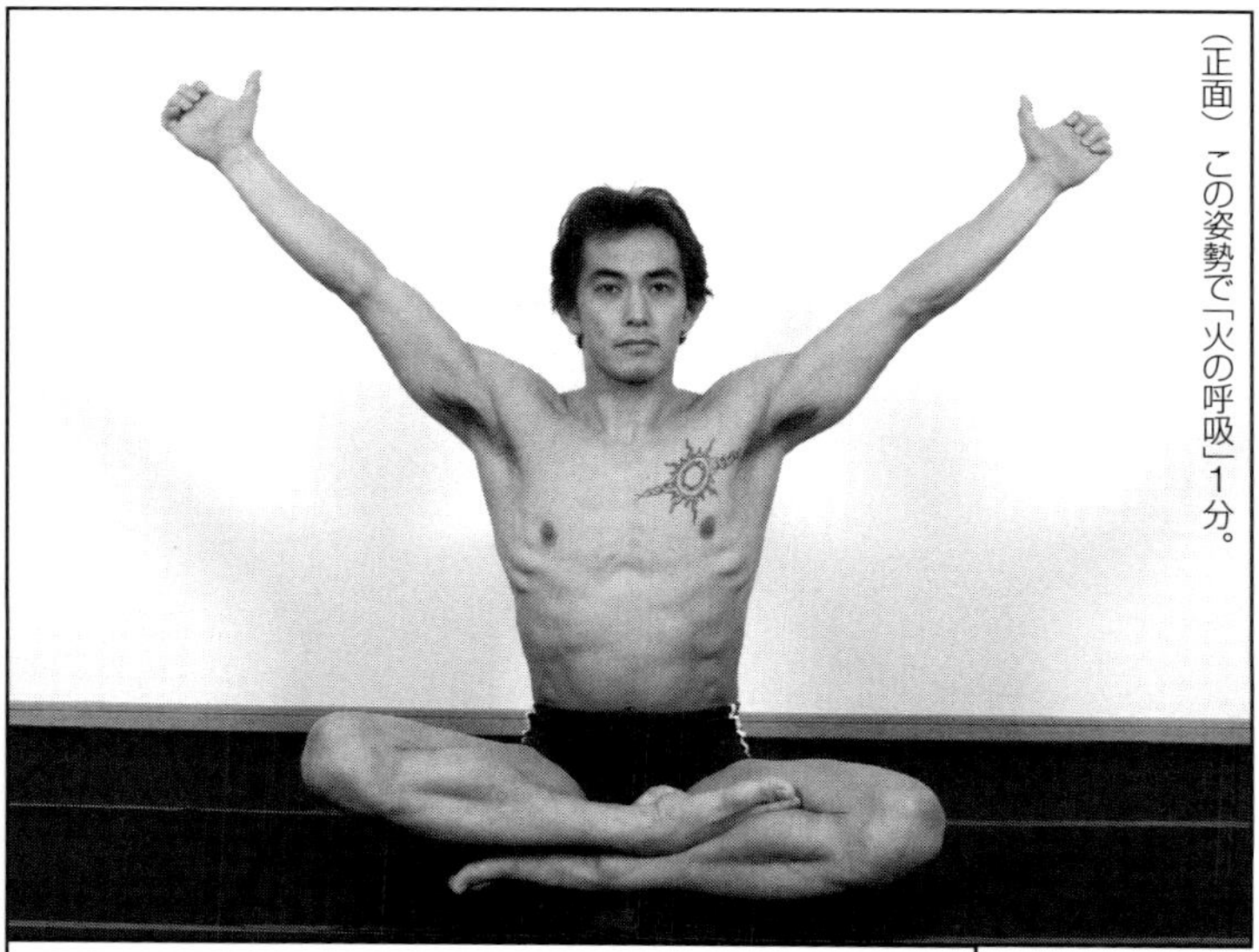

（正面）この姿勢で「火の呼吸」1分。

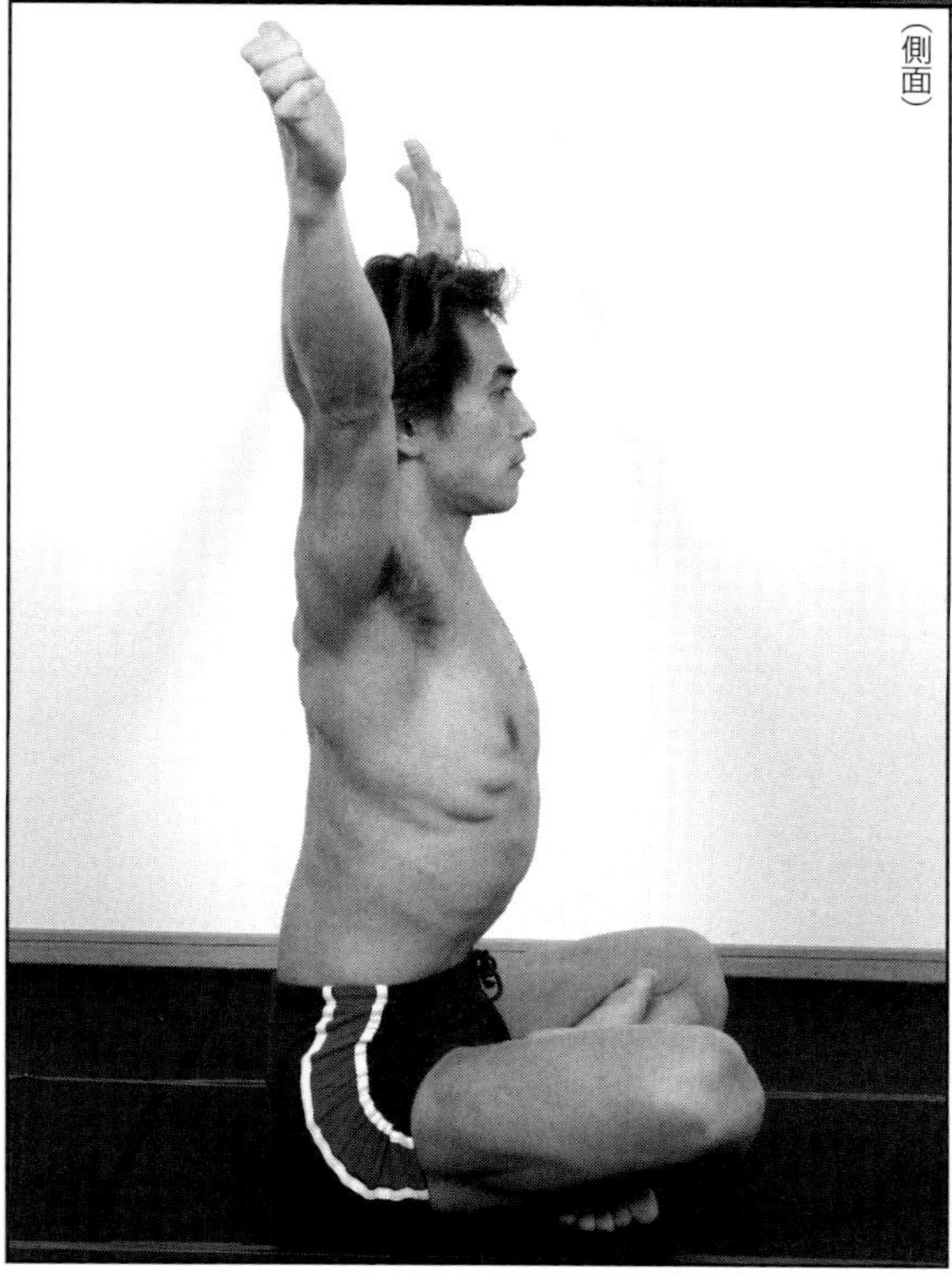

（側面）

技法F（肺のガス交換能力の向上）

1―両手を組んで首の後ろにおき、ひじを大きく開く。
背中が丸くならないようにすること。
2―「火の呼吸」1分。
3―そのままの姿勢で「ムルバンドゥ」をする。
4―仰向けに寝て1分間リラックスして終了。
◎肺を大きく広げて呼吸することにより、肺胞を活性化させ、ガス交換能力を向上させる。

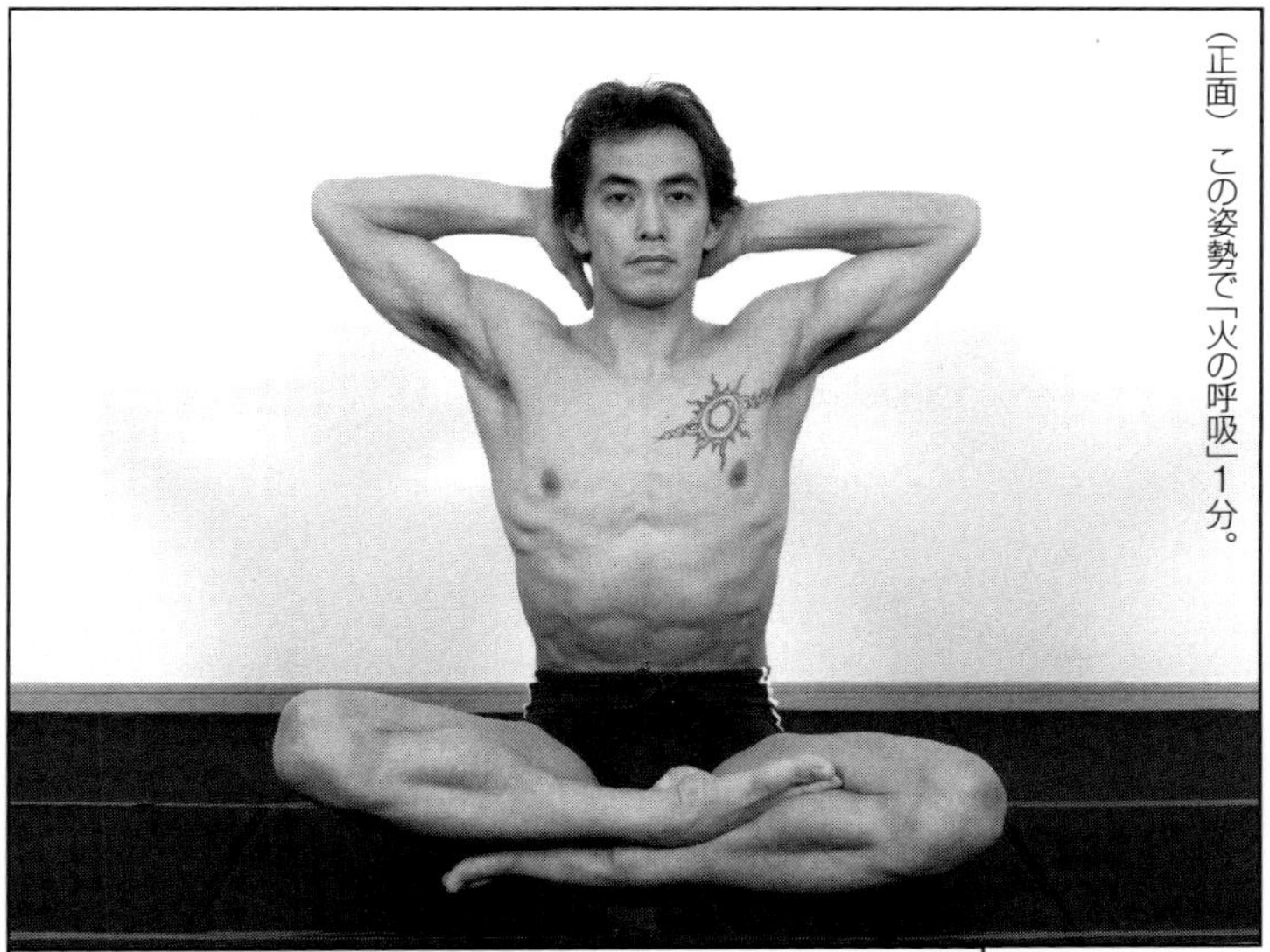
（正面）この姿勢で「火の呼吸」1分。

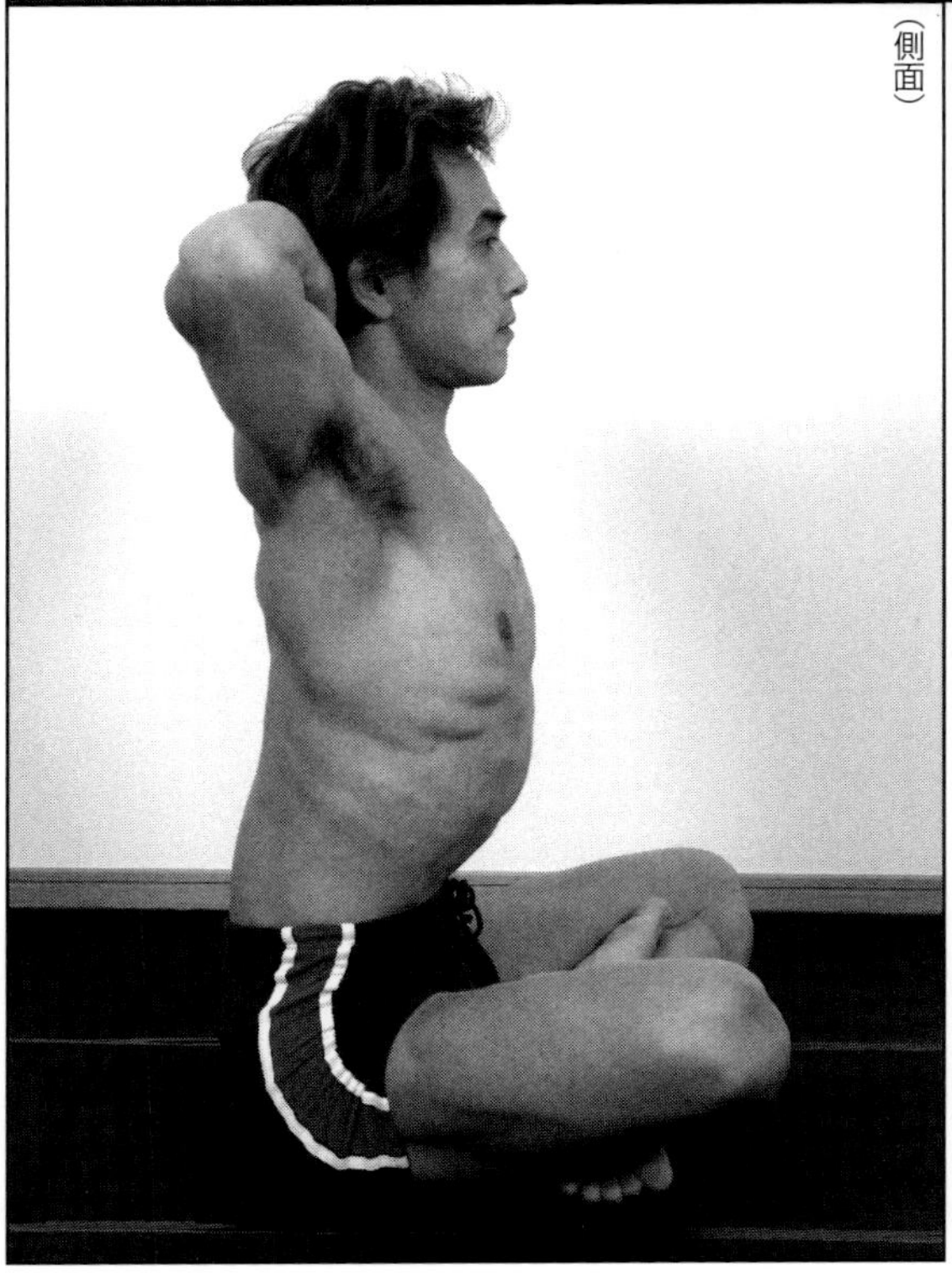
（側面）

技法G（肺の機能強化）

1―写真のように両手を組んで首の後ろにおき、ひじを大きく開く。背中が丸くならないようにすること。

歩幅は少し広く開き、前足に体重を掛ける。（およそ7対3の体重配分）

後ろ足のひざはピンと張らずにゆるめておくこと。

2―「火の呼吸」1分。

3―そのままの姿勢で「ムルバンドゥ」をする。

4―足を変えて、**2**から**3**を同様に行う。

5―仰向けに寝て1分間リラックスして終了。

◎このエクササイズは肺の機能を限りなく強化する。

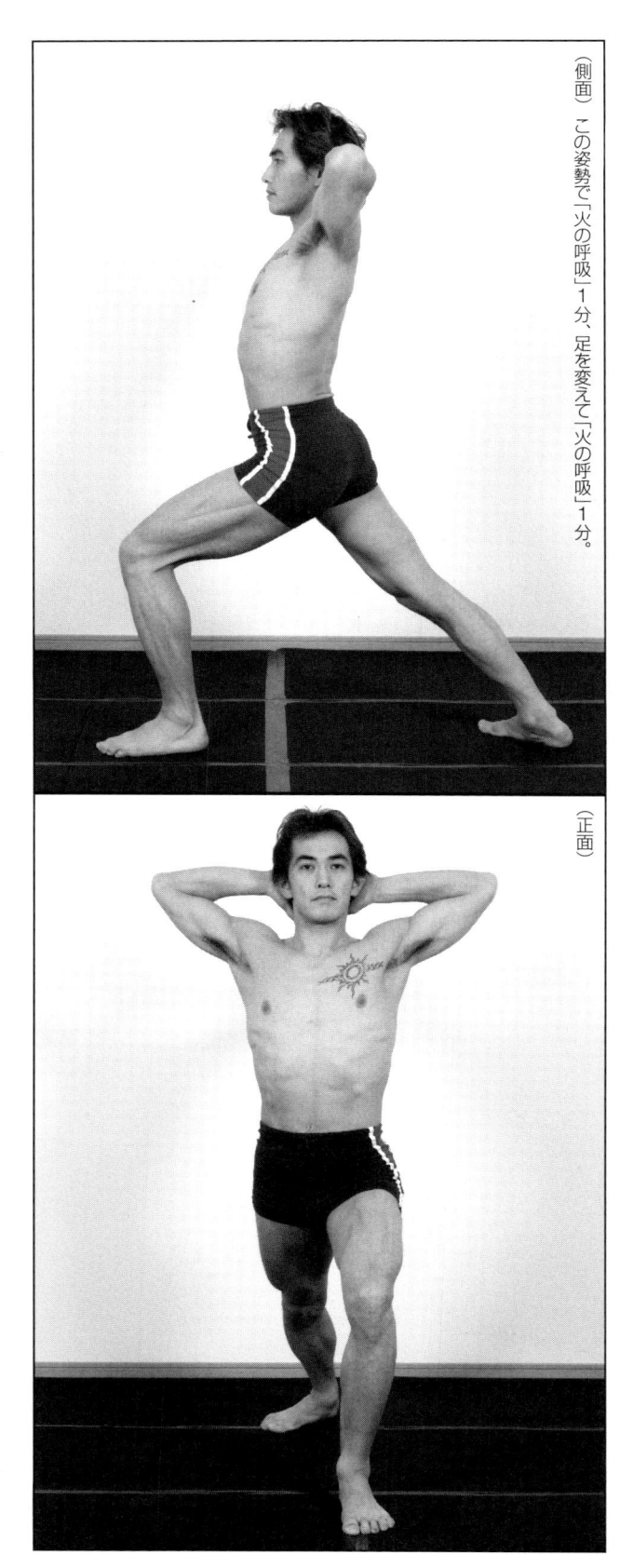

（側面）　この姿勢で「火の呼吸」1分、足を変えて「火の呼吸」1分。

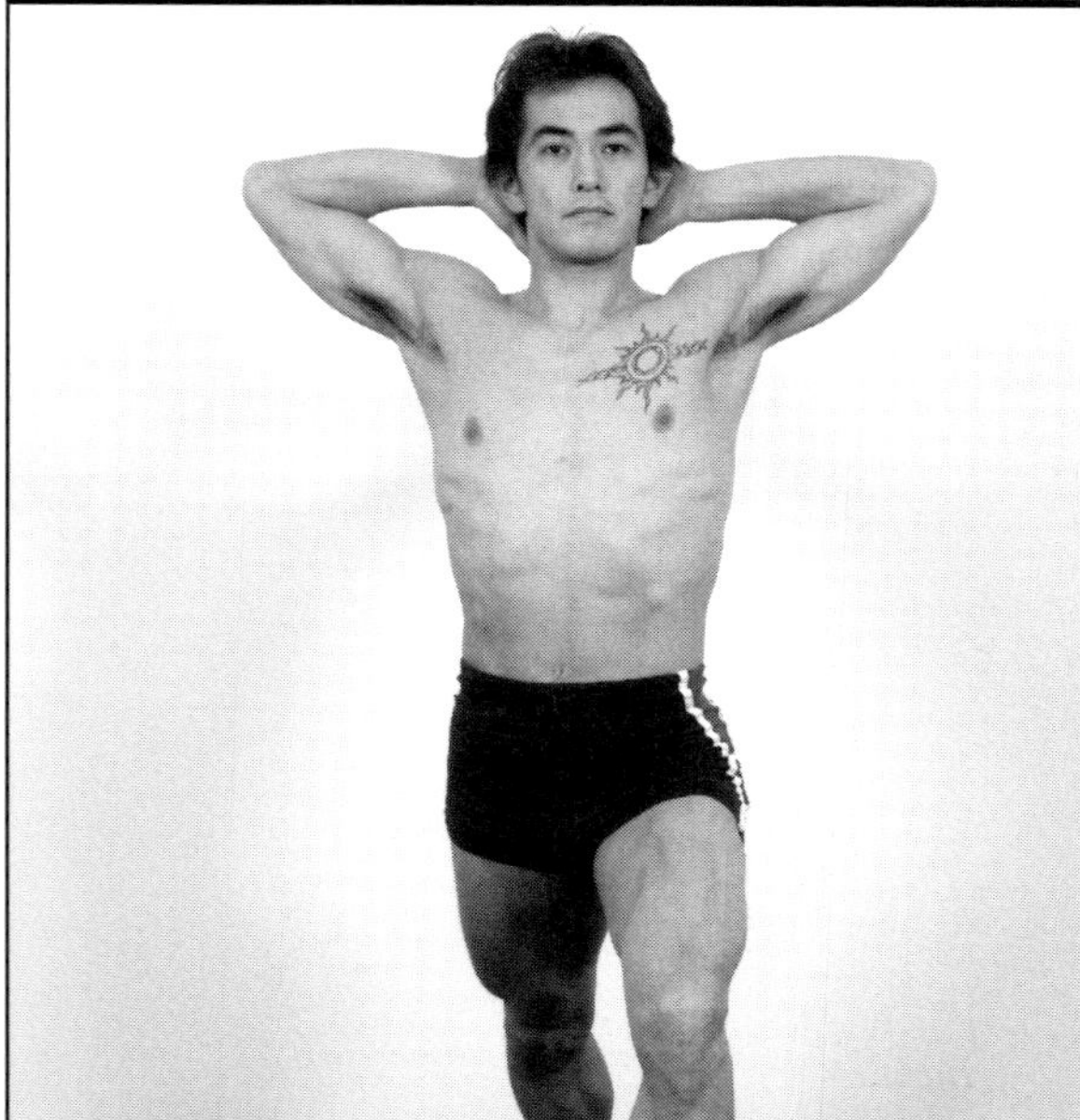

（正面）

技法H（肺・精力の機能強化）

1—写真のように両手を組んで首の後ろにおき、ひじを大きく開く。背中が丸くならないようにすること。技法**G**よりも歩幅は少し広く開き、前足に体重を掛ける。（およそ7対3の体重配分）腰を落とし、後ろ足のひざから下を床につけ、股関節を開く。

2—「火の呼吸」1分。

3—そのままの姿勢で「ムルバンドゥ」をする。

4—足を変えて、**2**から**3**を同様に行う。

5—仰向けに寝て1分間リラックスして終了。

◎このエクササイズはとくに肺の機能と精力を強化する。

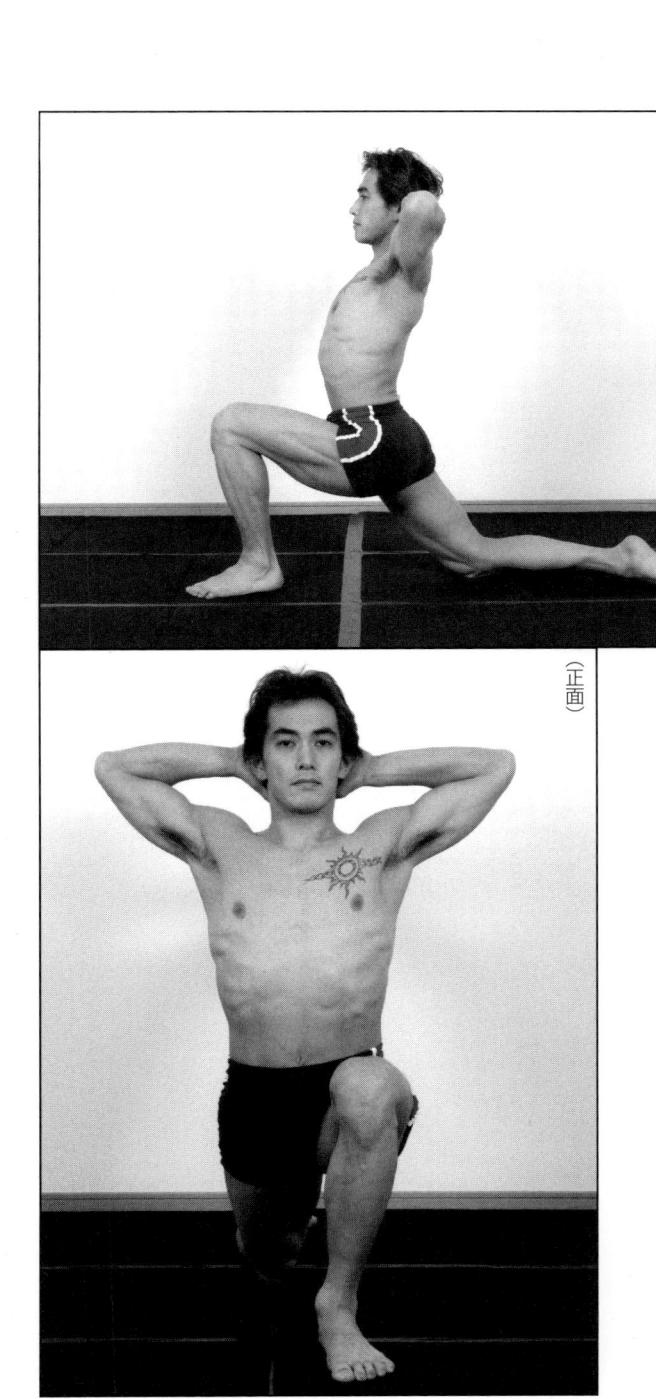

（側面）この姿勢で「火の呼吸」1分、足を変えて「火の呼吸」1分。

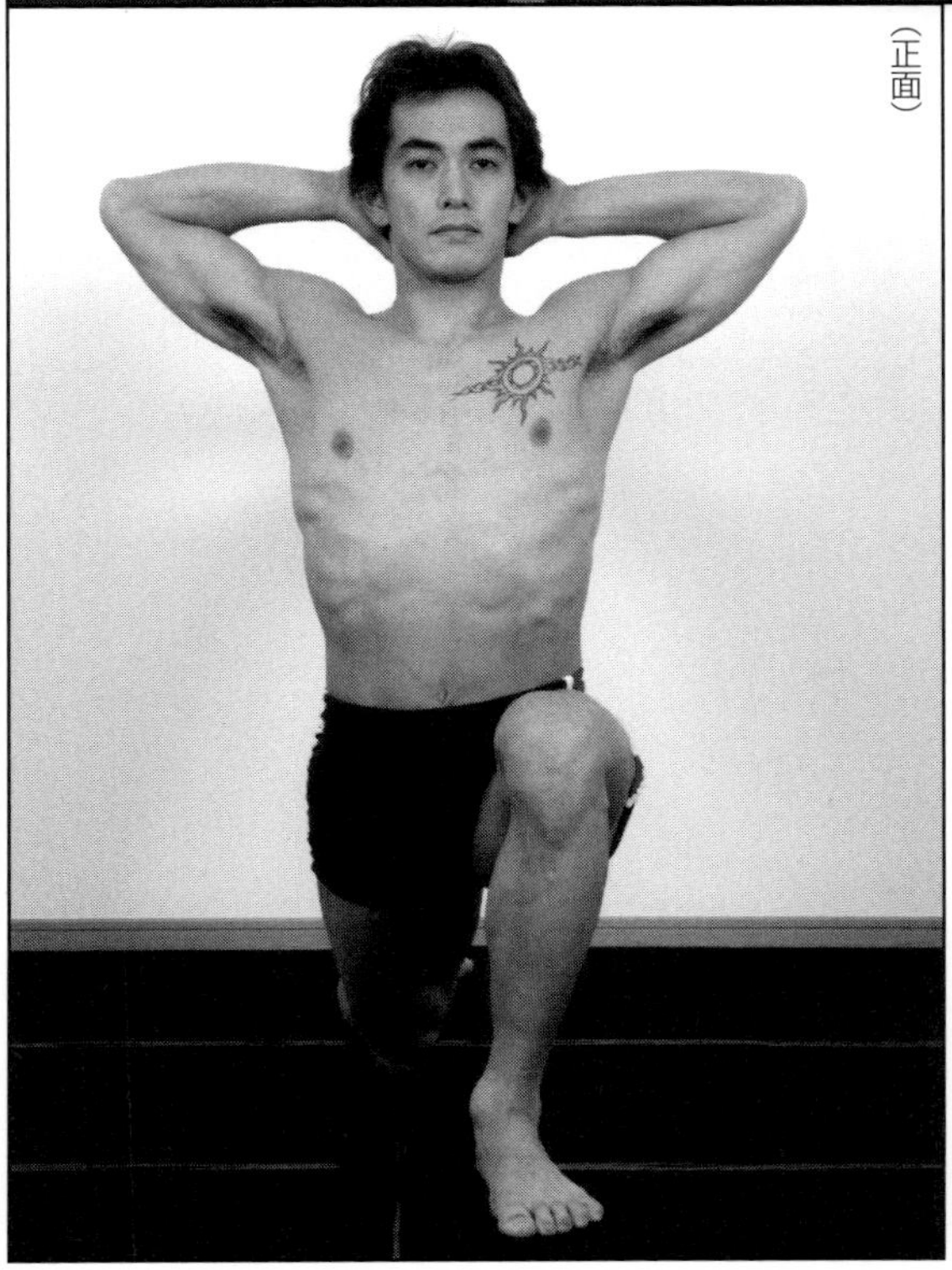

（正面）

技法Ⅰ（全身を活性）

1―背筋をまっすぐに保ちながら座り、合掌した両手を頭の上に持っていく。（**a**）

2―そこでたくさん息を吸い、「ムルバンドゥ」で息を吐きながら手を上に引き上げる。（**b**）息を吐き切り3秒間そのままの姿勢を維持する。

3―息を吸いながら写真**a**の姿勢へ戻す。

4―**2**から**3**を6～12回繰り返す。

5―仰向けに寝て1分間リラックスして終了。

◎これは全身を活性化させ、今までに積み上げた力強い生命力を上半身の隅々までいきわたらせ、維持することだろう。

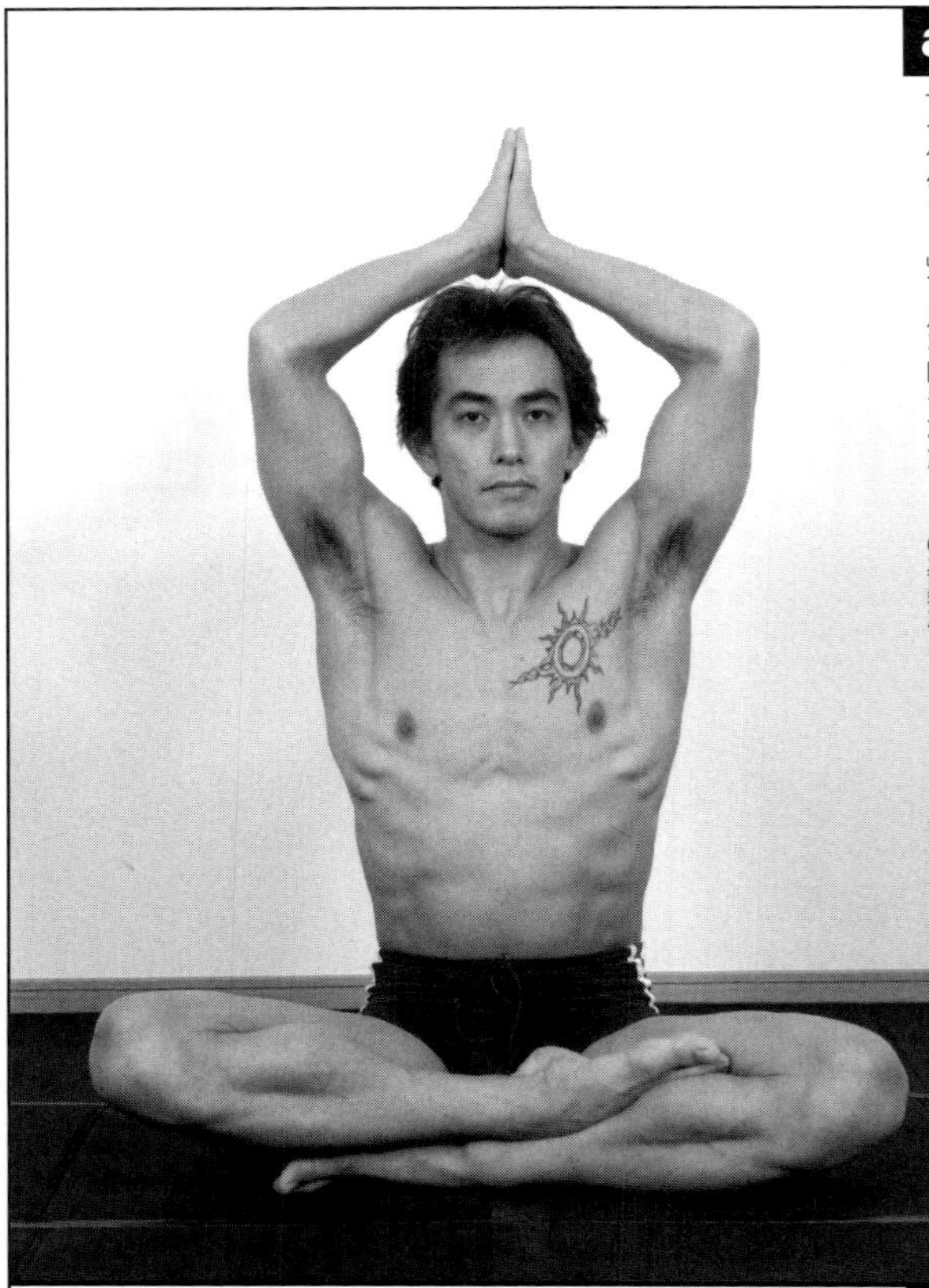

a
「ムルバンドゥ」で息を吐きながらbの姿勢へ。

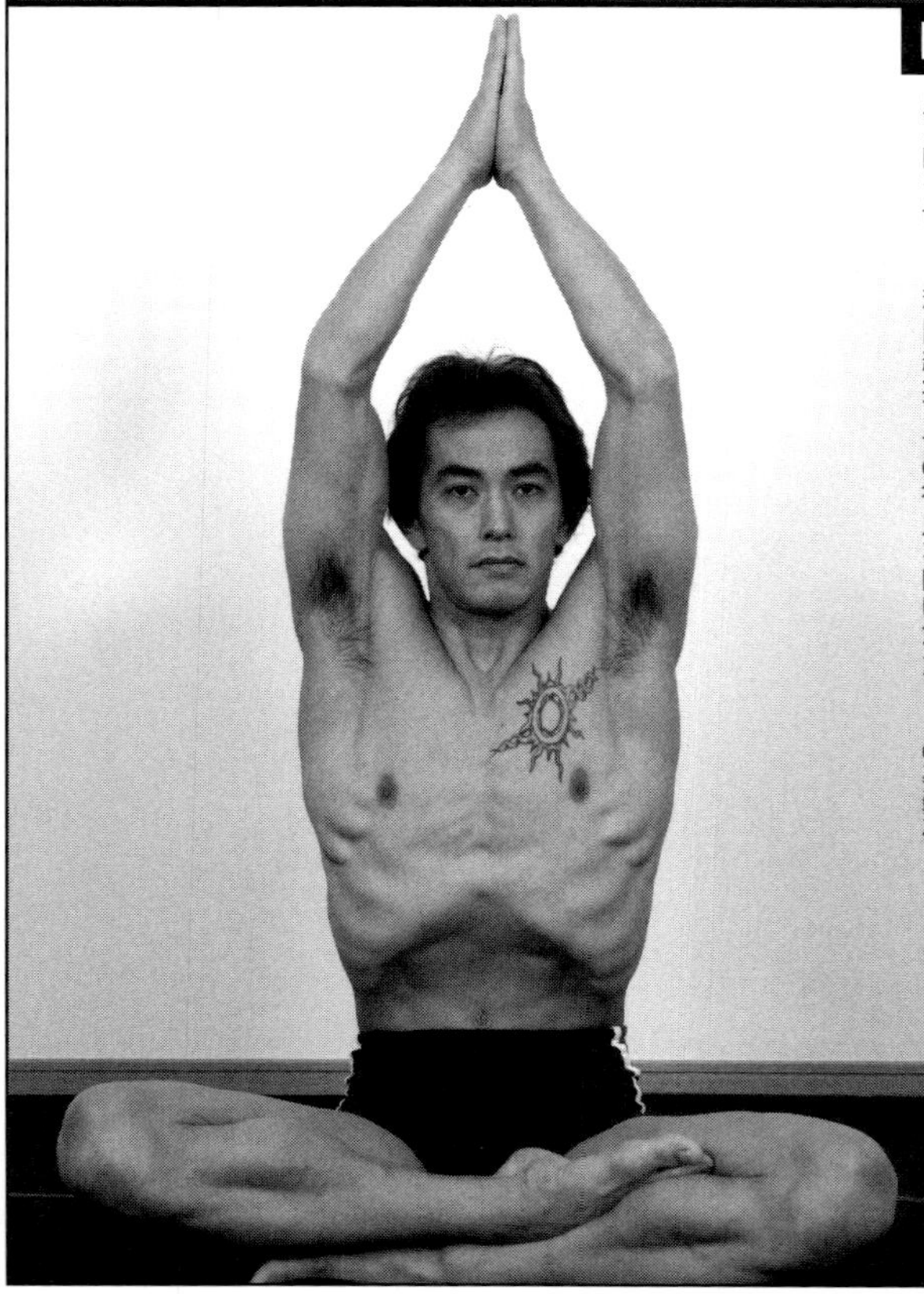

b
息を吐き切り3秒間維持、その後息を吸いながらaの姿勢へ。

ダイエット

内臓脂肪を燃焼させる

第1メニュー

「火の呼吸」を使わずに、内臓脂肪を燃やす！時間がない人のためのセットメニューはこれだ！

次の**技法A～E**のセットメニューは相当なエネルギーを腹部に集中させるのでとくに内臓脂肪の燃焼に大変有効であり、同時にさまざまな効果をもたらす。

技法A（内臓脂肪の燃焼）

1―写真の姿勢を保ったまま、ゆっくりと30秒間腹式呼吸をする。
手の指、視線はともに足の指先に向けること。足は揃えてひざを曲げないこと。

2―「ムルバンドゥ」を必ず3回行う。

3―仰向けに寝て30秒間リラックスして終了。

◎このエクササイズは上・下腹神経叢、腎臓、性腺を強く刺激する。

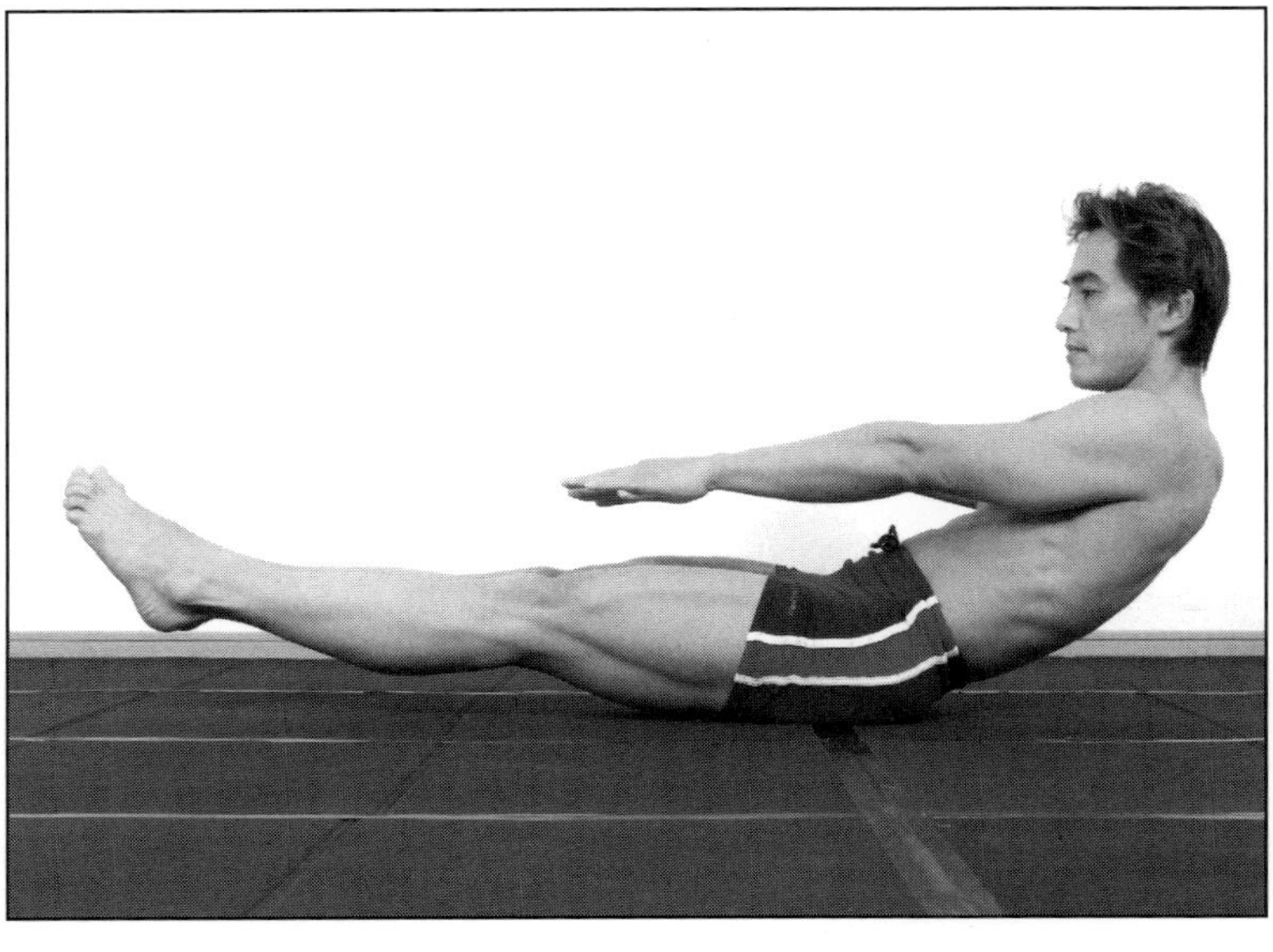

Chapter 1 2 3 4 5 6

技法B（内臓脂肪の燃焼と精神力の強化）

1―この姿勢を保ったまま、ゆっくりと30秒間腹式呼吸をする。
両手の指3本ずつで体を安定させ、視線は足の指先に向けること。
足は揃えてひざを曲げないこと。

2―「ムルバンドゥ」を必ず3回行う。

3―仰向けに寝て30秒間リラックスして終了。

◎このエクササイズは上・下腹神経叢、膀胱、直腸、前立腺、精嚢、子宮、副腎、膵臓等を刺激する。
このセンターの強化は気力を奮い立たせ強靭な精神力をもたらす。

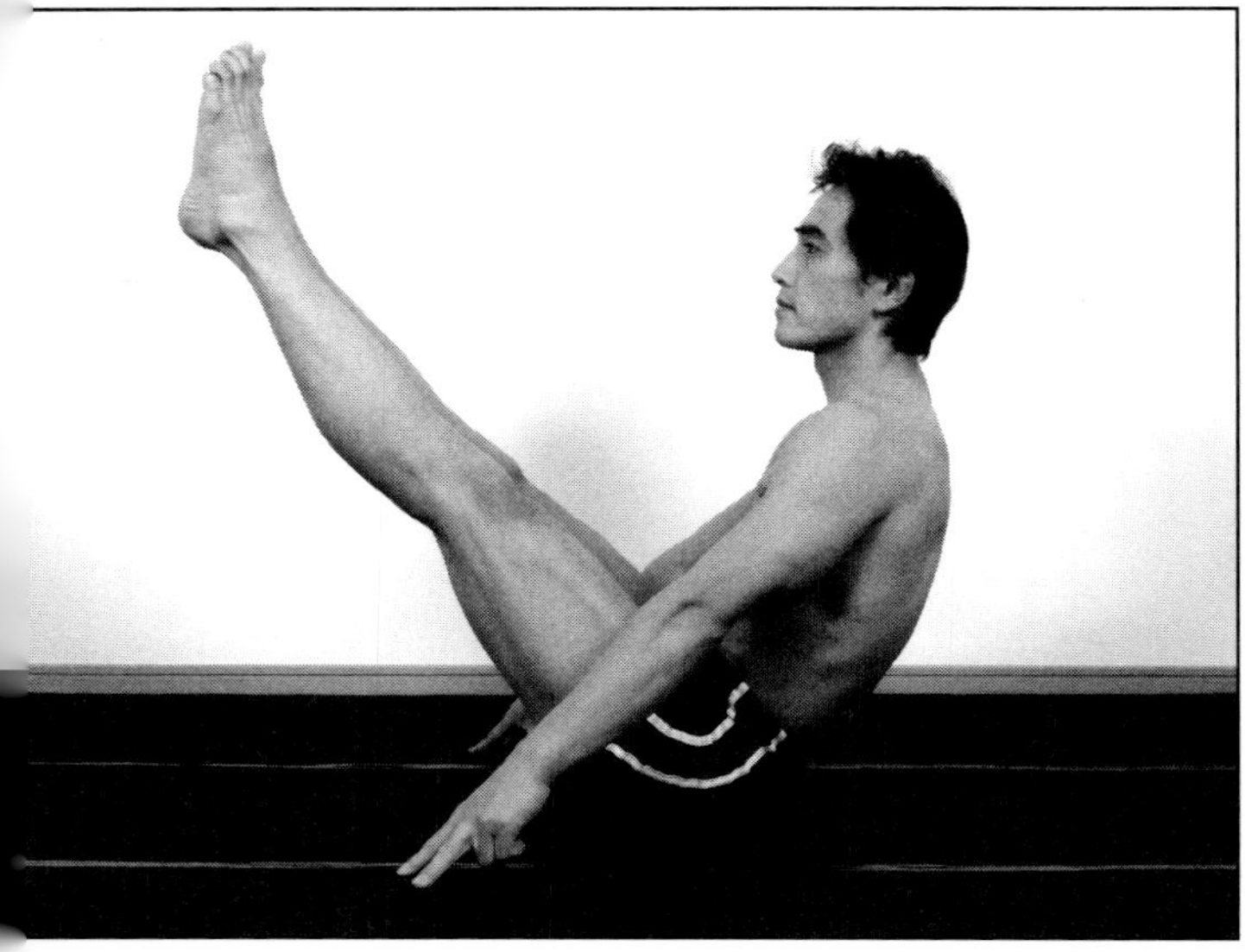

技法C（内臓脂肪の燃焼と腹部臓器の強化）

1―この姿勢を保ったまま、ゆっくりと30秒間腹式呼吸をする。
視線は足の指先に向け、腕と足は平行にすること。
足は揃えてひざを曲げないこと。

2―「ムルバンドゥ」を必ず3回行う。

3―仰向けに寝て30秒間リラックスして終了。

◎このエクササイズは太陽神経叢を刺激し、腹部臓器の大半を強化する。

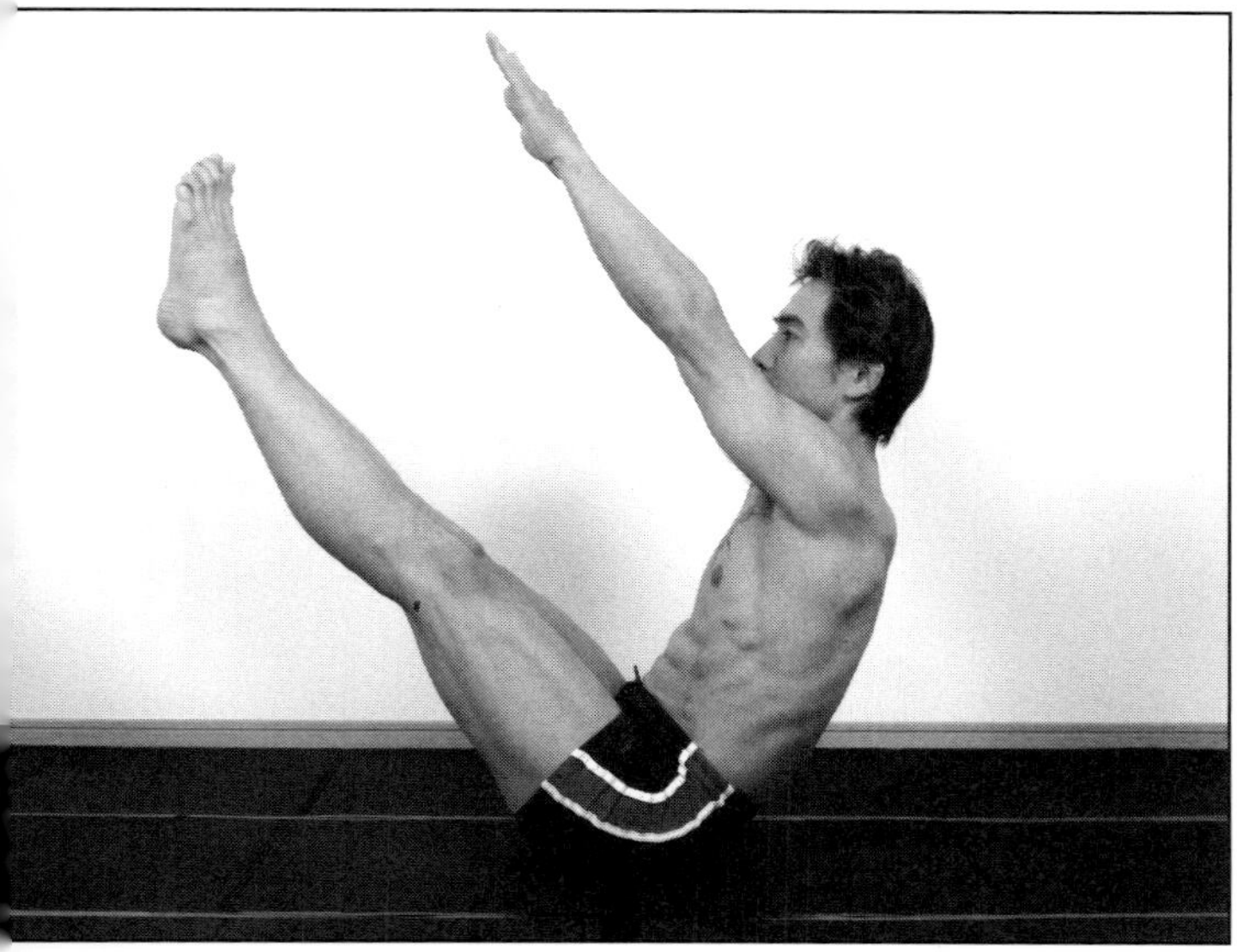

技法D（内臓脂肪の燃焼と胸腺・心臓・肺臓の活性）

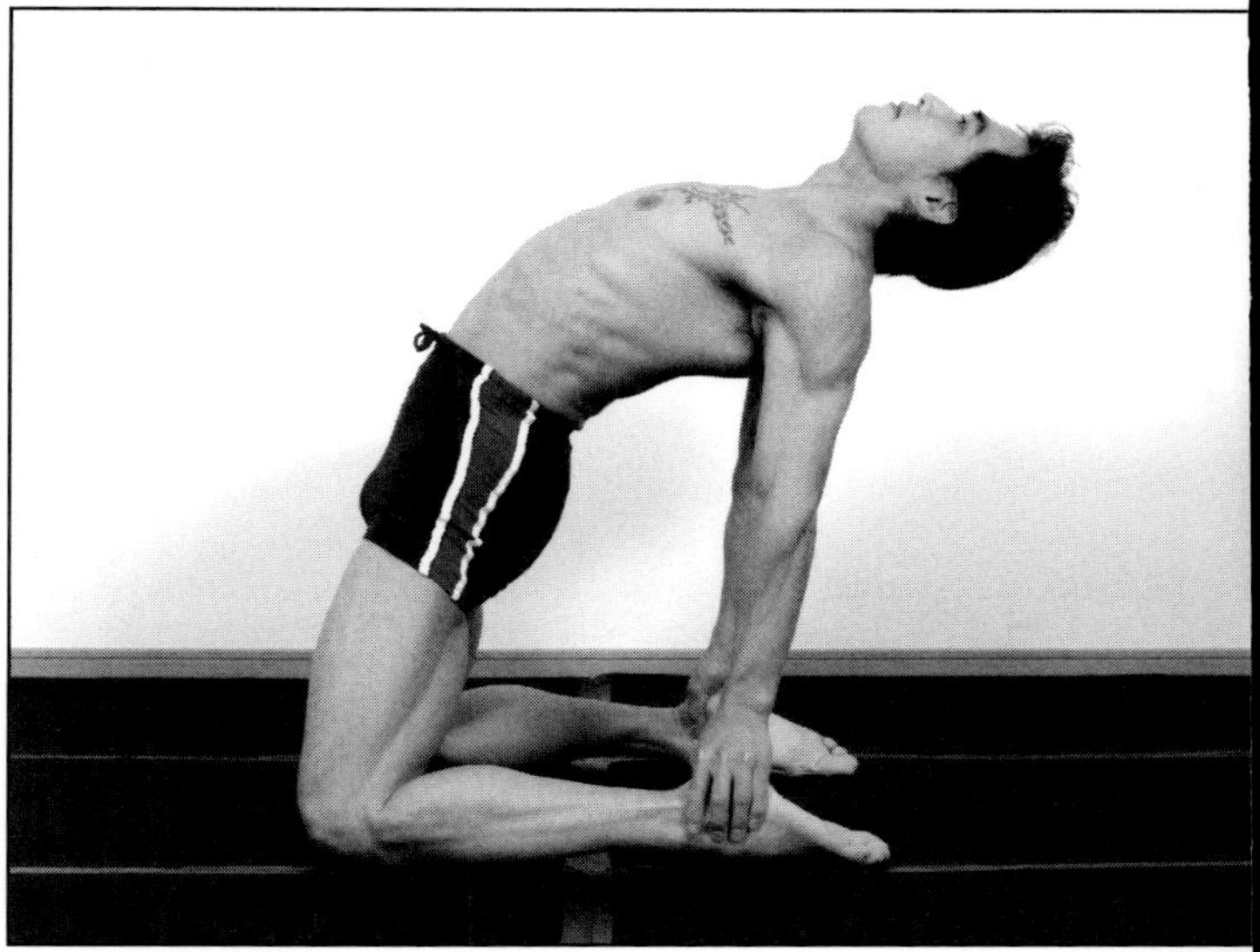

1—この姿勢を保ったままゆっくりと30秒間腹式呼吸をする。
視線は天井に向けること。後頭部をあまり下に垂らさないこと。

2—「ムルバンドゥ」を必ず3回行う。

3—仰向けに寝て30秒間リラックスして終了。

◎このエクササイズは胸腔内の心臓神経叢を刺激し、胸腺・心臓・肺臓を活性化する。

技法E（内臓脂肪の燃焼と甲状腺・副甲状腺・唾液腺の刺激）

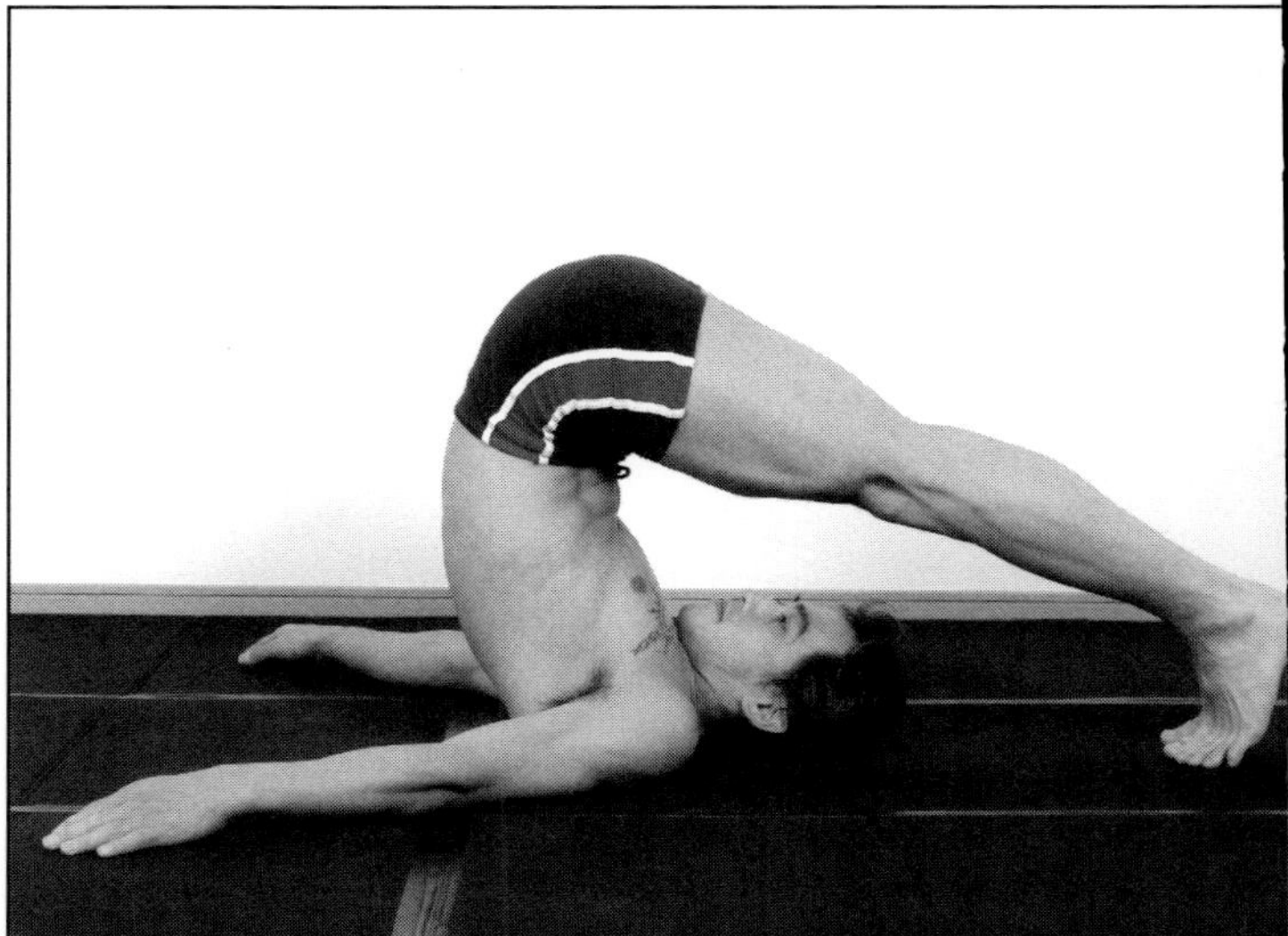

1—この姿勢を保ったまま、ゆっくりと30秒間腹式呼吸をする。
ひざを曲げないことと、足をきちんと揃えることに注意。
もし足が床につかないようならば、ひざだけは曲げないように注意すること。

2—「ムルバンドゥ」を必ず3回行う。

3—仰向けに寝て30秒間リラックスして終了。

◎このエクササイズは甲状腺・副甲状腺・唾液腺を刺激する。

時間がある人のセットメニュー

技法A

1―足を揃えて仰向けになる。(**a**)
2―鼻で息を吸いながら右足を90度上げ(**b**)、足を下ろすときに鼻から息を吐く。ひざは曲げないこと。
3―左右交互に足を変えて2分間行う。上げるときも下げるときも呼吸に集中し、できるだけゆっくりと行う。
4―最後に「ムルバンドゥ」をする。

つづけて技法**B**を行う。

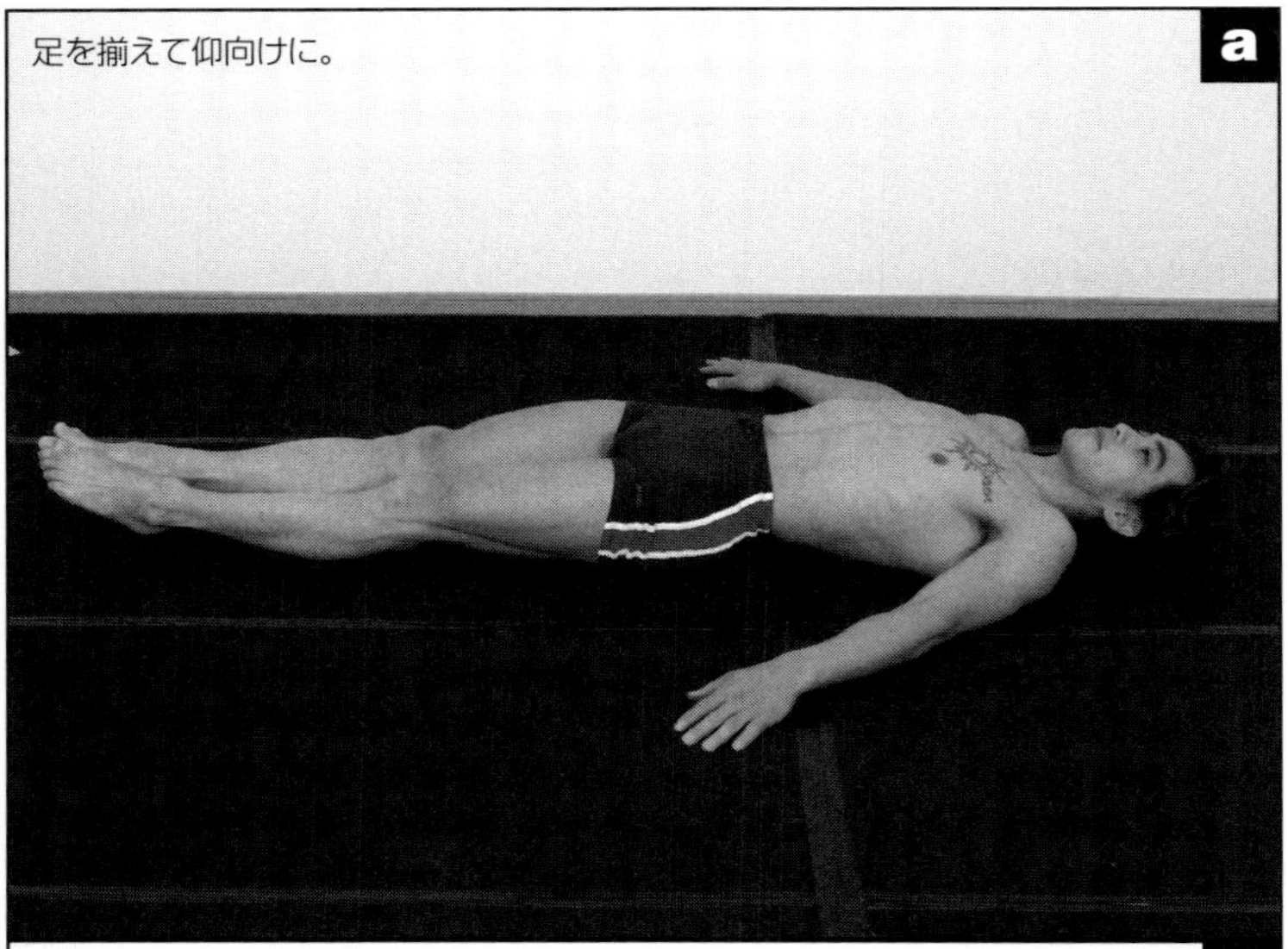

a 足を揃えて仰向けに。

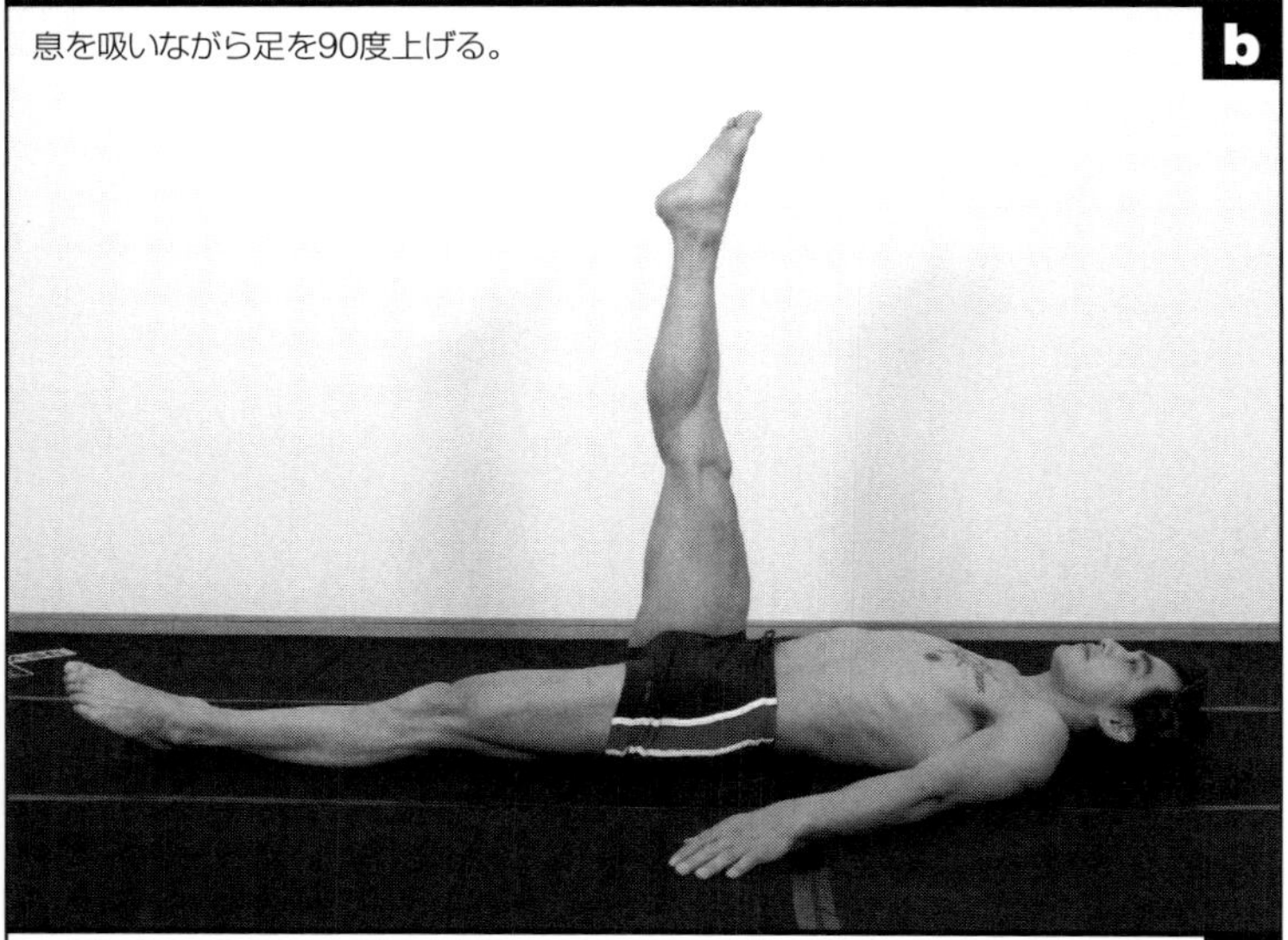

b 息を吸いながら足を90度上げる。

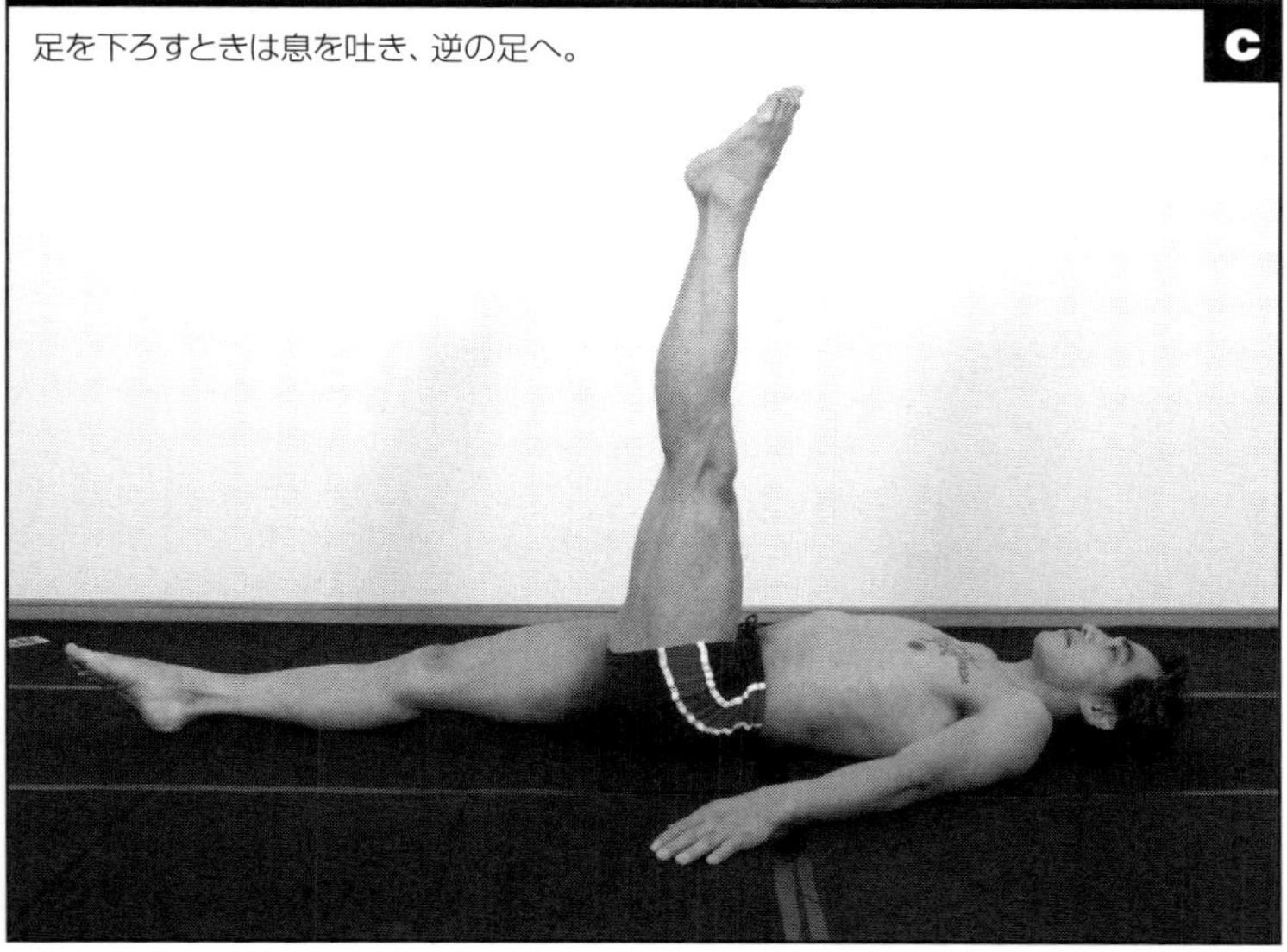

c 足を下ろすときは息を吐き、逆の足へ。

技法B

1―足を揃えて仰向けになり、両手を合掌して上に伸ばす。(**a**)

2―鼻で息を吸いながら両足を揃えたまま90度上げ、足を下ろしながら鼻から息を吐く。2分間繰り返す。(**b**)

上げるときも下げるときも呼吸に集中し、できるだけゆっくりと行う。

体をあまり力ませないように内筋を意識すること。

3―最後に「ムルバンドゥ」をする。

つづけて技法**C**を行う。

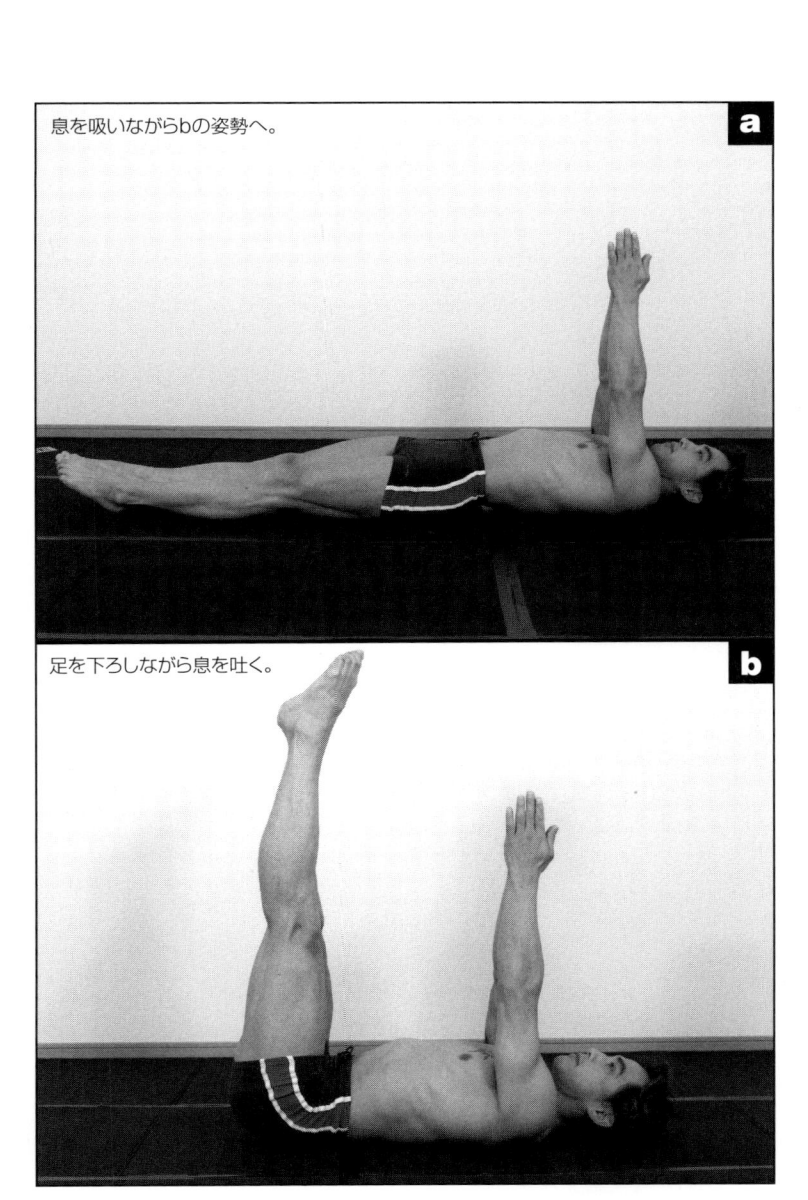

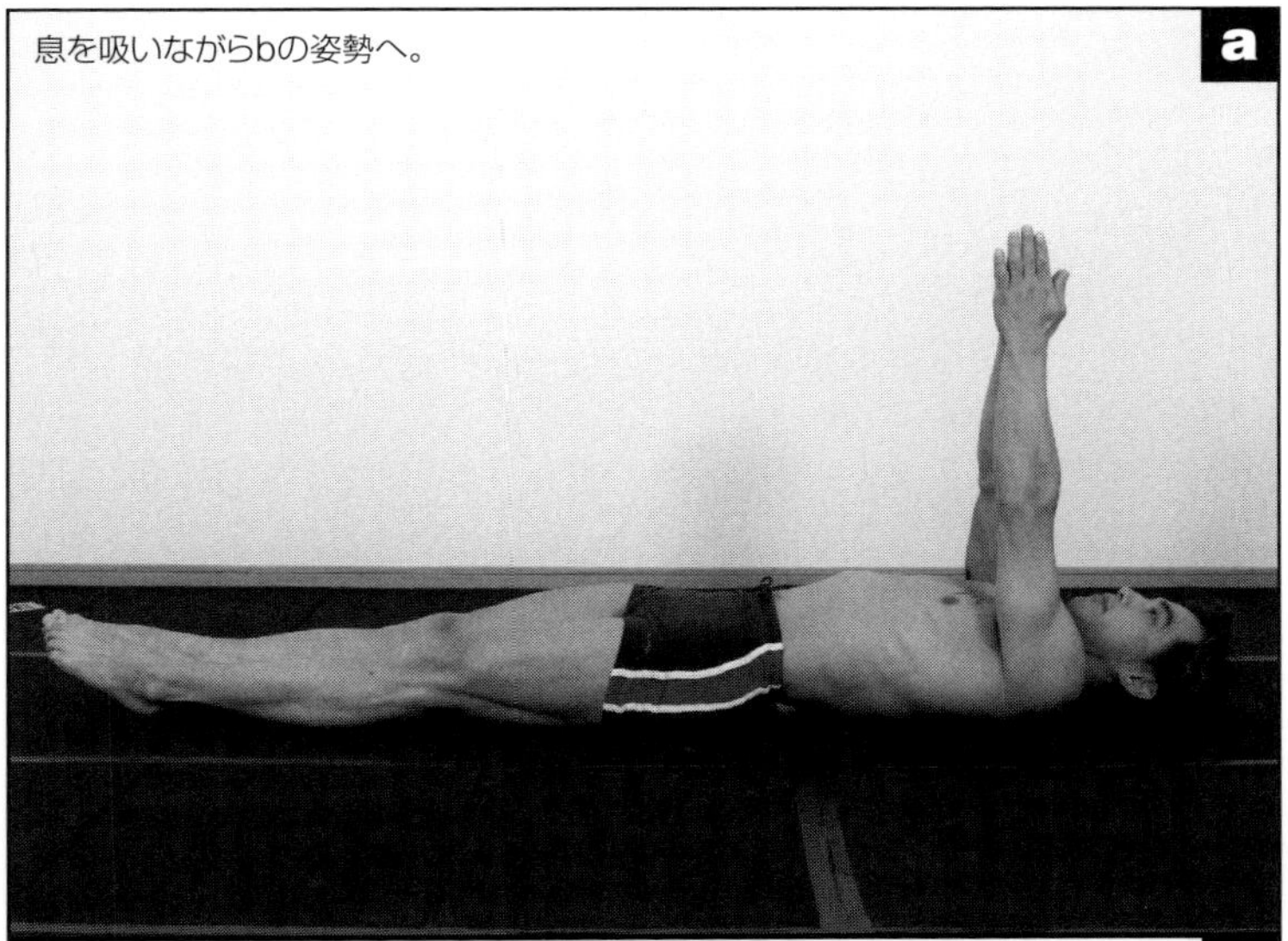

a 息を吸いながらbの姿勢へ。

b 足を下ろしながら息を吐く。

技法C

1―写真のように足を抱え込み、そのまま2分間深く長い腹式呼吸。

2―「ムルバンドゥ」をする。

つづけて技法**D**を行う。

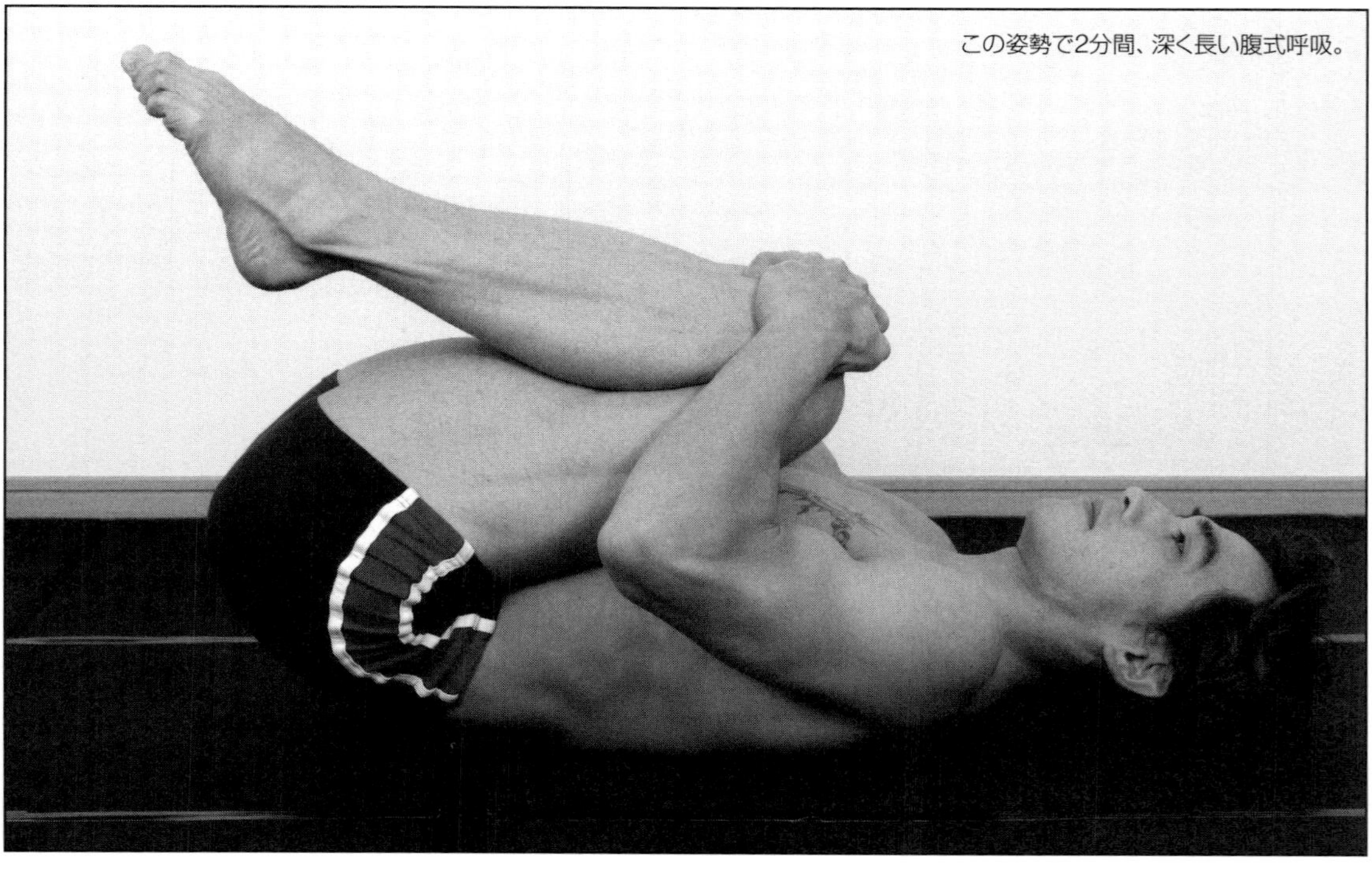

この姿勢で2分間、深く長い腹式呼吸。

技法D

1―両手を横へ広げて伸ばし、足を揃える。(**a**)

2―鼻で息を吸いながら足を60度上げ(**b**)、鼻から息を吐きながら下ろす。2分間繰り返す。

上げるときも下げるときも呼吸に集中し、できるだけゆっくりと行うこと。

体をあまり力ませないように内筋を意識すること。

3―最後に「ムルバンドゥ」をする。
つづけて技法**E**を行う。

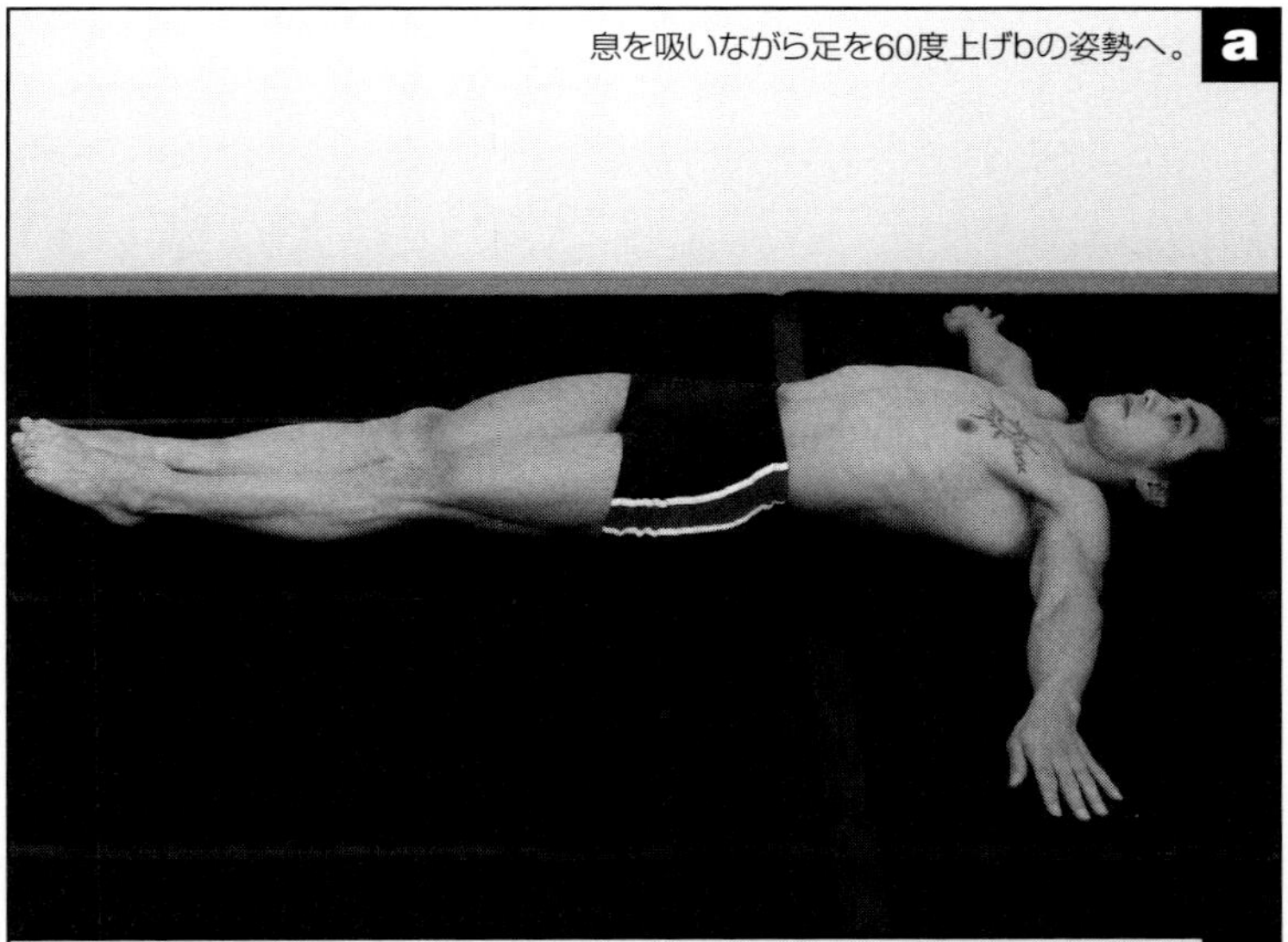

a 息を吸いながら足を60度上げbの姿勢へ。

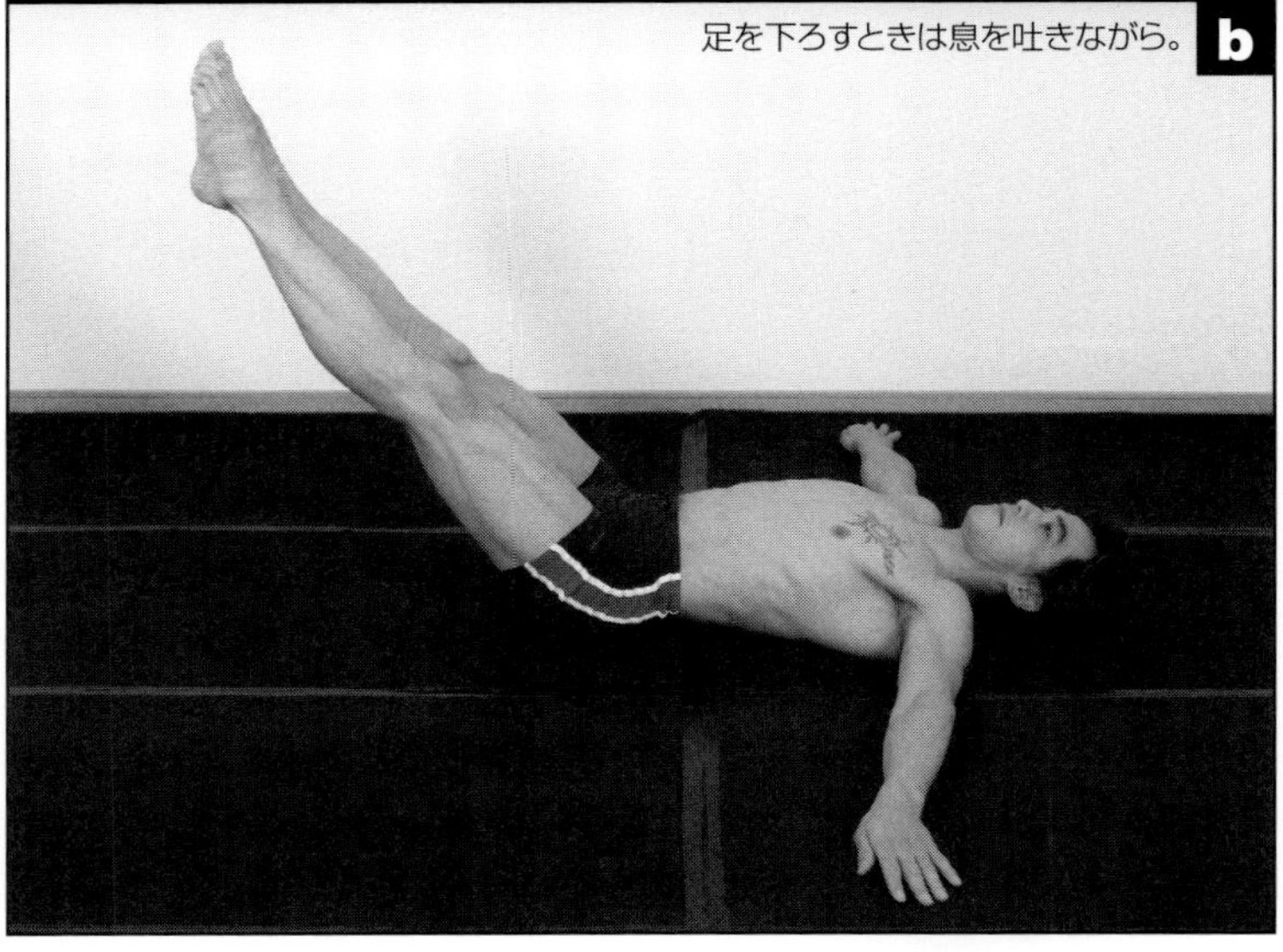

b 足を下ろすときは息を吐きながら。

技法E

1―写真**a**のように右足を両手で抱える。

2―鼻で息を吸いながら左足を素早く90度上げる。（**b**）

3―鼻から息を吐きながら足を下ろす。これを1分間繰り返す。

4―足を変えて同様に1分間行う。（**c**・**d**）

5―最後に「ムルバンドゥ」をする。つづけて技法**F**を行う。

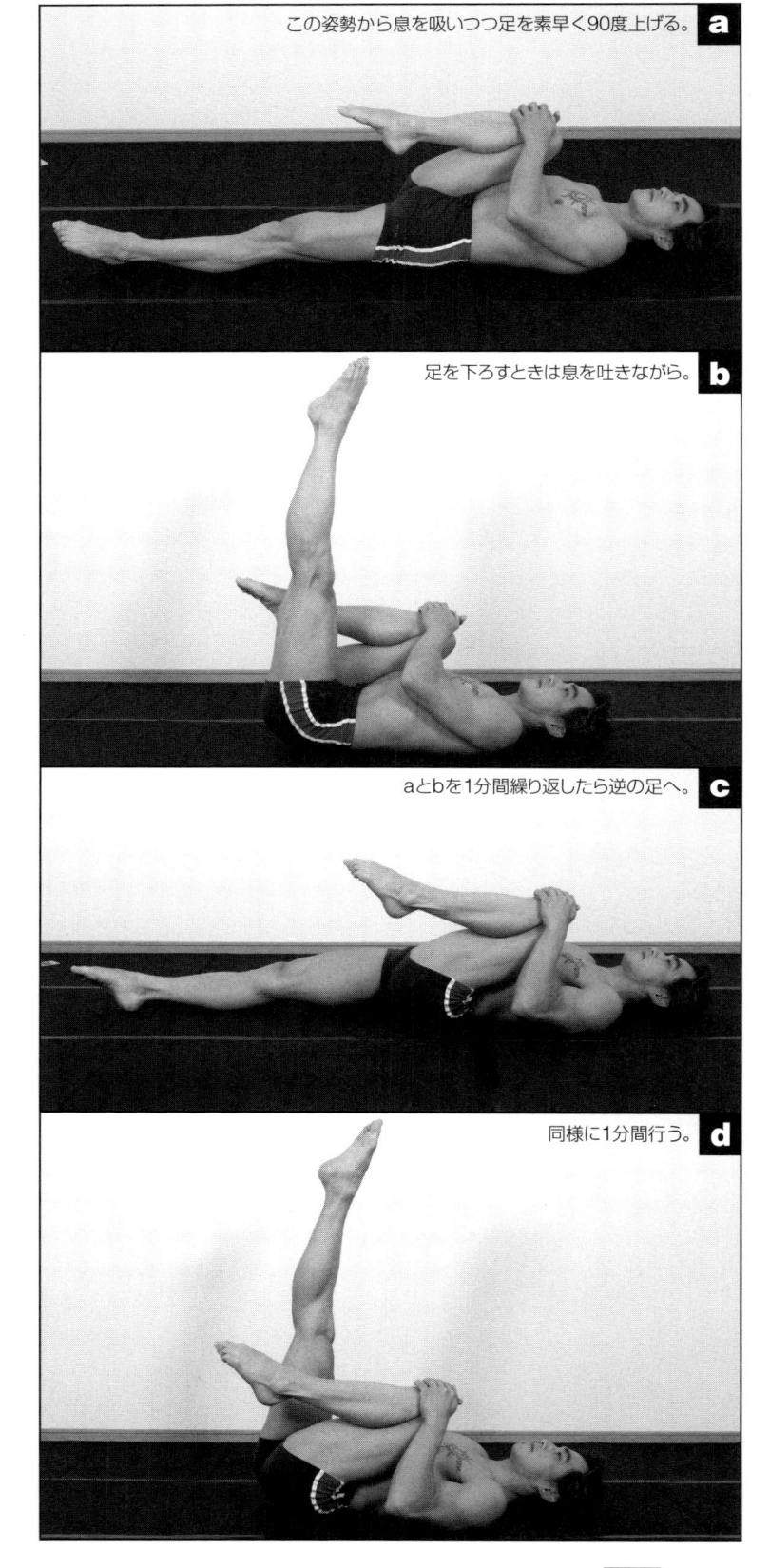

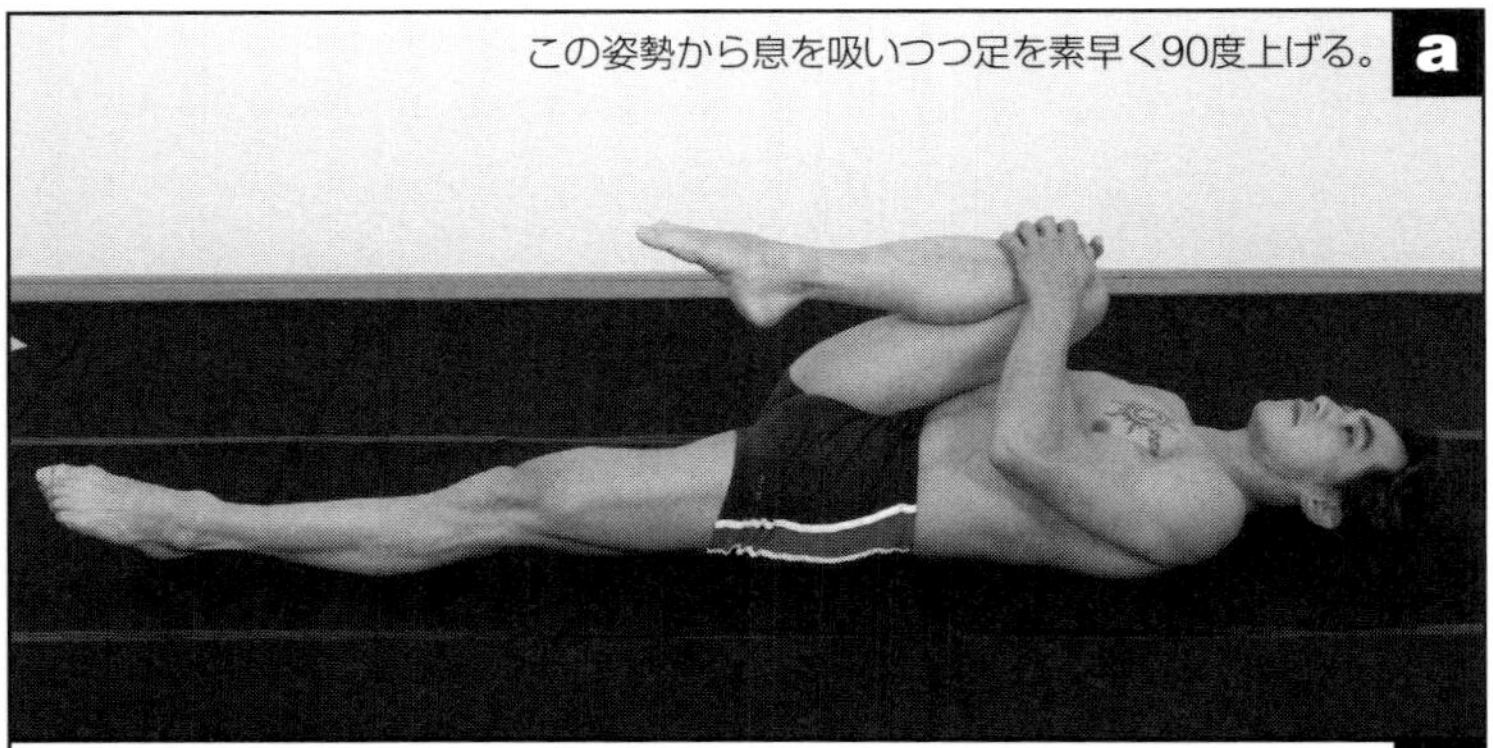

a この姿勢から息を吸いつつ足を素早く90度上げる。

b 足を下ろすときは息を吐きながら。

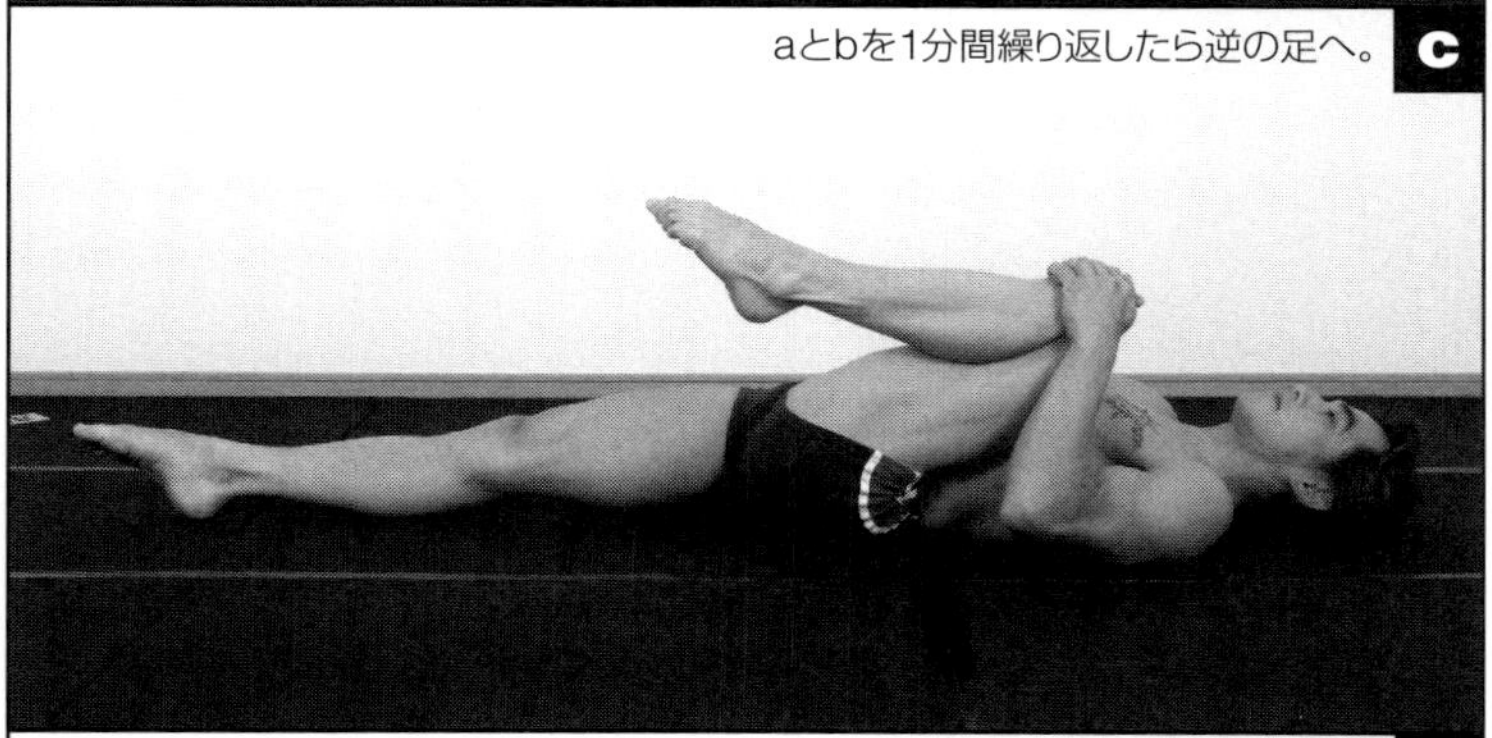

c aとbを1分間繰り返したら逆の足へ。

d 同様に1分間行う。

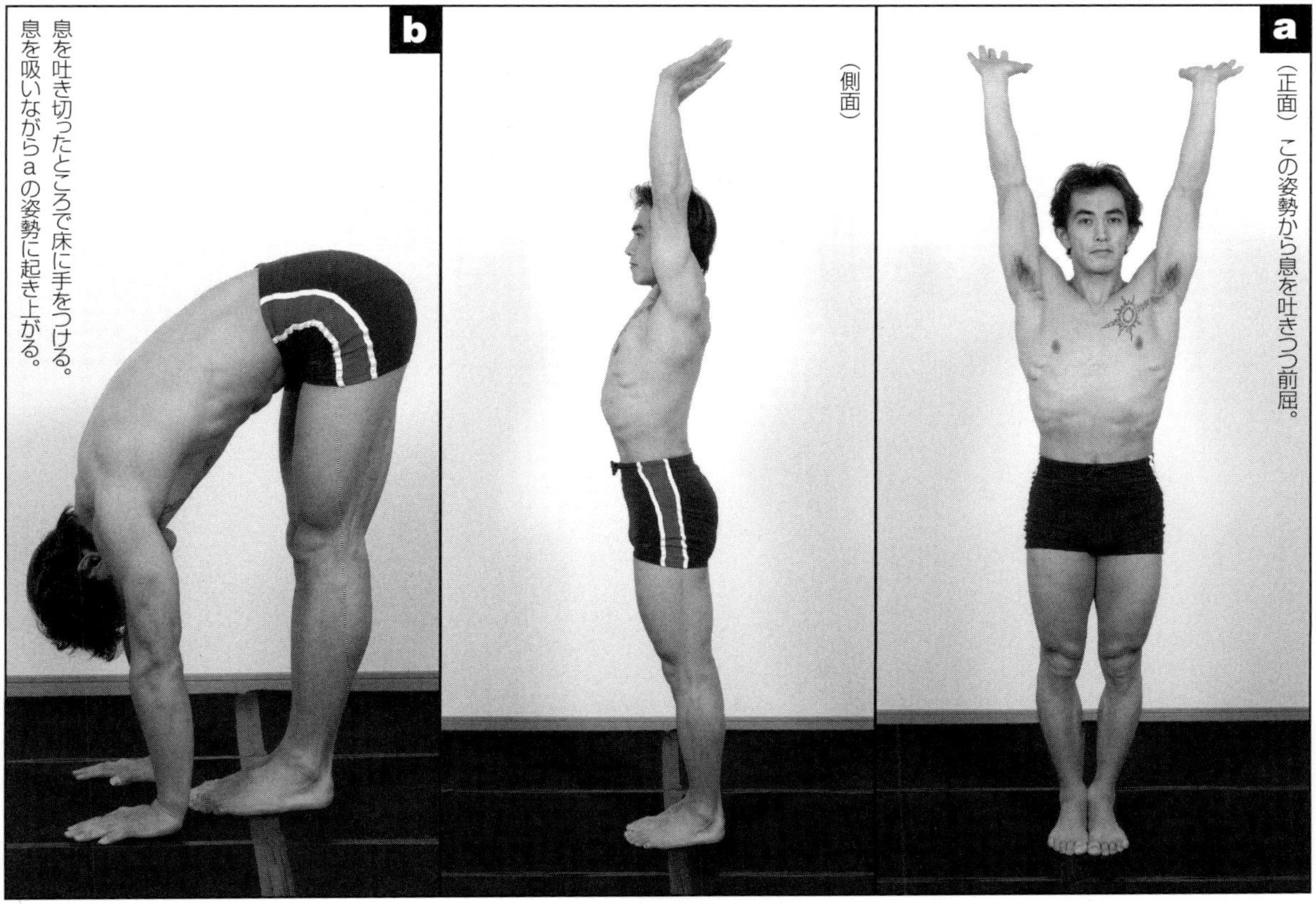

a（正面）この姿勢から息を吐きつつ前屈。

（側面）

b 息を吐き切ったところで床に手をつける。息を吸いながらaの姿勢に起き上がる。

技法F

1—掌を上に向け、両腕を伸ばす。（a）
背筋は伸ばし正面を見る。

2—「ムルバンドゥ」をしつつ、鼻から息を吐きながらゆっくり前屈し、吐き切ったところで床に手をつける。（b）
前屈するときは頭を下に垂らすこと。

3—鼻で息を吸いながら起き上がる。
呼吸に集中し、できるだけゆっくりと行う。

したがって総合格闘技の選手には木刀のヨーガ式素振りと、鉄棒による懸垂トレーニングを提案しています。
またスポーツ選手のために気力を奮い立たせ、精神力を鍛える技法A～Cを紹介いたします。

技法A

呼吸はすべて鼻で行い、腰を落とすときに吐き、上げるときに吸うこと。

1―写真**a**のような前屈姿勢をとる。ひざを伸ばし、頭を自然に垂らすこと。
その際には首に力を入れないように。

2―両手をついたままゆっくり腰を落とす。（**b**）
顔をしっかりと正面に向ける。
できるだけ背中を伸ばすようにすれば、よりよい効果が期待できる。

3―**1**から**2**の動作を繰り返す。
最初は13回からスタートし、52回を上限として行う。
最初と最後の3回ずつはできるだけゆっくり行う。

4―腰を上げたままの姿勢で3回「ムルバンドゥ」を行う。

5―仰向けに寝て1分間リラックスして終了。

◎このエクササイズは上・下腹神経叢、膀胱、直腸、前立腺、精嚢、子宮、副腎、膵臓等を刺激する。
この部位の強化は気力を奮い立たせ強靭な精神力をもたらす。

a ひざを伸ばし、頭を自然に垂らす。

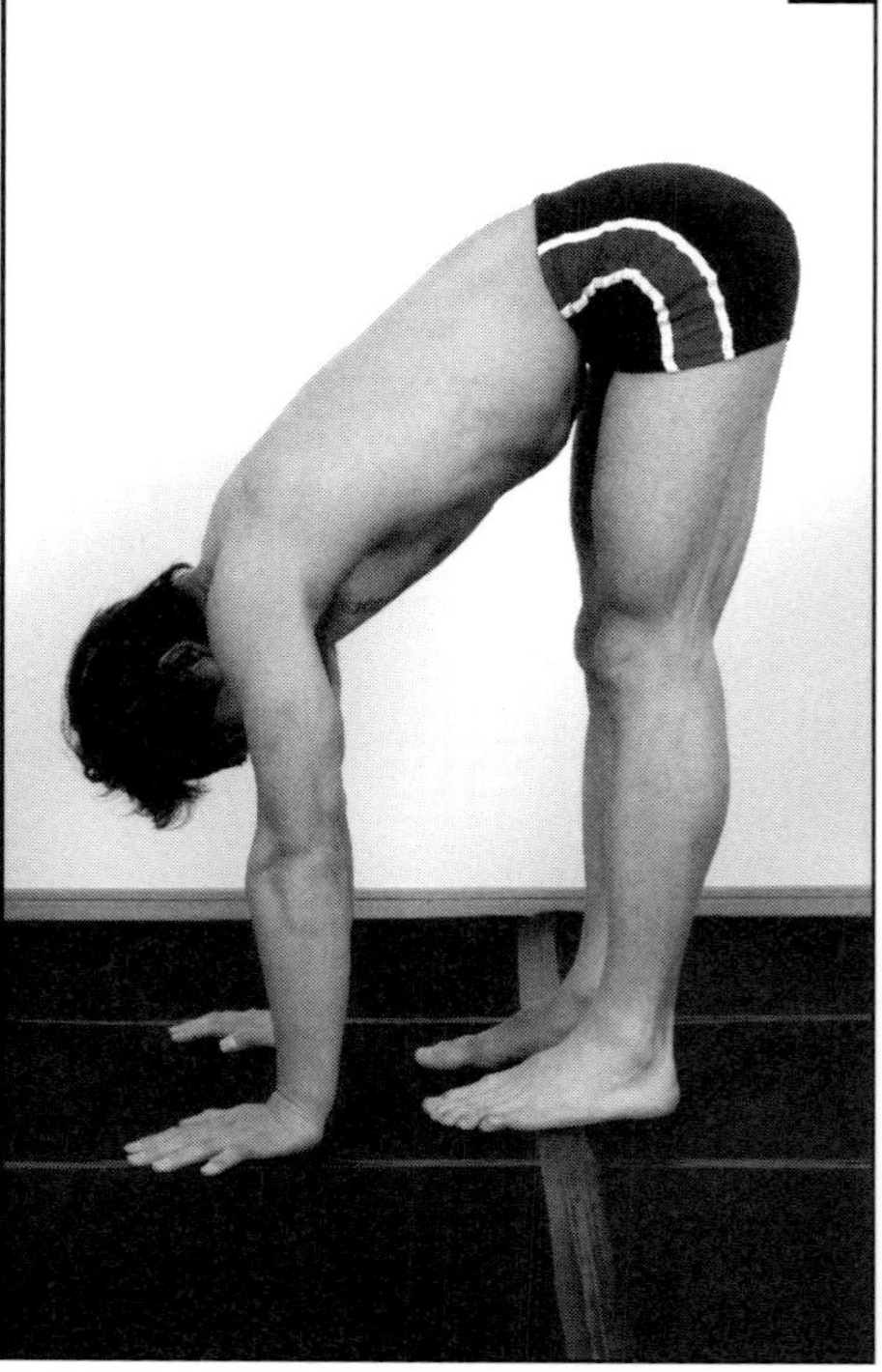

b 両手をついたままゆっくり腰を落とす。

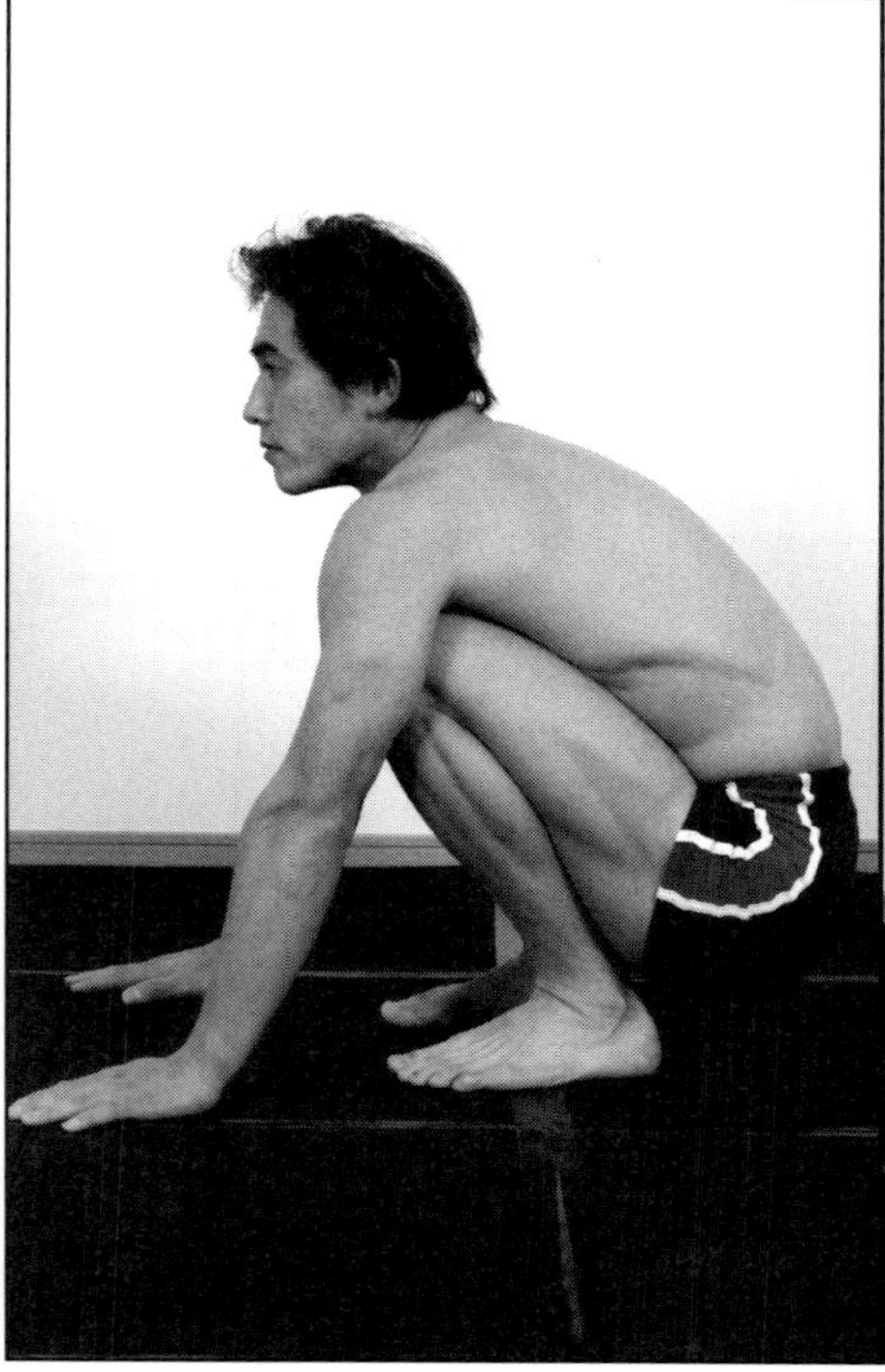

技法B

呼吸はすべて鼻で行い、腰を落とすときに吐き、上げるときに吸う。
ひじを広く開いて、胸郭を広げながら、大きく呼吸すること。
このエクササイズは技法**A**を補完する。

1—腕は両手を組んで首の後ろにおく。足は肩幅より少し広めにして立つ。（**a**）

2—腕はそのままで、腰だけをゆっくりと落とす。（**b**）
顔をしっかりと正面に向ける。
できるだけ背中を伸ばすようにすれば、よりよい効果が期待できる。

3—**1**から**2**の動作を最初は13回からスタートし、52回を上限として行う。
脊髄《せきずい》が常に床から垂直であることと、できるだけゆったりと穏やかに行うこと。
反動をつけるのは好ましくない。

4—立ったままの姿勢で3回「ムルバンドゥ」を行う。

5—仰向けに寝て1分間リラックスして終了。

a 足は肩幅より少し広めに。

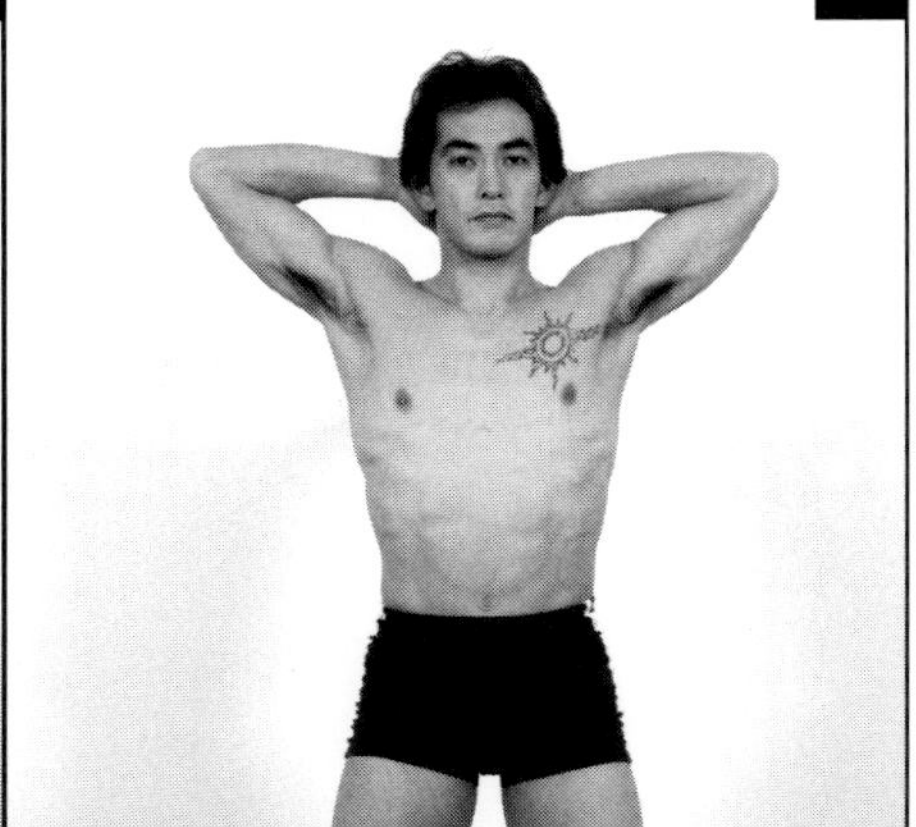

b 反動をつけずにゆっくり腰を落とす。

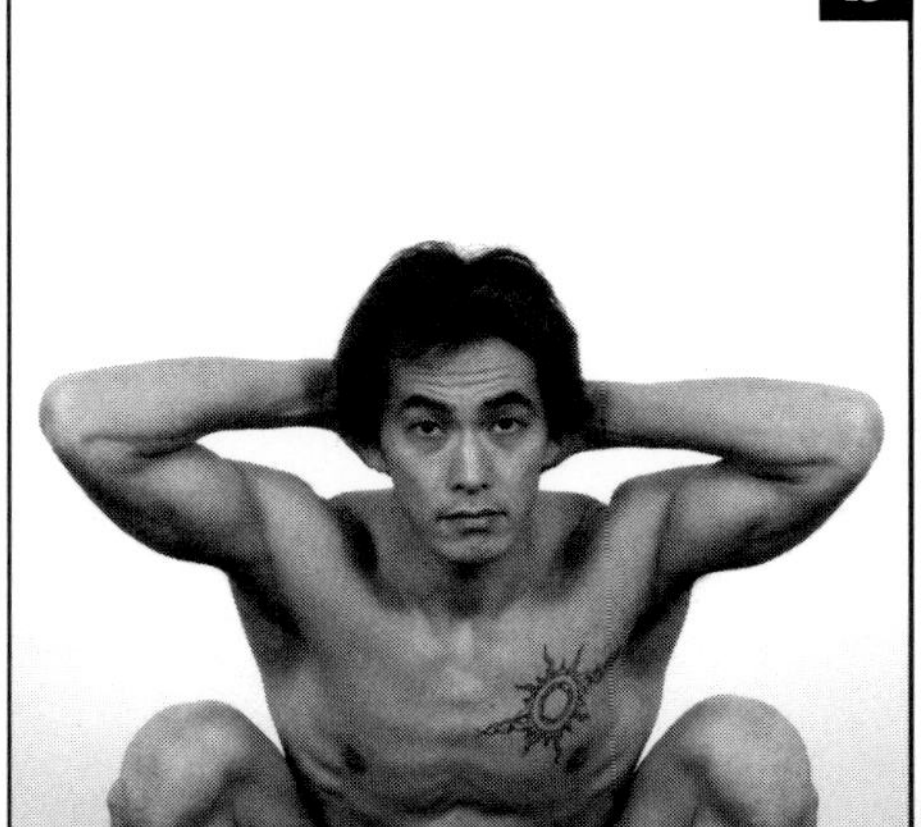

技法C

呼吸はすべて鼻で行い、腰を落とすときに吐き、上げるときに吸う。

1—肩幅より少し広めにして立ち、腕は肩の高さで床に平行に伸ばす。（**a**）

指先まで神経を活性化させること。

2—腕はそのままで、腰だけをゆっくりと落とす。（**b**）

顔をしっかりと正面に向ける。

できるだけ背中を伸ばすようにすれば、よりよい効果が期待できる。

3—**1**から**2**の動作を最初は13回からスタートし、52回を上限として行う。

脊髄が常に床から垂直であることと、できるだけゆったりと穏やかに行うこと。

反動をつけるのは好ましくない。

4—立ったままの姿勢で3回「ムルバンドゥ」を行う。

5—仰向けに寝てリ1分間リラックスして終了。

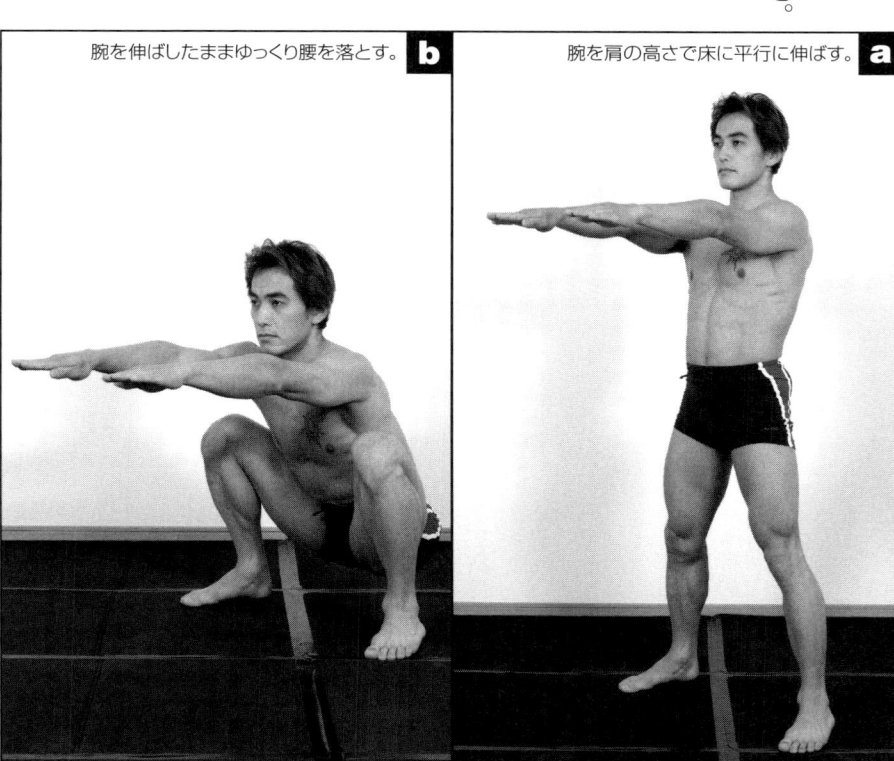

a 腕を肩の高さで床に平行に伸ばす。

b 腕を伸ばしたままゆっくり腰を落とす。

技法D：ヨーガ式の懸《けん》垂《すい》です。鉄棒を持ち替えるときは着地してください。

1 順手・逆手の懸垂

鉄棒を広く持つパターン（**a**）と狭く持つパターン（**b**）の2種類行う。

回数は各1～3回ずつ。

あまり無理をしないように。

曲げるときの角度は90度までで十分。（**c**・**d**）

順手が終わったら逆手《さかて》に持ち替えて同様に2種類行う。

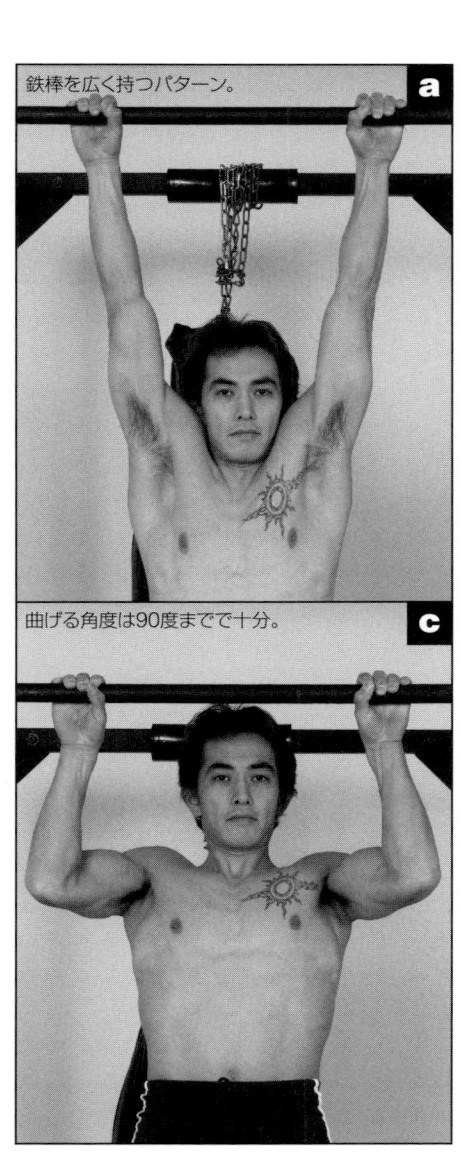

a 鉄棒を広く持つパターン。

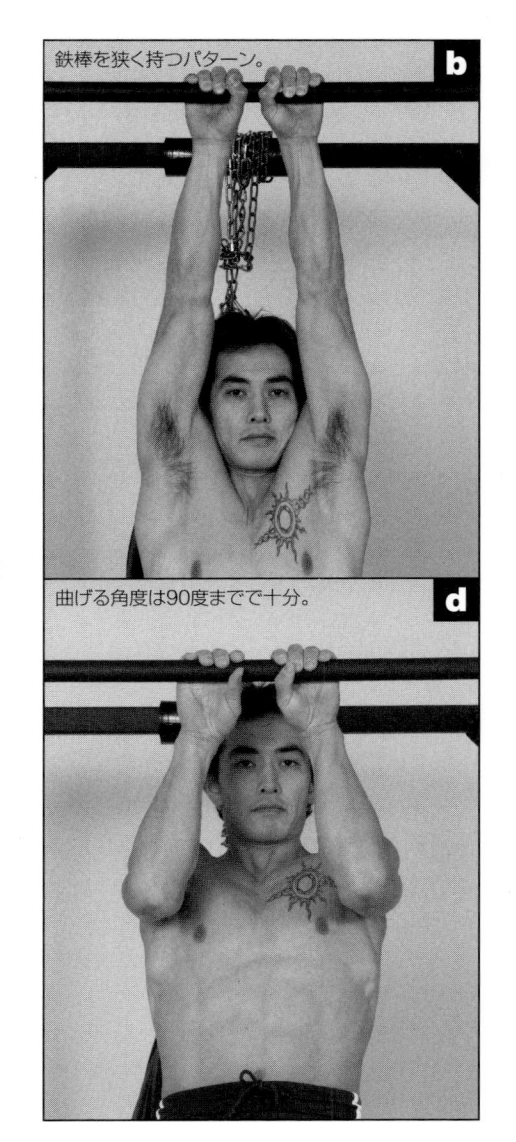

b 鉄棒を狭く持つパターン。

c 曲げる角度は90度までで十分。

d 曲げる角度は90度までで十分。

2 右が順手・左が逆手の懸垂

鉄棒を広く持つパターン（**a**）と狭く持つパターン（**b**）の2種類行う。回数は各1～3回ずつ。曲げるときの角度は90度までで十分。（**c**・**d**）

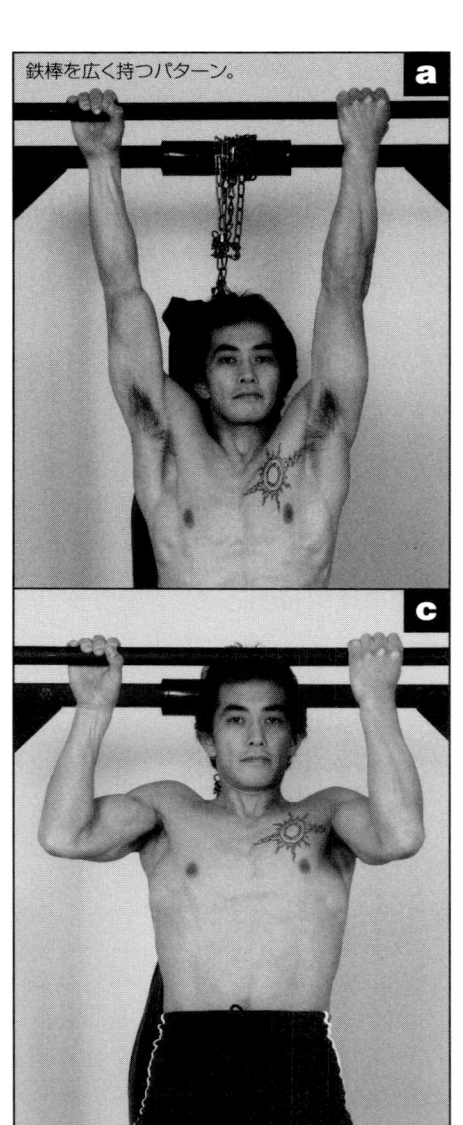

a 鉄棒を広く持つパターン。

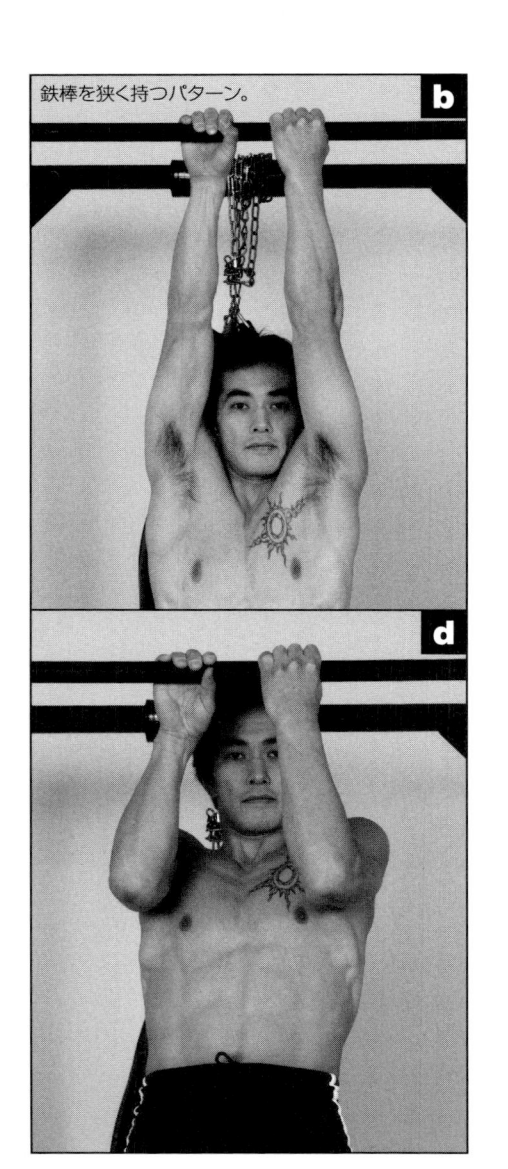

b 鉄棒を狭く持つパターン。

c

d

3 2と逆で左が順手・右が逆手の懸垂

鉄棒を広く持つパターン（**a**）と狭く持つパターン（**b**）の2種類行う。回数は各1～3回ずつ。曲げるときの角度は90度までで十分。（**c**・**d**）

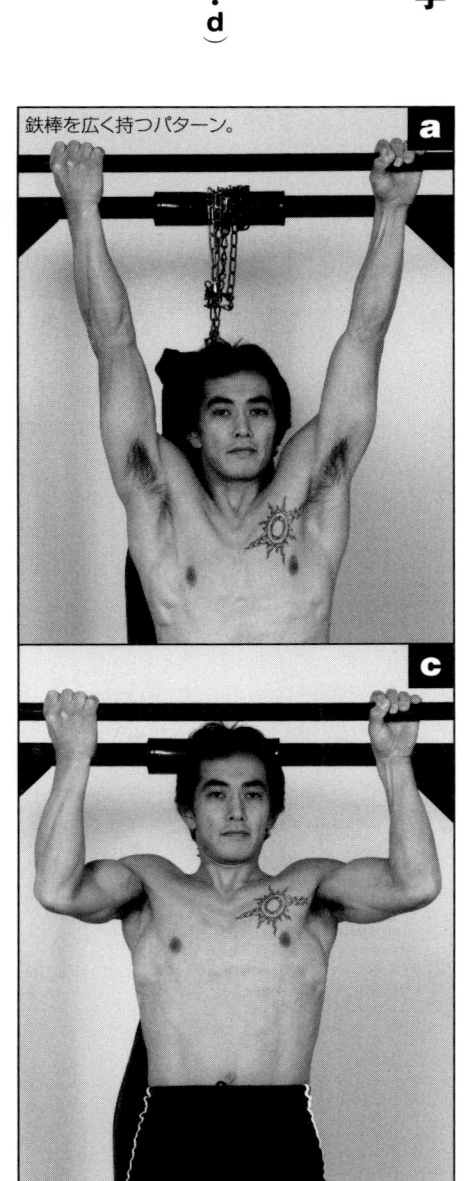

a 鉄棒を広く持つパターン。

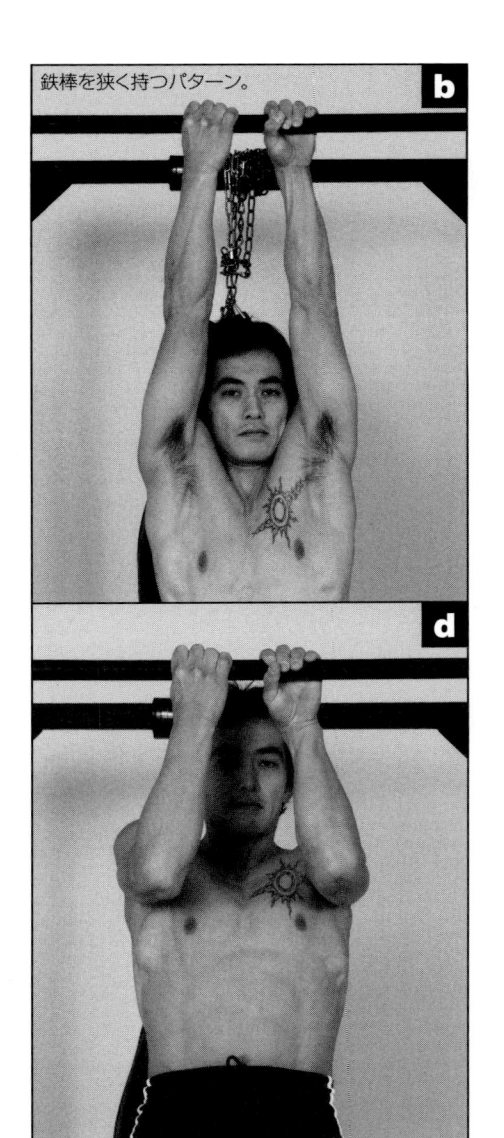

b 鉄棒を狭く持つパターン。

c

d

4 体の向きを横にして懸垂

右手を上にして行う。
鉄棒を広く持つパターン（**a**）と
狭く持つパターン（**b**）の2種類行う。
回数は各1～3回ずつ。
曲げるときの角度は90度までで十分。（**c・d**）

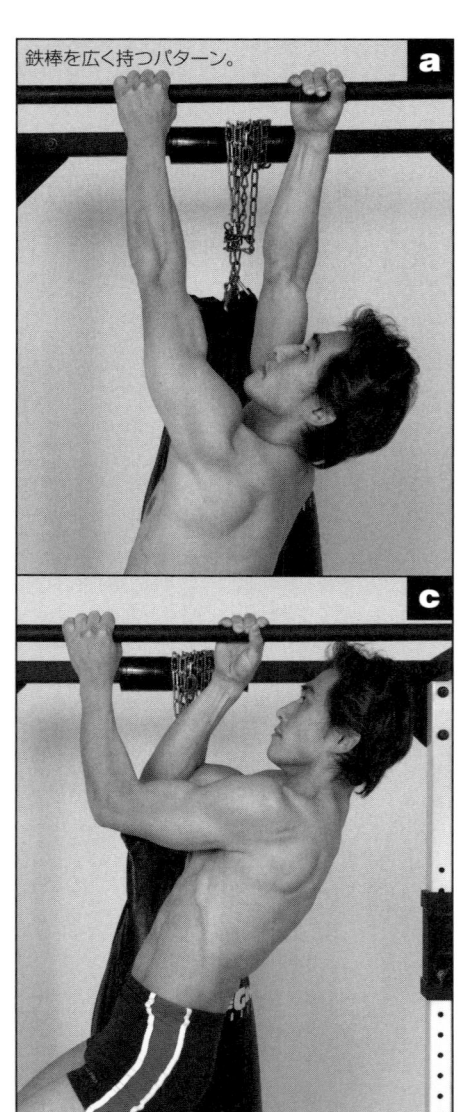

a 鉄棒を広く持つパターン。

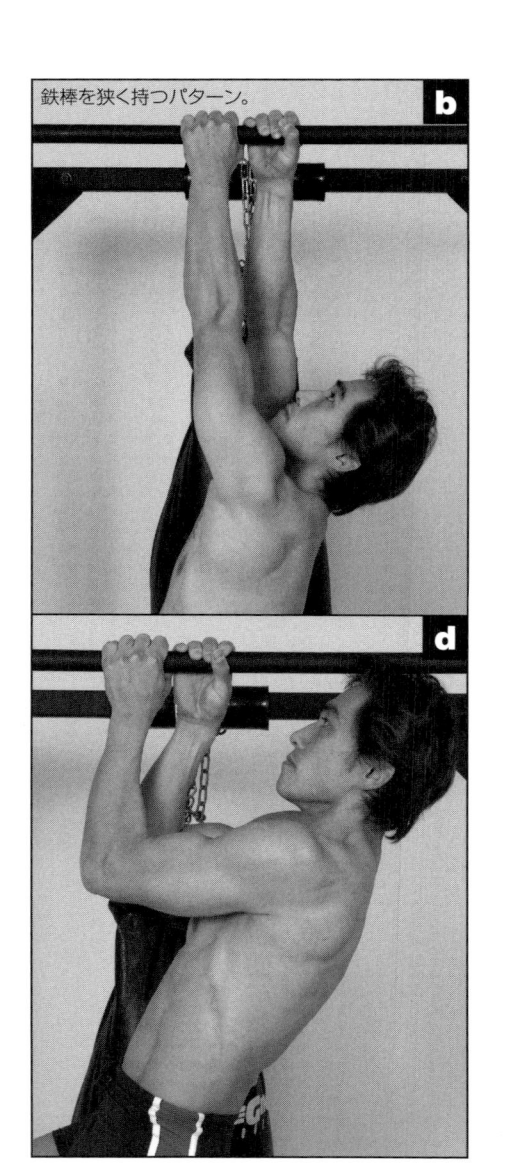

b 鉄棒を狭く持つパターン。

c

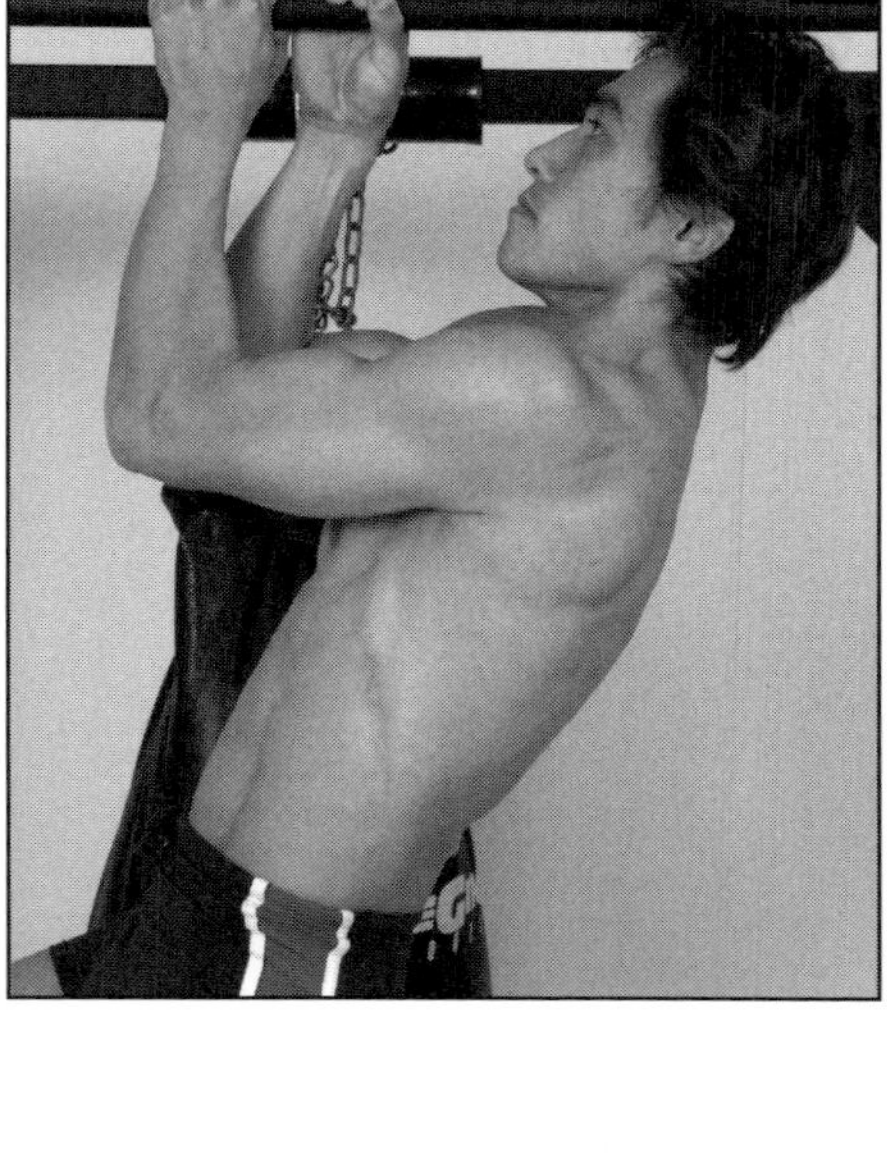
d

5 体の向きを横にしての懸垂

左手を上にして行う。

鉄棒を広く持つパターン（**a**）と狭く持つパターン（**b**）の2種類行う。

回数は各1～3回ずつ。

曲げるときの角度は90度までで十分。（**c**・**d**）

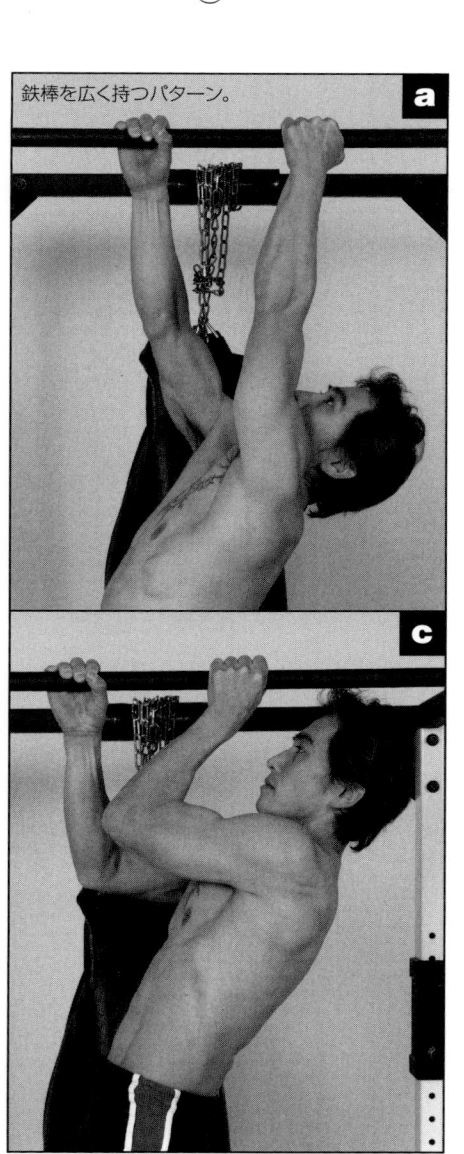

a

鉄棒を広く持つパターン。

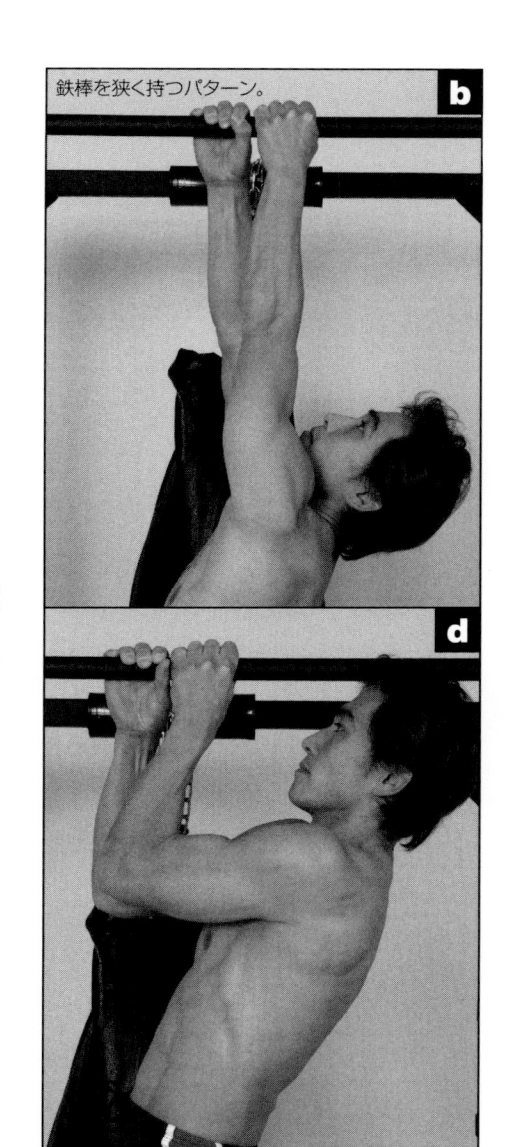

b

鉄棒を狭く持つパターン。

c

d
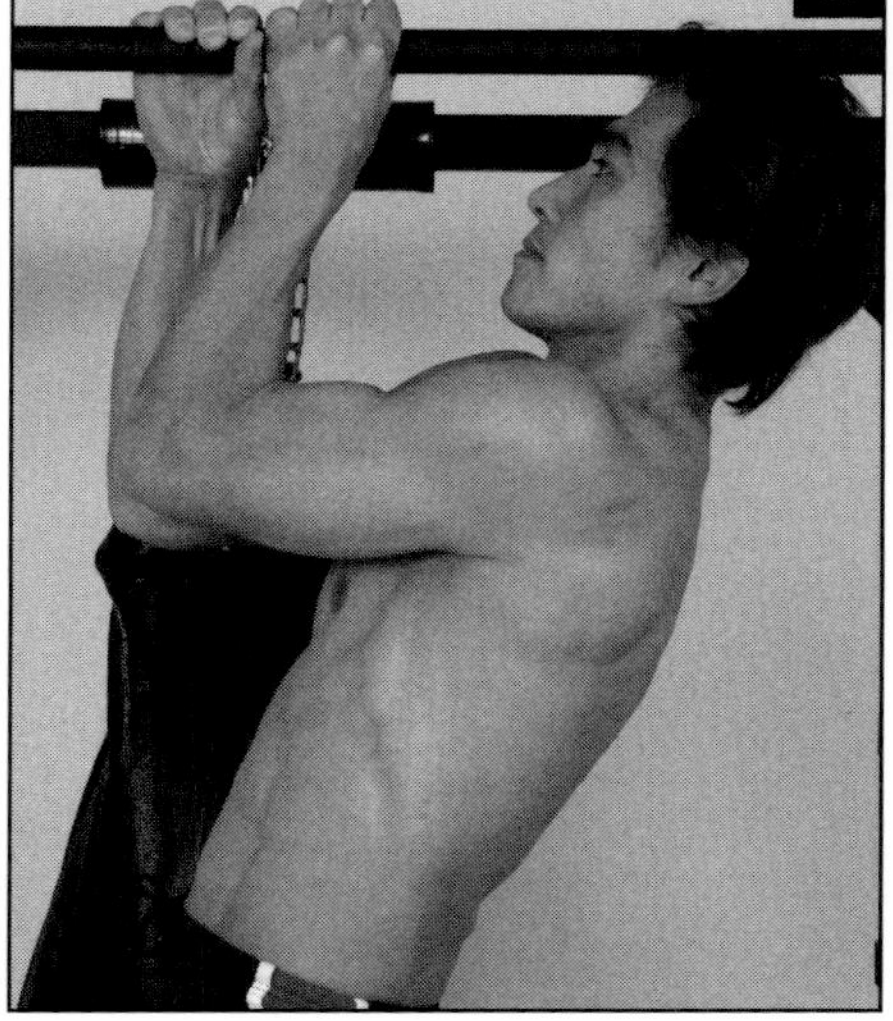

技法E

1―鉄棒にぶら下がったままで「火の呼吸」を行う。

最初は10秒くらいからスタートして30秒まで頑張ろう。

2―そのままの姿勢で3回「ムルバンドゥ」を行う。

3―仰向けに寝て1～3分間リラックスして終了。

◎ヨーガ式の懸垂は、広い角度で鍛えることを考慮して鉄棒の持ち方をさまざまに変えていく。格闘技に限らず、スポーツなどの多くの種目で必要な筋力を総合的に鍛えることができる。

鉄棒にぶら下がったまま「火の呼吸」。

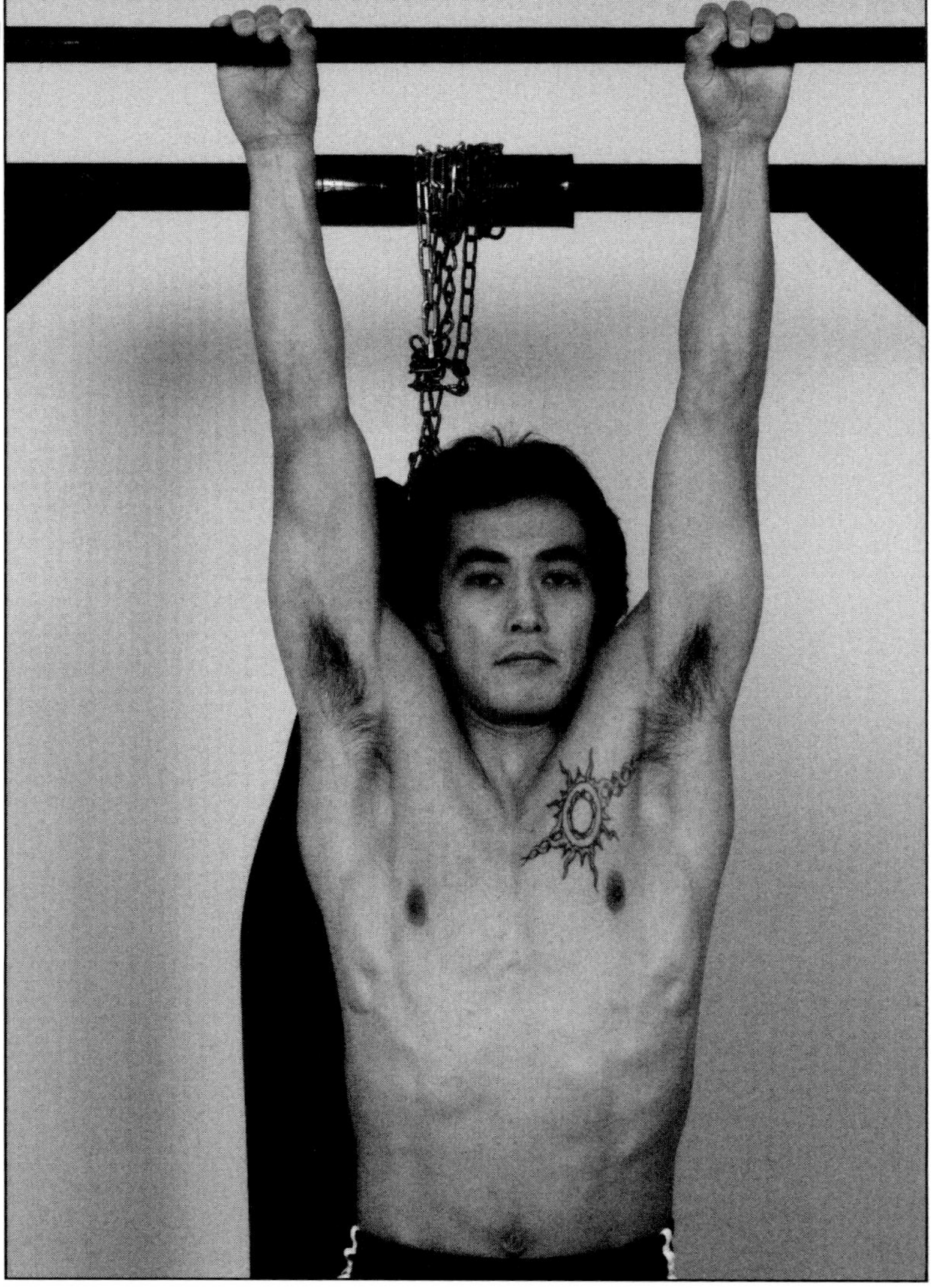

技法F：全身のサーキュレーションで新陳代謝を高め、懸垂のあとに行うことで相乗効果を生みます。
このサーキュレーションでは胸、肩、広背筋を鍛えます。

ヨーガ・クリヤは、全身の循環（サーキュレーション）を促進し、血液と体液の循環を促し、新陳代謝を高める。
以下の4つの動作**2**から**5**を1回と数えて、約5秒に1回のペースで行う。
このクリヤを26回以上できるようになったとき、本格的にヨーガをはじめるに十分な筋力と体力を備えたことになるだろう。

1—写真**a**のような姿勢をとる。

2—腕立て伏せの要領で腕を曲げる。（**b**）
体はまっすぐに胸やひざは床につけない。両足の踵《かかと》はピッタリとつけること。

TO NEXT PAGE

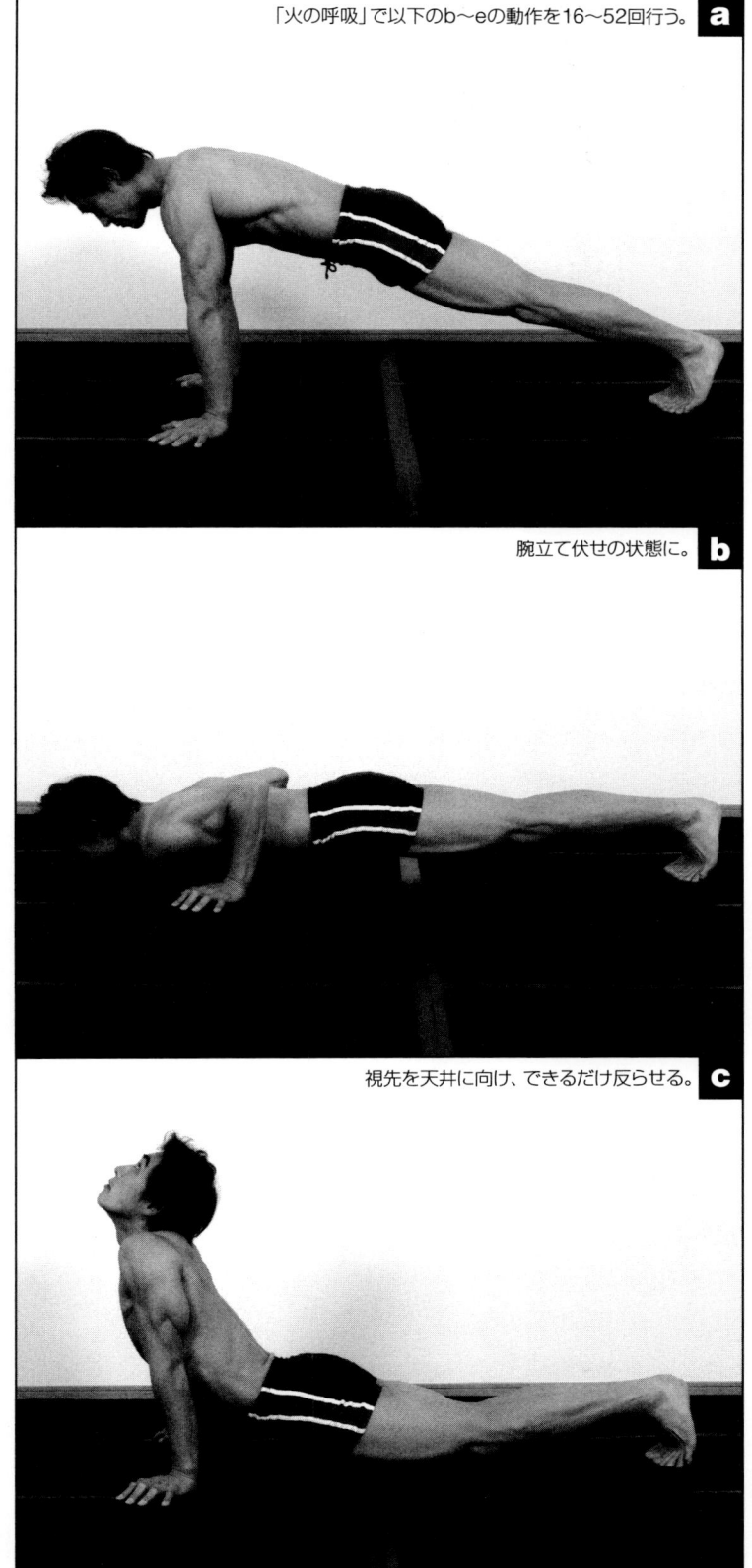

a 「火の呼吸」で以下のb～eの動作を16～52回行う。

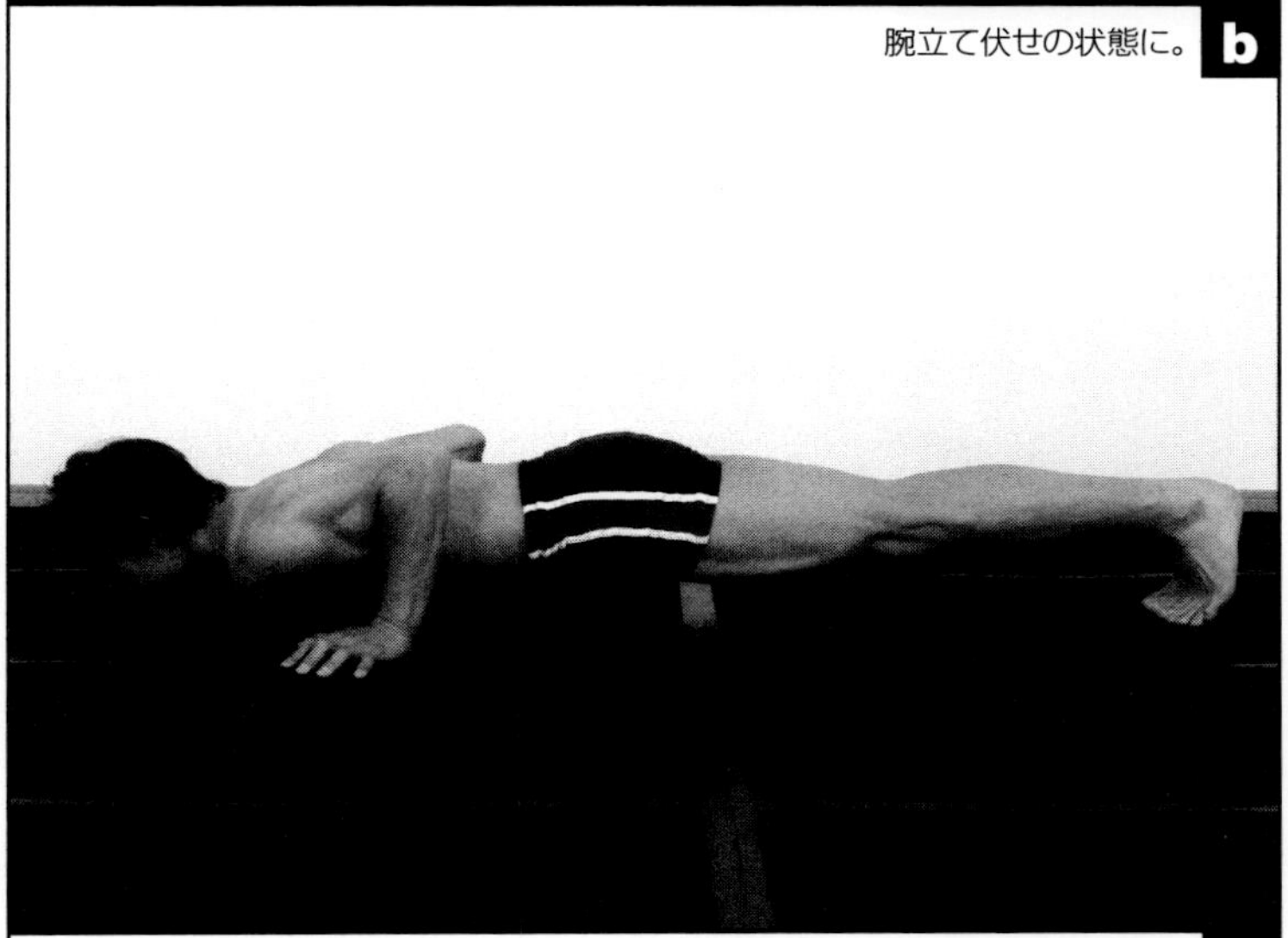

b 腕立て伏せの状態に。

c 視先を天井に向け、できるだけ反らせる。

TO NEXT PAGE

技法Fのつづき

3―腕を伸ばして上体だけをのけ反らせる。視線は天井に向け、できるだけ反らせること。（**c**）
これはコブラのポーズの変形だが、両足の踵を離さないことと、ひざを床につけないことに注意する。

4―**1**の姿勢に戻す。（**d**）

5―写真**e**のようなピラミッド型の姿勢になる。このとき、踵は床から離れないように。
大事な点は横から見て三角形になること。それには頭を反らさずに背筋を伸ばす。また、ひざをまっすぐに伸ばす必要がある。

6―**b**から**e**の一連の流れを繰り返す。4つの動作ではそれぞれ1度ずつ鼻で素早く呼吸。
このときの呼吸は「火の呼吸」のような力強い腹式呼吸。通常16～52回行うこと。最初と最後の3回ずつは、できるだけゆっくり行うように。

7―写真**e**の姿勢で3回「ムルバンドゥ」を行う。

8―1～3分間リラックスして終了。

◎この技法は通常ヨーガをはじめる前の準備運動として採用されているが、先の懸垂のすぐあとで行うことで、筋力トレーニング面での相乗効果が期待できる。

d
この姿勢に戻す。

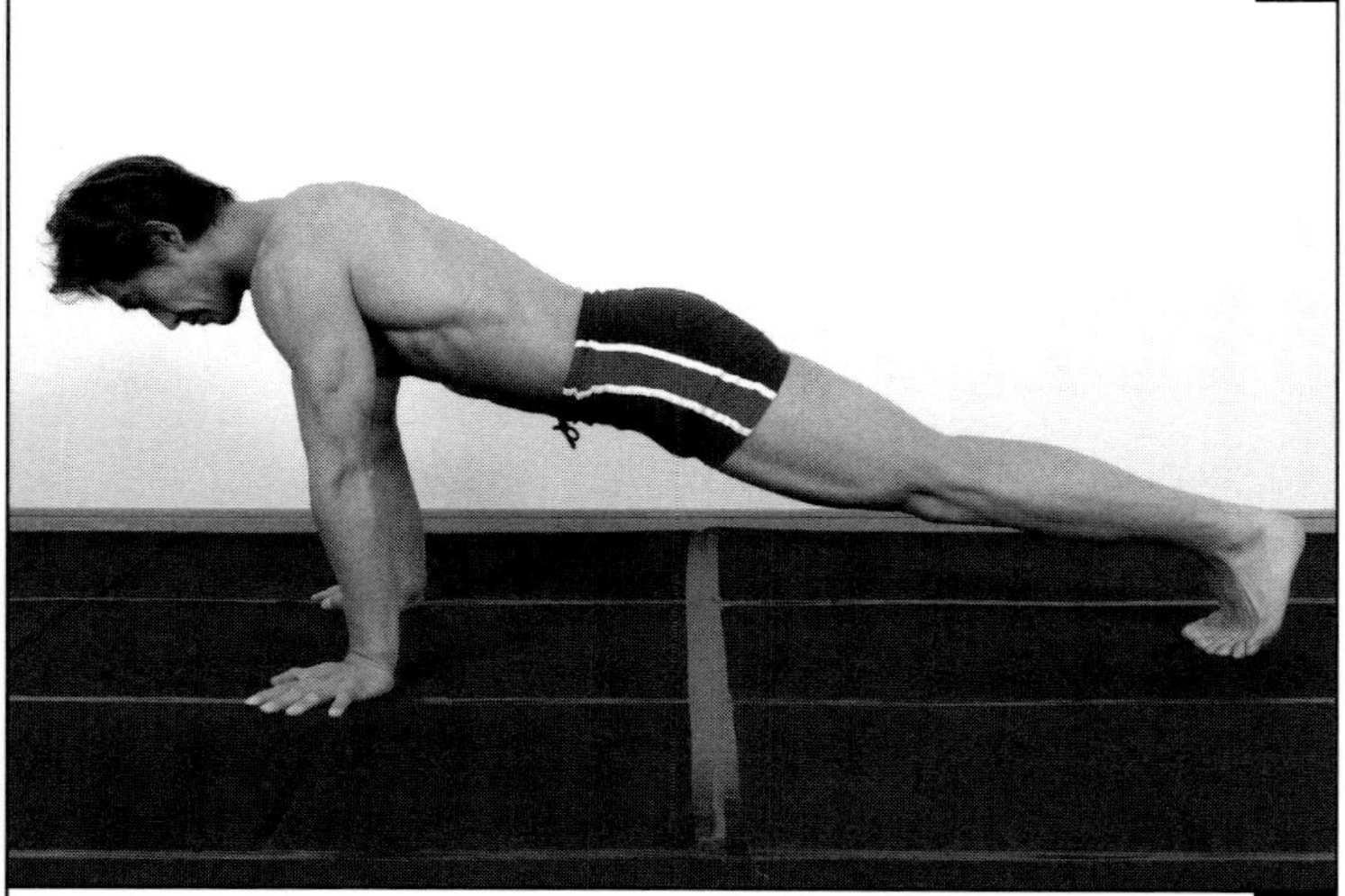

e
ピラミッド型の姿勢になり、そこからbの腕立て伏せの状態へ戻って一連の流れを繰り返す。

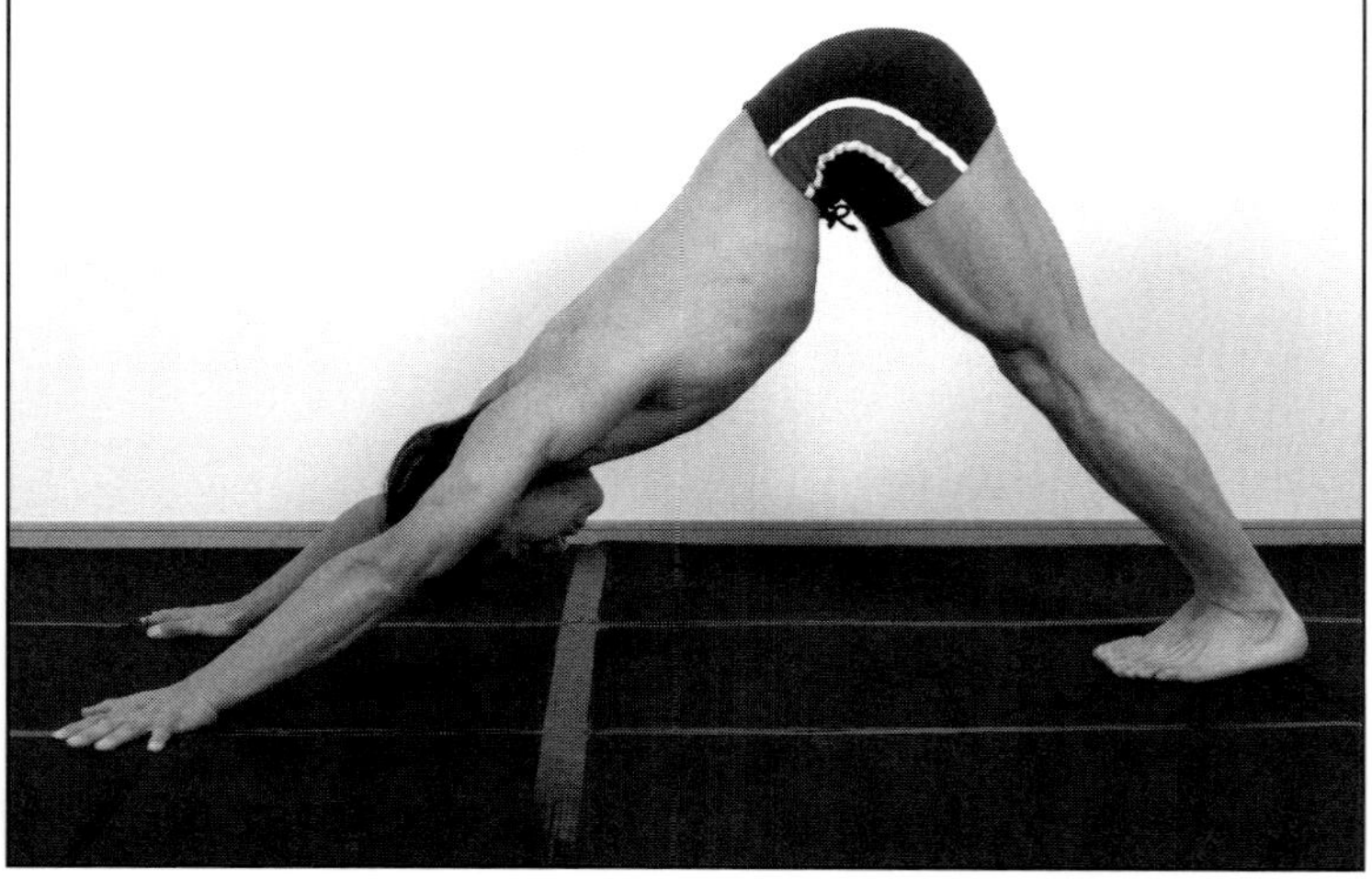

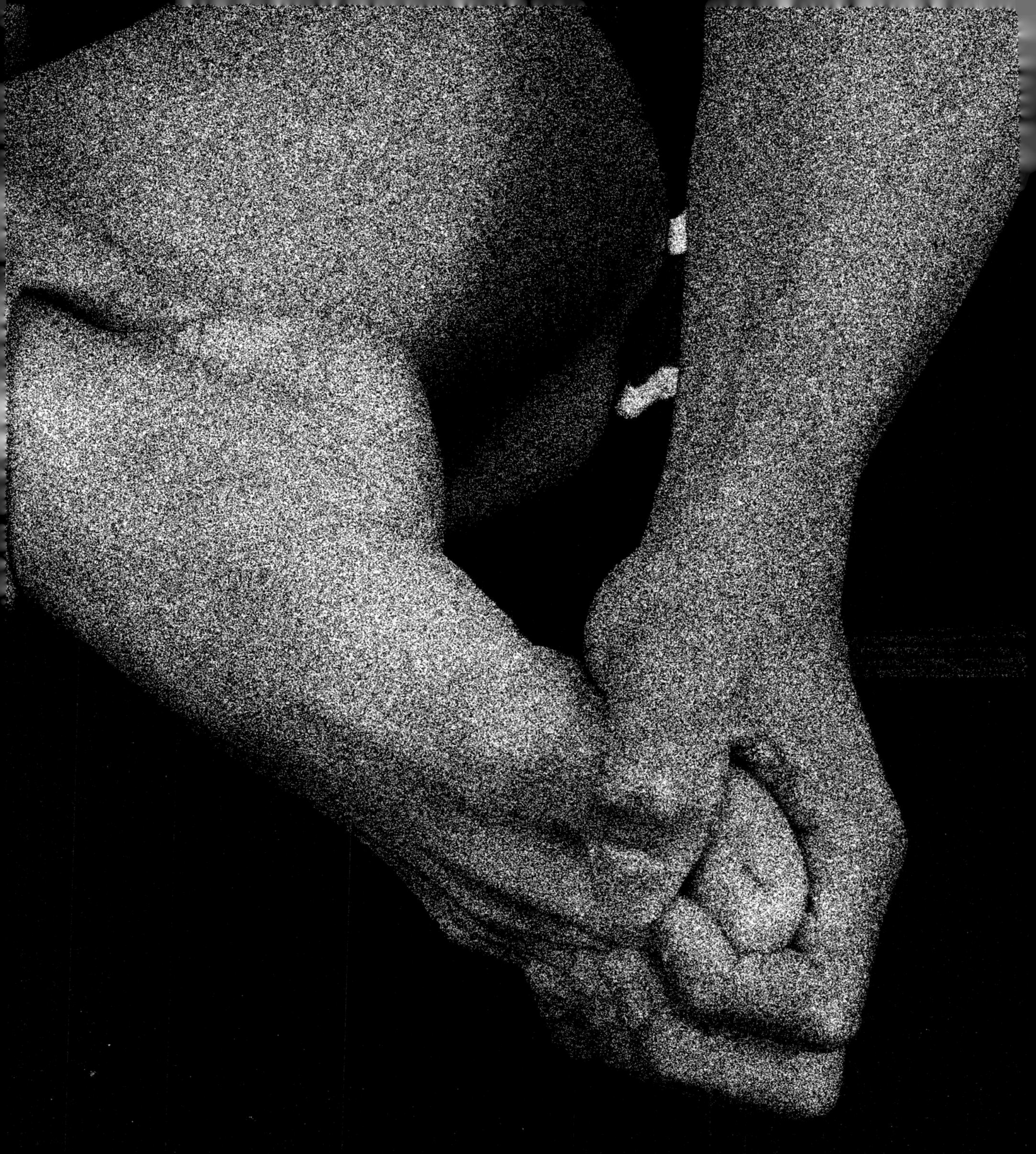

小山一夫〈写真上〉

（こやま・かずお）クンダリーニＪＰ代表。１９５６年東京都出身。慶應大学商学部卒。貿易商として世界各地を回っている。クンダリーニ・ヨーガ、中国養生医学、東洋哲学を20年にわたり研究。クンダリーニ・ヨーガの第一人者。ヨギ・バジアン師、その高弟サトワン・シン師から直接指導を受ける。その後、28年間の研さんを経て、日本で初めてクンダリーニ・ヨーガ「火の呼吸」を広く公開した。主な著作として「火の呼吸」「火の呼吸・ブレスウォーク編」（ベースボールマガジン社）のビデオ。現在、東京都内にパンクラス公認「火の呼吸」ジムを主宰。アスリートから一般の人まで幅広く指導。http://www.kundalini.jp

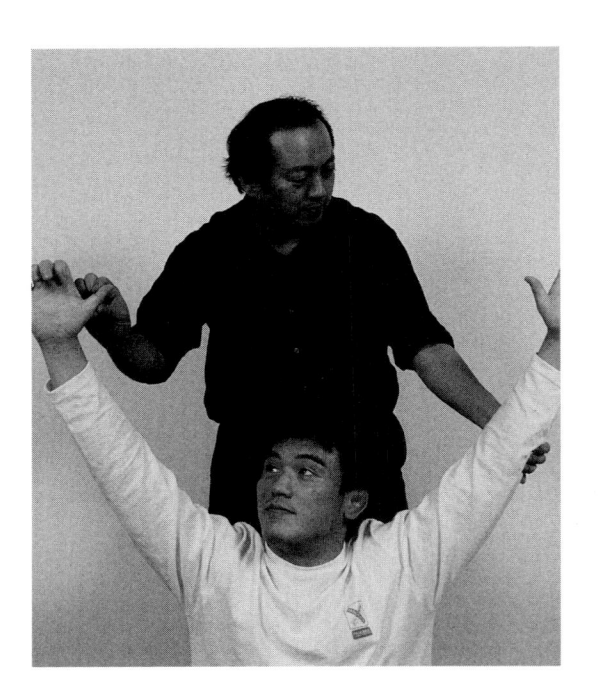

安田拡了

（やすだ・かくりょう）スポーツライター。１９５４年岐阜県垂井町出身。青山学院大学法学部卒。外資系調査会社、新聞社報道記者を経て、プロレス格闘技、スポーツノンフィクションのジャンルで雑誌・新聞などで執筆。テレビ朝日「ワールドプロレスリング」解説。「海人」（ベースボールマガジン社）、「日本女子プロレス大図鑑」（ミックスジャパン）などの著書のほか、「剣道」（旺文社）、「船木誠勝の肉体改造法」「少林寺拳法のススメ」「猪木と星野のビッシビシ伝説」（ベースボールマガジン社）、「潜在能力を開発する眼」（エコー出版）など共著、構成企画など多数。

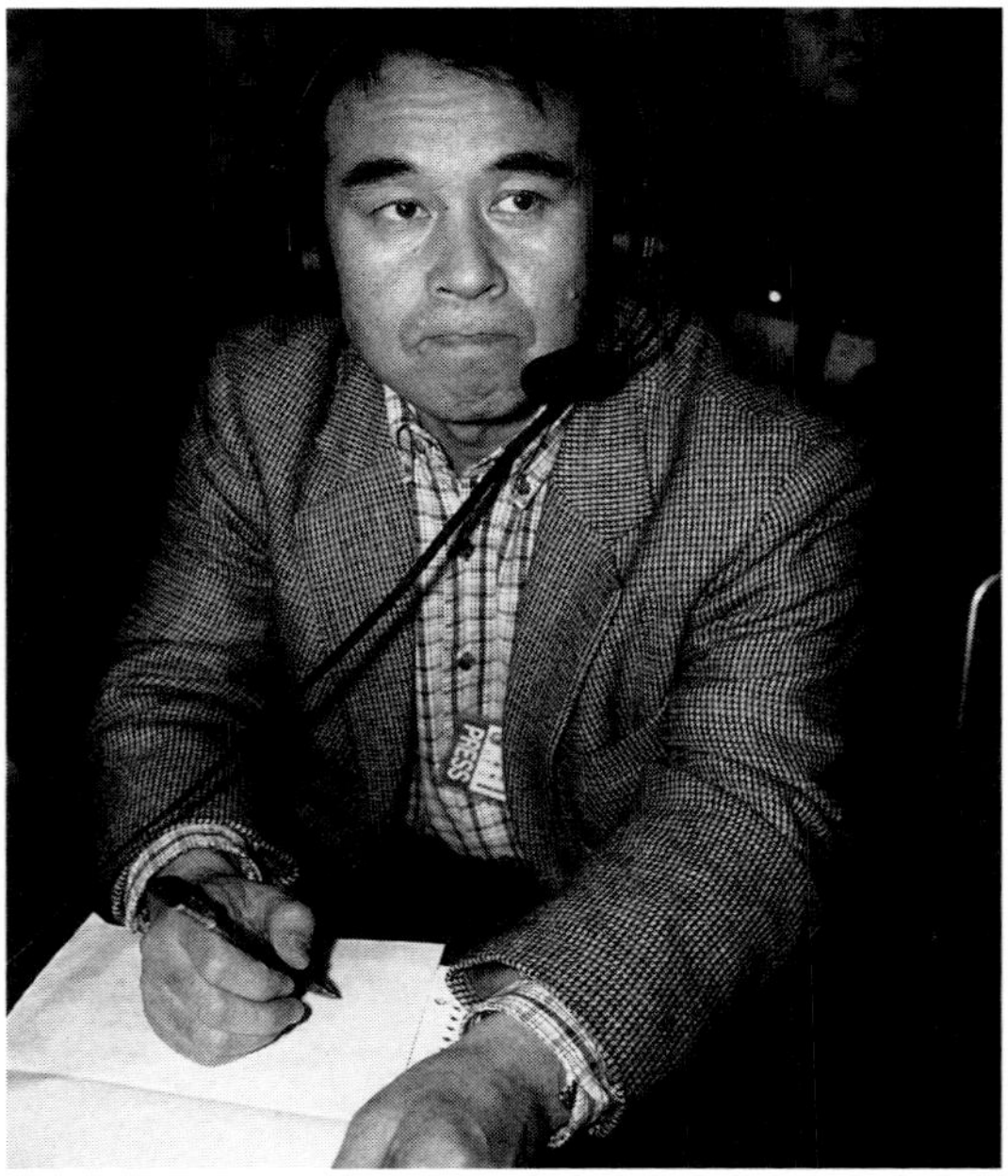

火の呼吸!

2003年 8月 8日 初版第1刷発行
2006年 9月27日 第7刷発行

著者―――――――小山一夫
構成―――――――安田拡了
撮影―――――――馬場高志

発行人――――――前田哲次
発行所――――――KTC中央出版
〒107-0062
東京都港区南青山6-1-6-201
TEL:03-3406-4565

アートディレクション――おおうち おさむ
デザイン製作――――nano/nano graphics

協力―――――――棚町哲夫
印刷所――――――株式会社シナノ

ISBN4-87758-307-6 C0077

Breath of FIRE